全国高等职业教育医疗器械类专业
国家卫生健康委员会"十三五"规划教材

供医疗器械类专业用

临床信息管理系统

第 **2** 版

主　编　王云光

副主编　王　慧　梁炳进　郑西川

编　者　（以姓氏笔画为序）

王　慧　天津医学高等专科学校　　　　齐　峰　黑龙江中医药大学佳木斯学院

王云光　上海健康医学院　　　　　　　邵泽国　上海健康医学院

王晓东　内蒙古医科大学　　　　　　　郑西川　上海市第六人民医院

权丽丽　安徽医学高等专科学校　　　　梁炳进　广东食品药品职业学院

U0208259

人民卫生出版社

图书在版编目（CIP）数据

临床信息管理系统 / 王云光主编.—2 版.—北京：
人民卫生出版社, 2018

ISBN 978-7-117-25801-2

Ⅰ.①临… Ⅱ.①王… Ⅲ.①临床医学－管理信息系
统－高等职业教育－教材 Ⅳ.①R4-39

中国版本图书馆 CIP 数据核字（2018）第 210208 号

| 人卫智网 | www.ipmph.com | 医学教育、学术、考试、健康，购书智慧智能综合服务平台 |
| 人卫官网 | www.pmph.com | 人卫官方资讯发布平台 |

临床信息管理系统
第 2 版

主　　编：王云光
出版发行：人民卫生出版社（中继线 010-59780011）
地　　址：北京市朝阳区潘家园南里 19 号
邮　　编：100021
E - mail：pmph @ pmph. com
购书热线：010- 59787592　010- 59787584　010- 65264830
印　　刷：北京虎彩文化传播有限公司
经　　销：新华书店
开　　本：850×1168　1/16　印张：20
字　　数：470 千字
版　　次：2011 年 8 月第 1 版　　2018 年 12 月第 2 版
　　　　　2024 年 1 月第 2 版第 4 次印刷（总第 5 次印刷）
标准书号：ISBN 978-7-117-25801-2
定　　价：58.00 元
打击盗版举报电话：010-59787491　E-mail：WQ @ pmph.com
（凡属印装质量问题请与本社市场营销中心联系退换）

全国高等职业教育医疗器械类专业
国家卫生健康委员会"十三五"规划教材
出版说明

《国务院关于加快发展现代职业教育的决定》《高等职业教育创新发展行动计划（2015—2018年）》《教育部关于深化职业教育教学改革全面提高人才培养质量的若干意见》等一系列重要指导性文件相继出台，明确了职业教育的战略地位、发展方向。同时，在过去的几年，中国医疗器械行业以明显高于同期国民经济发展的增幅快速成长。特别是随着《关于深化审评审批制度改革鼓励药品医疗器械创新的意见》的印发、《医疗器械监督管理条例》的修订，以及一系列相关政策法规的出台，中国医疗器械行业已经踏上了迅速崛起的"高速路"。

为全面贯彻国家教育方针，跟上行业发展的步伐，将现代职教发展理念融入教材建设全过程，人民卫生出版社组建了全国食品药品职业教育教材建设指导委员会。在指导委员会的直接指导下，经过广泛调研论证，人民卫生出版社启动了全国高等职业教育医疗器械类专业第二轮规划教材的修订出版工作。

本套规划教材首版于2011年，是国内首套高职高专医疗器械相关专业的规划教材，其中部分教材入选了"十二五"职业教育国家规划教材。本轮规划教材是国家卫生健康委员会"十三五"规划教材，是"十三五"时期人卫社重点教材建设项目，适用于包括医疗设备应用技术、医疗器械维护与管理、精密医疗器械技术等医疗器类相关专业。本轮教材继续秉承"五个对接"的职教理念，结合国内医疗器械类专业领域教育教学发展趋势，紧跟行业发展的方向与需求，重点突出如下特点：

1. 适应发展需求，体现高职特色　本套教材定位于高等职业教育医疗器械类专业，教材的顶层设计既考虑行业创新驱动发展对技术技能型人才的需要，又充分考虑职业人才的全面发展和技术技能型人才的成长规律；既集合了我国职业教育快速发展的实践经验，又充分体现了现代高等职业教育的发展理念，突出高等职业教育特色。

2. 完善课程标准，兼顾接续培养　本套教材根据各专业对应从业岗位的任职标准优化课程标准，避免重要知识点的遗漏和不必要的交叉重复，以保证教学内容的设计与职业标准精准对接，学校的人才培养与企业的岗位需求精准对接。同时，本套教材顺应接续培养的需要，适当考虑建立各课程的衔接体系，以保证高等职业教育对口招收中职学生的需要和高职学生对口升学至应用型本科专业学习的衔接。

3. 推进产学结合，实现一体化教学　本套教材的内容编排以技能培养为目标，以技术应用为主线，使学生在逐步了解岗位工作实践、掌握工作技能的过程中获取相应的知识。为此，在编写队伍组建上，特别邀请了一大批具有丰富实践经验的行业专家参加编写工作，与从全国高职院校中遴选出的优秀师资共同合作，确保教材内容贴近一线工作岗位实际，促使一体化教学成为现实。

4. 注重素养教育，打造工匠精神　在全国"劳动光荣、技能宝贵"的氛围逐渐形成，"工匠精神"在各行各业广为倡导的形势下,医疗器械行业的从业人员更要有崇高的道德和职业素养。教材更加强调要充分体现对学生职业素养的培养,在适当的环节,特别是案例中要体现出医疗器械从业人员的行为准则和道德规范,以及精益求精的工作态度。

5. 培养创新意识,提高创业能力 为有效地开展大学生创新创业教育,促进学生全面发展和全面成才,本套教材特别注意将创新创业教育融入专业课程中,帮助学生培养创新思维,提高创新能力、实践能力和解决复杂问题的能力,引导学生独立思考、客观判断,以积极的、锲而不舍的精神寻求解决问题的方案。

6. 对接岗位实际,确保课证融通 按照课程标准与职业标准融通、课程评价方式与职业技能鉴定方式融通、学历教育管理与职业资格管理融通的现代职业教育发展趋势,本套教材中的专业课程,充分考虑学生考取相关职业资格证书的需要,其内容和实训项目的选取尽量涵盖相关的考试内容,使其成为一本既是学历教育的教科书,又是职业岗位证书的培训教材,实现"双证书"培养。

7. 营造真实场景,活化教学模式 本套教材在继承保持人卫版职业教育教材栏目式编写模式的基础上,进行了进一步系统优化。例如,增加了"导学情景",借助真实工作情景开启知识内容的学习;"复习导图"以思维导图的模式,为学生梳理本章的知识脉络,帮助学生构建知识框架。进而提高教材的可读性,体现教材的职业教育属性,做到学以致用。

8. 全面"纸数"融合,促进多媒体共享 为了适应新的教学模式的需要,本套教材同步建设以纸质教材内容为核心的多样化的数字教学资源,从广度、深度上拓展纸质教材内容。通过在纸质教材中增加二维码的方式"无缝隙"地链接视频、动画、图片、PPT、音频、文档等富媒体资源,丰富纸质教材的表现形式,补充拓展性的知识内容,为多元化的人才培养提供更多的信息知识支撑。

本套教材的编写过程中,全体编者以高度负责、严谨认真的态度为教材的编写工作付出了诸多心血,各参编院校为编写工作的顺利开展给予了大力支持,从而使本套教材得以高质量如期出版,在此对有关单位和各位专家表示诚挚的感谢!教材出版后,各位教师、学生在使用过程中,如发现问题请反馈给我们(renweiyaoxue@ 163.com),以便及时更正和修订完善。

人民卫生出版社

2018 年 3 月

全国高等职业教育医疗器械类专业
国家卫生健康委员会"十三五"规划教材
教材目录

序号	教材名称	主编	单位
1	医疗器械概论（第2版）	郑彦云	广东食品药品职业学院
2	临床信息管理系统（第2版）	王云光	上海健康医学院
3	医电产品生产工艺与管理（第2版）	李晓欧	上海健康医学院
4	医疗器械管理与法规（第2版）	蒋海洪	上海健康医学院
5	医疗器械营销实务（第2版）	金 兴	上海健康医学院
6	医疗器械专业英语（第2版）	陈秋兰	广东食品药品职业学院
7	医用X线机应用与维护（第2版）*	徐小萍	上海健康医学院
8	医用电子仪器分析与维护（第2版）	莫国民	上海健康医学院
9	医用物理（第2版）	梅 滨	上海健康医学院
10	医用治疗设备（第2版）	张 欣	上海健康医学院
11	医用超声诊断仪器应用与维护（第2版）*	金浩宇	广东食品药品职业学院
		李哲旭	上海健康医学院
12	医用超声诊断仪器应用与维护实训教程（第2版）*	王 锐	沈阳药科大学
13	医用电子线路设计与制作（第2版）	刘 红	上海健康医学院
14	医用检验仪器应用与维护（第2版）*	蒋长顺	安徽医学高等专科学校
15	医院医疗设备管理实务（第2版）	袁丹江	湖北中医药高等专科学校/荆州市中心医院
16	医用光学仪器应用与维护（第2版）*	冯 奇	浙江医药高等专科学校

说明：* 为"十二五"职业教育国家规划教材，全套教材均配有数字资源。

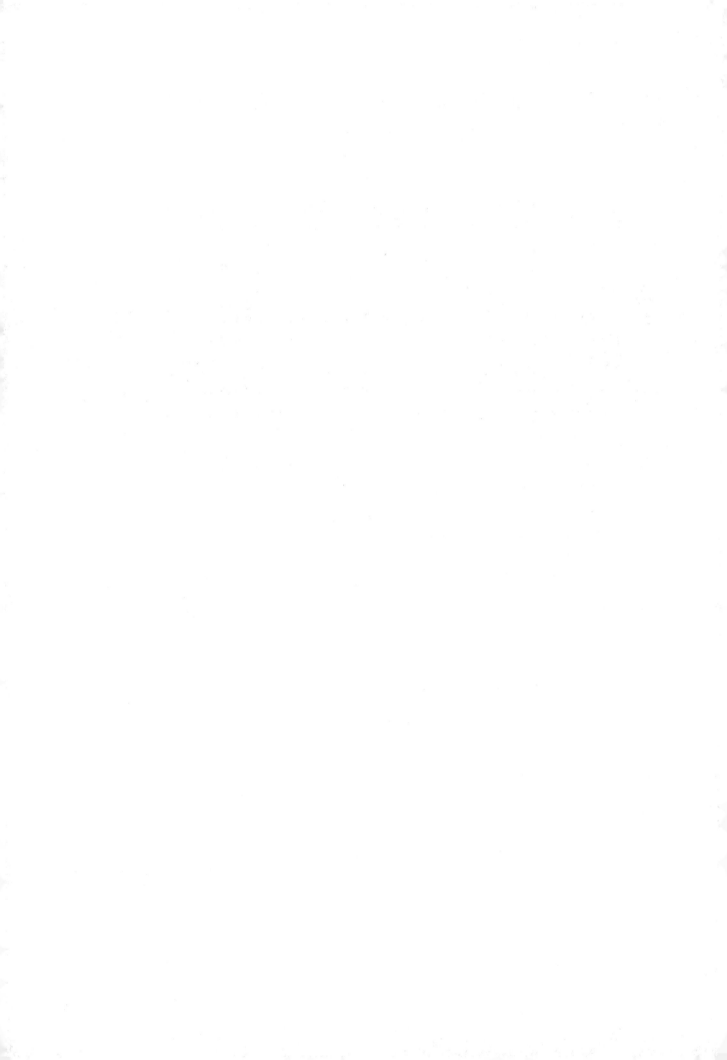

全国食品药品职业教育教材建设指导委员会
成员名单

主 任 委 员： 姚文兵　中国药科大学

副主任委员： 刘　斌　天津职业大学　　　　　　　　马　波　安徽中医药高等专科学校

　　　　　　冯连贵　重庆医药高等专科学校　　　　袁　龙　江苏省徐州医药高等职业学校

　　　　　　张彦文　天津医学高等专科学校　　　　缪立德　长江职业学院

　　　　　　陶书中　江苏食品药品职业技术学院　　张伟群　安庆医药高等专科学校

　　　　　　许莉勇　浙江医药高等专科学校　　　　罗晓清　苏州卫生职业技术学院

　　　　　　昝雪峰　楚雄医药高等专科学校　　　　葛淑兰　山东医学高等专科学校

　　　　　　陈国忠　江苏医药职业学院　　　　　　孙勇民　天津现代职业技术学院

委　　　　员（以姓氏笔画为序）：

　　　　　　于文国　河北化工医药职业技术学院　　杨元娟　重庆医药高等专科学校

　　　　　　王　宁　江苏医药职业学院　　　　　　杨先振　楚雄医药高等专科学校

　　　　　　王玮瑛　黑龙江护理高等专科学校　　　邹浩军　无锡卫生高等职业技术学校

　　　　　　王明军　厦门医学高等专科学校　　　　张　庆　济南护理职业学院

　　　　　　王峥业　江苏省徐州医药高等职业学校　张　建　天津生物工程职业技术学院

　　　　　　王瑞兰　广东食品药品职业学院　　　　张　铎　河北化工医药职业技术学院

　　　　　　牛红云　黑龙江农垦职业学院　　　　　张志琴　楚雄医药高等专科学校

　　　　　　毛小明　安庆医药高等专科学校　　　　张佳佳　浙江医药高等专科学校

　　　　　　边　江　中国医学装备协会康复医学装备　张健泓　广东食品药品职业学院
　　　　　　　　　　技术专业委员会　　　　　　　张海涛　辽宁农业职业技术学院

　　　　　　师邱毅　浙江医药高等专科学校　　　　陈芳梅　广西卫生职业技术学院

　　　　　　吕　平　天津职业大学　　　　　　　　陈海洋　湖南环境生物职业技术学院

　　　　　　朱照静　重庆医药高等专科学校　　　　罗兴洪　先声药业集团

　　　　　　刘　燕　肇庆医学高等专科学校　　　　罗跃娥　天津医学高等专科学校

　　　　　　刘玉兵　黑龙江农业经济职业学院　　　邾枝花　安徽医学高等专科学校

　　　　　　刘德军　江苏省连云港中医药高等职业　金浩宇　广东食品药品职业学院
　　　　　　　　　　技术学校　　　　　　　　　　周双林　浙江医药高等专科学校

　　　　　　孙　莹　长春医学高等专科学校　　　　郝晶晶　北京卫生职业学院

　　　　　　严　振　广东省药品监督管理局　　　　胡雪琴　重庆医药高等专科学校

　　　　　　李　霞　天津职业大学　　　　　　　　段如春　楚雄医药高等专科学校

　　　　　　李群力　金华职业技术学院　　　　　　袁加程　江苏食品药品职业技术学院

莫国民	上海健康医学院	**晨　阳**	江苏医药职业学院
顾立众	江苏食品药品职业技术学院	**葛　虹**	广东食品药品职业学院
倪　峰	福建卫生职业技术学院	**蒋长顺**	安徽医学高等专科学校
徐一新	上海健康医学院	**景维斌**	江苏省徐州医药高等职业学校
黄丽萍	安徽中医药高等专科学校	**潘志恒**	天津现代职业技术学院
黄美娥	湖南食品药品职业学院		

前　言

为适应我国医疗器械行业的发展，更好地满足全国高等职业教育医疗器械类专业培养高素质技能型专门人才的教学要求，经广泛调研，人民卫生出版社决定修订医疗器械系列教材，《临床信息管理系统》系其中一本。

临床信息管理系统是医院信息化的具体体现，也是医疗器械数字化管理的必由之路。它是综合运用临床医学工程、医疗信息技术、云计算、医疗大数据等学科知识而发展形成的一门新兴的边缘性、综合性、实践性学科。本书前两章主要针对临床信息管理系统的基本理论及其标准进行阐述，第三~五章主要介绍临床信息管理系统在医院中的典型应用，重点介绍系统架构、功能模块、工作程序与应用案例，第六、七章主要介绍医院临床信息多系统的融合与协同工作机制，以及新技术的应用，第八~十一章主要运用临床工程、信息系统的基本原理与方法，结合临床信息特殊性与复杂性，进行临床信息管理系统规划、分析、设计、测试与运维等工作。为增强实践内容，大部分章节后面附有典型案例，供读者参阅。

本书可作为高等职业教育医疗器械类专业教材，也可供从事临床信息管理与维护、临床信息系统研究与应用、建设与实施的技术人员、管理人员及相关人员参考。

本书第一章、第八章由王云光老师编写，第二章、第十一章由权丽丽老师编写，第三章由王晓东老师编写，第四章由王慧老师编写，第五章由梁炳进老师编写，第六章、第七章由邵泽国老师编写，第九章、第十章由齐峰老师编写。郑西川老师提供了部分章节的素材。

在本书的编写过程中，得到了上海市第六人民医院、内蒙古医科大学、上海健康医学院、黑龙江中医药大学佳木斯学院、天津医学高等专科学校、广东食品药品职业学院、安徽医学高等专科学校等单位领导的大力支持，在此一并表示感谢。

本书在编写过程中吸收和借鉴了国内外同行专家、学者的一些观点和研究成果，在此致以诚挚的感谢。

由于作者编者水平有限，不妥和疏漏之处在所难免，敬请广大读者批评与指正。为了进一步提高本书的质量，以供再版时修改，诚恳地希望各位读者及专家提出宝贵意见。

编者

2018 年 9 月

目　　录

第一章

临床信息管理系统概论

ER-01章PPT

学习目标

学习目的

通过临床信息管理系统基本概念的学习，加深对临床信息管理系统内涵、特性、规范及结构理解，从而掌握临床信息管理系统的概貌。

知识要求

1. 掌握数据、信息与知识等概念；医学信息、医院信息等信息。

2. 了解临床信息管理系统概貌。

能力要求

1. 理解临床信息管理系统的内涵、特性；

2. 掌握临床信息管理系统功能规范。

导学情景

情景描述：

2016 年 CHIMA（中国医院协会信息管理专业委员会）开展最新中国医院信息化调查，抽取医院信息化团队 521 家样本数。 在调查到临床信息管理系统应用问题时，排在前两位的是提高临床业务效率、支持医院流程再造和保障医疗安全、减少医疗差错，比例分别为 82.98% 和 78.95%，随后是降低医院运营成本、支持医院经营成本核算和提高患者满意度及提升医院竞争力，比例分别为 67.37%、55.26% 和 44.21%。

学前导语：

临床信息管理系统是医院现代化管理的重要工具和手段，是医院深化改革、强化管理、提高效益、和谐发展的重要保障，对提高医疗质量、促进资源共享、扩展信息服务、支撑教学研究、提高医院竞争力等具有重要的意义。 本章我们将带领同学们学习临床信息管理系统的基本概念、涵盖类型、组成结构及发展趋势。

第一节　临床信息基本理论

信息是管理信息系统的基本概念，也是医院管理中要处理的基本对象之一。深刻认识与正确理解信息的概念及相关知识，对我们进一步研究医院管理信息系统是非常重要的。临床信息主要指临床医学所派生出的相关信息，因其覆盖面广、包含门类多、内容丰富，故本节着重从信息系统角度考虑，主要介绍医学信息与医院信息两大部分。

一、数据、信息与知识

1. **数据(data)**　是由原始事实组成,是对客观事物的记录。数据是可以用来反映客观事物的数量、性质、属性及相互关系等进行记载的物理符号或物理符号的组合。

表示数据的符号不仅指数字,而且包括字符、文字、声音、视频、图形与图像等。其表现形式如表 1-1 所示。

表 1-1　数据类型与表现形式

数据类型	表现形式
文字和数字数据	数字、字母和其他字符
图像数据	图形图像和图片
音频数据	声音、噪声、音质和音调
视频数据	动态的图片和图像
模糊数据	高、矮、胖、瘦等

数据本身不代表任何一类具体的东西,它是客观事物(包括概念)的数量、时空位置及相互关系的抽象表示。用不同的符号来物理地表示它,丝毫也不会改变其抽象的含义。例如,符号 7、Ⅶ、七、seven、柒等都可用来表示数据 7。

数据是信息的原始素材。数据的采集、维护和存储是有花费的,有时甚至是昂贵的,然而它却几乎没有多少内在价值,只有当这些数据处理成信息时,其价值才得以体现。

2. **信息(information)**　是客观世界各种事物特征的反映。客观世界中任何事物都在不停地运动和变化,呈现出不同的特征。这些特征加载在数据之上,对数据具体含义加以解释,通过数据形式表示出来,故不同的数据可反映不同的信息。如在上例中,"7"在一种具体的场合可以解释为"7 本书",而在另一种特定场合又可解释为"7 种思想",或上升"7 个百分点"等。

通常,信息可用一组描述词及其值来描述,它描述一件事、一个物或一种现象(统称为对象)的有关属性、状态、时间、地点、程度、方式等(统称为属性)。

信息的表示不是唯一的,它与人们对客观事物所了解的程度、认识问题的角度、所处的环境等有关。例如,在大学内,同样是一个学生记录,教务处所要提取的信息主要是学生的籍贯、入学成绩、在校成绩、毕业成绩等,以便分析教务工作和学生培养情况;学生工作处则不同,它所需要的是学生的家庭状况、表现情况、奖惩记录等。

总之,信息可以归纳为,是有一定含义的数据,是加工处理后的数据,是对决策有价值的数据。

信息是加工处理后的数据所形成的一种表现形式。它能用来辅助作出决策或支持其他行动。对数据的处理能采取许多形式:合计、插入、分析、排序等。处理过程并不一定涉及目前计算机学科的技术水平,但处理过程必须利用人们在业务处理过程中所积累的知识,以保证用适当的方法来进行处理。只有通过使用专长进行处理的数据,才能变成可用的信息。数据变成信息的过程中,加入了对数据描述和诠释,所以描述得越多,所传递的数据就越少,因为数据在描述中变得不再清晰了。

信息的价值与出现在报告或分析中的大量数据呈反向发展的趋势。信息在精确性方面是可以改变的。在精确性方面有两种偏向,一种是什么时候说起来都希望以数据为基础,另一种是忽视数据,以主观意见或猜测为主。今天,尽管许多事务处理的信息都是以非正规的形式管理着,但是要求在一个更加规范化的共享方法中使用这些信息的呼声愈来愈高。

3. 知识(knowledge) 是以各种方式把一个或多个信息关联在一起的信息结构系统,也是人们在改造客观世界的实践中所获得的认识经验的总和。例如,"早晨天边出现红霞""不久天要下雨""内错角相等""两直线平行"等分别是一些孤立的信息或原子事实。如果我们用表示因果关系的关联词"如果……则……"把两个孤立信息关联起来,就构成了一条知识。例如,"如果早晨天边出现红霞,则不久天就要下雨",或"如果内错角相等,则两直线平行"。前者是气象知识,后者是几何知识。

显然,对于相同的源于事实或信息,不同的关联方式会产生不同的知识。知识的关联具有方向性。如现金是货币、是铁则导电等,反过来说就不一定正确。

知识是由信息加工而上升成为人们的智慧,它可被利用到实际中提高人们的认识和改造客观世界的能力。知识随人而异,同样的信息,人们会对它有不同的诠释,这与每个人掌握的知识有关,即知识具有不完全性。知识可以通过实践积累,也可以通过学习来获得。对每个组织而言,首先,希望其成员都能掌握处理各自业务活动所需要的知识,这样组织才是有效率的;第二,希望其成员在业务处理中能不断地增长其知识;第三,组织本身应成为一种知识的产生体,能促进组织中共享知识的凝聚、产生和储存,能管理好组织中的知识;第四,组织还需要建立一个由工作人员、顾客、供应商和未来的其他人都能共享的知识记录和管理系统。

知识是计算机应用从单一地处理定量化问题朝着智能化地处理定性问题过渡的标志,也是知识工程、专家系统、人工智能的基础。

▶ 课堂活动

1. 手机微信中的消息是属于信息还是数据?
2. 请列举现实生活中数据、信息、知识的例子。

数据、信息与知识是不同的概念,但三者之间又有密切的联系。信息的定义是与数据联系在一起的。数据和信息都是客观事物的反映,都反映了人们对事物的了解和认识。数据是信息的载体,信息则是数据加工的结果,是对数据的解释。知识是信息的一部分,知识是经过加工的信息。人们不仅可以通过信息感知世界、认识和改造世界,而且能够将获得的信息转变为知识,继而再转化为智慧(主观知识),并作为人类认识世界和改造世界的武器产生新的知识,新的知识又会转化为新的信息,并通过一定的物质载体记录下来,可以进行存储、传递和使用(客观知识)。由此可见,知识是信息增值链上的一种特定信息(图1-1)。

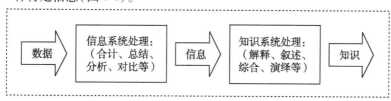

图1-1 数据、信息与知识的关系

二、医学信息

（一）医学信息的概念

医学信息学（medical informatics）是一个发展中的新兴学科，是以信息学、信息管理和信息技术为依托，研究医学领域中的信息现象和信息规律，用于医学决策和管理的一门交叉学科。

医学信息是医学信息学的载体和表现形式，它能为将要面临基因组医学的临床信息系统提供丰富的经验，我国学者丁宝芬将医学信息定义为："医学信息是指一切与生命健康科学有关的信息，它来源于人体对生命科学的研究和理论创见，它涵盖的范围非常广泛，从分子水平到基因水平、蛋白水平、细胞水平、组织水平、器官水平、个体水平、再上升到公共卫生水平。"医学信息可以成为生物医学研究的基本方法，这也使得我们可以在自然规律的限制下尽可能地扩展我们的未来。医学信息的一个重要作用将是推动信息研究中科学的、认知的和社会的成分，增加这些认知在我们的专业实践中的影响。

对于患者体内的组织脏器的病理改变，传统的医学诊断治疗只能通过间接的测量和化验手段来推测和了解。活检技术虽然能够看到组织的形态，但只限于人体有限的部位。计算机技术的迅速发展使复杂的医学信息可视化。此前，手术时器械操作到什么地方只能看到体表及切口附近的组织，对表面下面的病灶或肿瘤的情况所知甚少。即使手术前看过 X 线片或超声图像，医生的头脑中仍很难建立一个完整的病灶或肿瘤的立体形象，对于手术附近敏感的关键神经、血管和其他组织的情况更是无从知晓。可以说，手术的成功率基本都取决于手术医生的临床经验。这种情况下，手术时间较长，医生和患者都需承受较大的负担和压力。断层扫描图像的三维重建则使医生能够了解病灶或肿瘤的大小、形状及在人体内部相对的空间位置，可缩短手术时间，减少患者痛苦，能较好地提高手术成功率。而这只是医学信息学的其中一种应用，随着技术的发展，医学信息学的应用将愈加广泛。

医学信息涉及学科范围广，并与人们社会活动的方方面面有着广泛的联系。因而产生的医学信息量大而复杂。为了把握好这些信息的特点和相互关系，必须对其进行科学的构成分析和合理的归类。

（二）医学信息的分类

对医学信息进行分类，从不同角度、不同目的，可以有不同的分类方法。本书主要按照学科领域进行如下分类：

1. **医疗信息**　这是由临床诊断和治疗活动中所产生的信息，主要来自各类各级医疗机构和医务人员。包括模拟生物信号，如各种化验、各种仪器检查的结果显示等；台账报表形式医学信息，如病历、报告单、收费单、X 线片等。由于诊断和治疗是医学的主要工作，医疗信息包含有丰富的内容。如按部门划分有：住院信息、门诊信息、外科信息、内科信息等。按信息功能划分有：诊断信息、医疗质量信息、医疗市场信息、医疗经济信息等。

2. **预防医学信息**　即从防疫、公共卫生等活动中产生的信息。这些信息主要来源于各级卫生防疫机构和组织。按照卫生防疫工作专业领域，这些信息又可进一步分为：传染病防治信息、职业病防治信息、慢性流行病防治信息(如肿瘤、精神、皮肤、牙病、眼病等)、卫生监督信息、卫生检疫信息、学校卫生信息、卫生宣教信息等。

3. **妇幼保健信息**　这是妇女、儿童两个特殊人群的预防保健活动中产生的信息,主要来自由各级妇幼保健机构和其他医疗机构中有关科室所形成的妇幼保健组织网。按照妇幼保健的工作任务,这些信息又可进一步分为:妇女孕产期保健信息、围生期保健信息、妇女病防治信息、儿童各期的保健和疾病防治信息。

4. **医药信息**　医药(含医疗设备)的生产、销售、使用和管理,在医疗卫生工作中是相对独立的专业领域。医药信息虽然主要来源自己的组织机构网络,如药厂、医药公司、医药管理部门,但是很大一部分来自医药使用部门,如医院、诊所等。医药信息按专业又可分为:药品生产和销售信息、医院药剂信息、生物制品信息、医疗器械和设备信息等。

5. **医学教育信息**　医学教育作为一种专业性的教育领域,是提供卫生人力资源的保证,因而是医学工作的一个重要组成部分。在医学教育工作中产生的信息就构成了医学信息的一部分。按照医学教育的层次,这些信息可分为:高等医学教育信息、中等医学教育信息、初等医学教育信息等。

6. **医学科研信息**　医疗工作是一项高科学技术工作,各类医疗卫生工作之中,都伴随有大量科学研究工作。因而医学科研在医学工作中被作为一项专业工作。在医学科研工作中产生的信息被称为医学科研信息。这些信息按工作类别可分为:医学科技规划和计划信息、医学科技成果管理信息、医学科技情报信息等。

7. **中医药信息**　中医药在我国是相对独立的一大类医学工作。中医药信息是医学信息中一个重要组成部分。中医药信息基本上可按医学信息的类别进行分类,如医疗信息、医药信息、中医教育信息、中医科研信息等。

三、医院信息

(一) 医院信息的概念

主要由医院内部各部门、各环节所产生的信息,如文件、计划、数据、统计、报表、症状、体征、疗效、经验和教训等;其次是外界环境所产生的信息,如上级指示、方针政策、科技动态和社会反映等。所有这些构成医院信息总体。

(二) 医院信息的分类

1. **医疗信息**　主要是患者的临床诊疗信息,包括临床诊疗信息、医学影像检查信息、有关治疗信息、护理信息、营养配餐信息、药物监测信息、重症监护信息等。

2. **管理信息**　包括医院的组织机构、编制、医疗业务、人事、行政、后勤、财务、教学、科研等信息及管理决策有关信息。另外,医学咨询信息,包括医学情报、科技情报、各种文字及视听检索资料、病案、图书、期刊和文献资料等。

(三) 医院信息的作用

1. **医院信息是医院管理的基础**　医院资源包含三个方面:一是人,各类人员组织的活动及人才建设、技术力量提高等，最终转换为医疗成果；二是物，各种药品、设备；三是信息，各种数据资料。要想合理组织人力物力，充分发挥作用，达到良好的医疗效果，就要借助信息的流通，才能使决策者耳聪目明，使其决策、计划、指令正确有效，医院管理井然有序。

2. 医院信息是制订计划和决策的依据 计划和决策本身就是信息。要使计划和决策切合医院实际，行之有效，在实施中少走弯路，就必须掌握各方面的信息，如上级指示、方针政策、社会反映以及医院的各种资料、数据。掌握的信息越多，计划和决策就越具有科学性、准确性和可行性。

3. 医院信息是提高医疗技术水平的资源 技术要发展，水平要提高，就必须要掌握大量的医院信息，包括国内外科技动态、先进技术、先进经验、失误教训、资料积累和工作检查回顾等。只有掌握各种医院信息，加以归纳整理，才能提高每一个医务人员的理论知识和技术水平，才能提高医院的总体技术水平。

点滴积累

1. 基本概念：数据、信息、知识。
2. 医学信息分为医疗信息、预防医学信息、妇幼保健信息、医药信息、医学教育信息、医学科研信息和中医药信息等。
3. 医院信息分为医疗信息和管理信息。

第二节 临床信息管理系统概述

临床信息管理系统使人们更多联想到的是与之相关的计算机软硬件系统，而往往容易忽略与之相辅相成的配套手段，忽略与这些被动的技术手段相比更积极、更活跃的因素是人。例如提到实施门诊信息系统，人们想到的是挂号软件、门诊医生工作站软件、门诊收费软件、药房发药软件等，但较少想到患者挂号到就诊、收费、拿药的工作流程，需要什么样的手段来标识一个患者（是写在门诊病历本上一个序号，还是发给患者一张卡），配合什么样的导医设施以方便患者就诊。再比如，贴在病案上或检验申请单上的一张小小的条形码可以极大地提高数据的录入效率和录入质量，很多医院肯花巨资投入信息系统基础设施的建设，但这小小的条形码却被忽略了或者是干脆不愿意进行相应的投入。有的临床信息管理系统在病房已经运行，但患者在办理入科手续时，护士并不是立即在计算机上进行入科处理，而是事后集中处理，缺乏与信息系统相配套的工作制度或是不按规定执行，从而导致信息不及时。类似的事例还有很多，凡此种种，都是没有全面地理解、正确地应用临床信息管理系统所造成的影响。

医院不仅在管理上需要掌握患者流动情况、医疗收入情况、药品材料使用情况等，而且在具体的业务环节上对信息有更大的依赖性。站在信息处理的角度分析一下医疗过程，可以得到这样的结论：医护人员对患者实施的诊断治疗，实质上是设法获取信息并利用信息作出决策的过程。医生的门诊是为直接获取患者既往病史、现在病情信息；医生开出的检查、检验申请是为了进一步获得患者健康信息，这些申请和报告在临床与医技科室之间的传递实质上是信息的传递；医生下达医嘱和护士执行医嘱依靠医嘱本上的信息传递完成;患者医疗计费根据信息划价;病历则是患者信息的记录和传递媒介,是患者信息的集中体现。因此,医院是高度依赖信息的实体。医院对信息的采集、处理、传递机制不仅表现在各个医院都设置了统计人员,更表现在日常医疗作业流程和规章制度中。以上事实表明,每个医院都客观存在着围绕业务活动的信息收集、传递和处理的系统,这一系统就构成了我们所讨论的临床信息管理系统。

一、临床信息管理系统的内涵

临床信息管理系统主要包括医院信息系统和临床信息系统。

(一)医院信息系统

医院信息系统就是以支持医院日常医疗、服务、经营管理、决策为目标的用于信息收集、处理、存储、传播的各相关部分的集合。

医院信息系统(Hospital Information System, HIS)在国际学术界已公认为新兴的医学信息学(medical informatics)的重要分支。美国该领域的著名教授 Morris. Collen 于 1988 年曾撰文为医院信息系统下了如下定义:

"利用电子计算机和通讯设备,为医院所属各部门提供患者诊疗信息(patient care information)和行政管理信息(administration information)的收集(collect)、存储(store)、处理(process)、提取(retrieve)和数据交换(communicate)的能力并满足所有用户(authorized users)的功能需求。"

医院信息系统被业界公认为是世界上现存的企业信息系统中最复杂的一类。

(二)临床信息系统

临床信息系统(Clinical Information System, CIS)的主要目标是支持医院医护人员的临床活动,收集和处理患者的临床医疗信息,丰富和积累临床医学知识,并提供临床咨询、辅助诊疗、辅助临床决策,提高医护人员的工作效率,为患者提供更多、更快、更好的服务。像医嘱处理系统、患者床旁系统、医生工作站系统、实验室系统、药物咨询系统就属于 CIS 的范畴。

医院信息系统所需要的资源较少,比较起来所需要的磁盘容量、工作站数量、网络传输能力、显示器质量均远远低于 CIS 的需求。

支持医院信息系统的计算机技术较为单纯和简单。由于医院信息系统以处理文字和数字类数据为主,较少涉及声音、图像、多媒体数据的动态传递等复杂需求,因此实现起来容易得多。

临床信息系统在数据处理的实时性要求、响应速度、安全保密性等方面一般要比医院信息系统有更苛刻的要求。从投入与产出考虑,多数医院的决策者们均认为 HIS 较之 CIS,能够使医院更直接、更明显、更迅速地获得系统的回报。也即以较少的投入,获得较大的收益。

在医院信息系统成功运行之后,医院信息系统的重点一定会转到临床信息系统的建设上来,这是客观规律,全世界均是如此。医院信息系统与临床信息系统的分水岭是医嘱处理系统。一般说来,如果一个医院信息系统包括了面向医疗的医嘱处理功能,就认为它已经进入了临床信息系统的门槛。建设 CIS 是广大医护人员的迫切要求,其基本目的是以患者信息为中心,提高医疗服务质量。表 1-2 给出了医院信息系统与临床信息系统的比较。

表 1-2　医院信息系统与临床信息系统比较

医院信息系统（HIS）	临床信息系统（CIS）
改善管理,提高效率	以患者为本提高质量
服务对象为管理人员	服务对象为医务人员
所需资源较少	所需资源巨大
计算机技术单纯简单	计算机技术复杂
实时性、安全性、速度要求较低	实时性、安全性、速度要求较高
投资少,短期见效	投资大,长期见效

临床信息系统的内容纷繁复杂,其建设与实施需要耗费大量的资源。其核心是医生工作站的建设。系统收集的任何患者临床信息只有通过医生工作站才能提供给医生使用,充分发挥效益。其次是临床实验室信息系统(LIS)。文献报告,尽管当今医院拥有多种辅助检查的工具与手段,但医生对病情的诊断 75% 以上是依据实验室化验结果。提供医生迅速、方便、准确地获知患者的化验结果的能力会受到医生对 CIS 的普遍欢迎与认同。再其次是功能检查报告系统和各种专用的医技科室信息系统,像手术室(ORIS)、放射科(RIS)、病理科(PIS)、ICU/CCU 等信息系统。

当然,HIS 和 CIS 也不是截然分开的,HIS 中常常会涉及一些患者的临床信息,特别是它所收集的患者主索引、病案首页等信息往往是 CIS 以患者为中心的临床医疗信息的基础。而 CIS 一旦建立,也往往会使 HIS 工作得更准确和更有效率。

总而言之,临床信息管理系统的建立目的是:①有效利用现有资源服务于患者;②有利于患者服务质量的提高;③支持科学研究;④支持教学。最后两条特别适用于大学附属医院。

二、临床信息管理系统的特性

临床信息管理系统是在数据处理系统上发展起来的,其特征是面向管理的一个集成系统,它是对医院管理信息进行收集、传递、存储与处理,是多用户共享的系统,直接为医院医生、患者及相关的管理部门服务。

广义地说,临床信息管理系统是管理系统在医院环境的具体应用。因此,它必定与其他管理信息系统(MIS)具有一些共有的特性。

临床信息管理系统特点如下:

(1)它是以网络数据库为核心,即要有一个大规模、高效率的数据库管理系统的支持,以计算机网络技术为支撑环境,以医疗业务为主线,以提高医务人员工作质量与效率及辅助决策为主要目的,旨在提高医院综合管理水平,增强医院竞争能力,获得更多、更好的社会与经济效益的信息系统。

(2)临床信息管理系统在系统内部按照医务工作的原则划分为若干子系统,也可能在子系统之上加一层分系统。各子系统、分系统之间互有接口,可有效地进行信息交换,真正实现信息资源共享。信息共享的需求表现在多个方面。一个医生对医学知识(例如某新药的用法与用量、使用禁忌,某一种特殊病例的文献描述与结论等)、患者医疗记录(无论是在院患者,还是若干年前已死亡的患者)的需求可能发生在他所进行的全部医、教、研的活动中,也可能发生在任何地点。而一个住院患者的住院记录摘要(病案首页内容),也可能被全院各有关临床科室、医技科室、行政管理部门所需要。因此信息的共享性设计是非常必要的。

(3)临床信息管理系统的特殊性导致开发难度高、技术复杂、周期较长。医疗信息的复杂性表现在各个方面。如患者信息是以多种数据类型表达出来的,不仅需要文字与数据,而且经常需要图形、图表、影像等。处理的对象既有结构化数据,也有半结构化或非结构化数据。有些数据及结构会较多地受到人工干预和社会因素的影响,既有静态的,也有动态的。

医疗信息数据量大。任何一个患者的医疗记录都是一部不断增长着的、图文并茂的书,而一个大型综合性医院拥有上百万份患者的病案是常见的。

医疗信息的处理缺乏统一标准。这是另一个突出地导致临床信息管理系统开发复杂化的问题。目前医疗卫生界极少有医学信息表达、医院管理模式与信息系统模式的统一标准与规范。计算机专业人员在开发信息系统的过程中要花费较多精力去处理自己并不熟悉领域的信息标准化问题,甚至要参与制定一些医院管理的模式与算法。医学知识表达的规范化,即如何把医学知识转换成一种适合计算机处理的形式,是一个世界性的难题。而真正的患者电子化病历的实现也有待于这一问题的解决。

医院的总体目标、体制、组织机构、管理方法、信息流模式的不确定性,为我们分析、设计与实现一个临床信息管理系统增加了困难。众所周知,我国目前正处在一个改革开放的大变革当中,医院的性质、体制、机构、制度、管理的概念、方法与手段都在变,这大大增加了设计的难度。

医护、管理人员的心理行为障碍。临床信息管理系统的成功实现依赖于医院医护人员、管理人员的积极配合。医护人员及管理人员对应用计算机的心理、行为障碍,往往会导致一个系统的失败。在我国,由于操作人员自身素质、计算机的普及程度以及汉字录入等方面的限制,使得终端用户对使用计算机普遍采取抵制态度。这就要求系统的设计者付出更大的精力致力于设计出更好的界面、更方便的帮助信息,使用更简单的操作方法和更易学、快捷的汉字信息的录入方法等。这无疑增加了系统的开销与复杂程度。

(4)要有很强的联机事务处理能力。在许多情况下,它需要极其迅速的响应速度和联机事务处理(online transaction processing,OLTP)能力。当在一个急诊患者入院抢救的情况下,迅速、及时、准确地获得他们既往病史和医疗记录的重要性是显而易见的。当每天高峰期门诊大厅中拥挤着成百上千名患者与家属,焦急地排队等待挂号、候诊、划价、付款、取药时,系统对 OLTP 的要求可以说不亚于任何银行窗口业务系统、机票预订与销售系统。

(5)临床信息管理系统应具有完善的系统管理、监督、运行保障体系以及相应的规章制度和系统安全措施。患者医疗记录是一种拥有法律效力的文件,它不仅在医疗纠纷案件中,而且在许多其他的法律程序中均会发挥重要作用,有关人事的、财务的,乃至患者的医疗信息均有严格的保密性要求。典型的 7 天×24 小时不间断系统,绝对要求安全、可靠。信息传输的速度与安全性、网络的可靠性等是必须保证的。

除以上特性外,临床信息管理系统还有一些其他特性。如为适应不同医院的发展计划需求,系统应具有可剪裁性、伸缩性和可扩充性。为适应不同硬软件平台,应具有开放性与可移植性等。

临床信息管理系统的特点为系统的设计与实现带来更高的难度,更多的复杂性。

三、临床信息管理系统的规范

国家卫生健康委员会(原卫生部)于 2002 年 2 月印发公布《医院信息系统软件基本功能规范》(以下简称《功能规范》),对于加快卫生信息化基础设施建设,规范管理,提高医院信息系统软件质量,保护用户利益,推动医院计算机应用的健康发展,起到了重要的指导作用。主要内容如下:

为了推动各级医院信息化建设,强调《功能规范》不仅是对开发厂商的评审标准和依据,同时也是各级医院进行信息化建设的指导性文件,以及用于评估医院信息化建设程度的基本标准。

《功能规范》将数据、数据库、数据字典编码标准化独立为一章,突出了标准化在医院信息化建设中的重要地位。

根据以患者为中心的服务宗旨,包含了以医生工作站、护士工作站等组成的临床信息系统部分。

外部接口部分,为使医院信息系统适应各项新技术的发展及改革的需要,包含医院信息系统与医保系统、社区医疗系统、远程医疗系统及各级卫生行政主管部门的接口部分,为医院信息系统融入整个社会信息系统的发展奠定了基础。

加强了法制意识。为使医院信息系统建设按国家法律法规有序发展,《功能规范》的每一部分都提供了必须遵照的国家法律法规。

编排格式统一,且各分系统既相互关联,又各成体系,方便医院及开发商对《功能规范》的理解使用,各分系统功能规范结构均按如下格式:①分系统主要设计目标;②必须遵照的国家法律、法规、政策依据;③分系统详细功能要求;④系统运行要求。

由于医院信息系统建设是一个发展、进步的过程,本《功能规范》将根据实际需求,不断扩充完善。

四、临床信息管理系统的结构

临床信息管理系统基本实现了对医院各个部门的信息进行收集、传输、加工、保存和维护。它可以对大量的医院业务层的工作信息进行有效的处理,完成日常基本医疗信息、经济信息、物资信息的统计和分析,并能够提供迅速变化的信息,为医院管理层提供及时的医院信息。因此,临床信息管理系统不仅是一个计算机软件,而且是一个医院管理的系统工程,临床信息管理系统融入了大量先进的医院管理思想,临床信息管理系统的运用,是医院科学管理的重要标志。

临床信息管理系统有其独特的结构,这种结构反映各个部分之间的关系、特点、面临的主要问题以及人们的认识和技术水平。

临床信息管理系统结构是指构成系统的各子系统组成方式,从不同的角度可以将其划分成多种形式。

（一）临床信息管理系统的基本结构

一个最简单的临床信息管理系统基本上由以下几个部分组成:临床信息源、临床信息处理器、临床信息管理者、临床信息用户（图 1-2）。

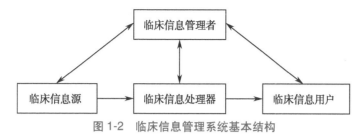

图 1-2　临床信息管理系统基本结构

临床信息源是系统数据的输入源，是临床信息的产生地，它来源于系统外和系统内两方面的信息。临床信息处理器由数据采集装置、数据变换装置、数据传输装置、数据存储装置和运行等几个部分组成。临床信息管理主要负责临床信息管理系统的设计、实现与维护等工作。医院院长及科室管理者可以从临床信息管理系统中获取必要的决策信息。同时，通过临床信息管理系统可以对医院及科室进行控制协调，以实施决策。临床信息用户是医院的服务对象。

（二）临床信息管理系统的层次结构

医院是一个信息密集的场所，医院的每个业务环节都依赖和不断产生着信息。这些信息包括医院业务信息、医院管理控制信息、医院战略决策信息等。这些纷繁复杂的信息呈现着一定的层次关系。其中，处于基础地位的是业务信息。它产生于各个医疗环节和日常业务过程中，为业务工作所必需。如患者医疗信息包含病案首页、医嘱、检查、检验、手术、护理、病程等内容，其中病案首页又包括患者主索引、入出转记录、诊断、手术、费用等，是医疗效率质量指标的主要信息源。

其次是面向各职能部门的管理信息，如患者的流动统计报告、当前危重患者信息、病案质控信息、收入统计、成本核算、药品进销存统计等。这类信息统称为管理信息，它由业务信息经过汇总加工得到，是在业务信息基础上得到的派生信息。

第三层是面向医院宏观和深层次管理的信息，如患者收治统计分析、医疗收入发展趋势分析、单病种质量效益分析、医疗质量分析报告等，这类信息称为分析决策信息，它是在业务信息和管理信息的基础上经过深层次统计分析得到的，为医院的管理决策服务。

面向不同层次的用户，构成了临床信息管理系统的信息主体。与信息的三层结构相对应，整个临床信息管理系统从系统功能上也可划分为三个层次，依次分别为医疗业务层、科室管理控制层、医院决策层（如图 1-3 所示）。其中每个层次又可以划分为多个业务领域。

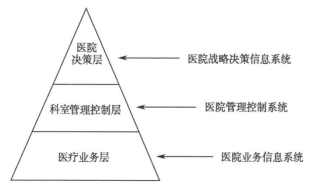

图 1-3　临床信息管理系统的层次结构

以上三个层次构成了临床信息管理系统的金字塔。其中,医疗业务层的功能最为庞大,信息内容最多,使用率最高,覆盖面最广;科室管理控制层的功能比较规范,信息内容较少、内涵较大,定期使用;医院决策层功能变化较大,信息内容最少、内涵最大,不定期使用。

这是一种横向结构,把同一层次的各种职能综合在一起,使得医疗业务处理一体化、各部门之间联系加强,减少了数据输入的重复性与错误率,能够让医院系统得到整体优化。

点滴积累

1. 临床信息管理系统内涵: 医院信息系统 临床信息系统。
2. 临床信息管理系统特性: 网络数据为核心、多系统构成、开发难度高、事务处理能力强等。
3. 临床管理信息系统规范: 医院信息的标准化、以患者为中心、外部接口及法律内容等。
4. 临床信息管理系统结构: 基本结构、层次结构等。

第三节　临床信息管理系统概貌

一、临床信息管理系统的功能范围

临床信息管理系统的功能范围很难有一个精确的界定。首先是因为它范围太大,从门诊到住院,从临床到医技,从医疗到后勤,从文字到图像,无所不有;其次是因为临床信息管理系统在不断发展。在应用的广度上,从最初的病案首页管理,到患者的入、出、转院,再到患者医嘱、病历、检查申请计算机处理等。在应用的深度上,以心电图信息的管理为例,系统可以从简单的只管理文字报告,发展到文字图像一并管理,再发展到计算机诊断,系统的深入程度有了较大变化。临床信息管理系统即使发展到今天的规模,仍然有大量的领域需要挖掘和实践。比如,如何将各种临床知识应用于医生工作站以帮助医生提高医疗质量,如何基于大量的患者信息形成电子化的病历系统,如何基于海量的基础数据建立数据仓库系统以帮助管理决策,如何实现医院之间的患者信息共享等。

我们常说,临床信息管理系统的发展就像是一棵树的生长,它的发展是无止境的。所以,我们所要讨论的它的功能范围只是着眼于当下。

临床信息管理系统功能的划分也不具有很清晰的脉络,因为分类的原则不统一。事实上,它的各功能模块都是面向特定业务设置的,不管对其如何划分或者对某个模块如何命名,它的业务本质是不会改变的。由于各业务之间信息共享的需要,我们往往用不同的视线去串联其各功能模块,于是就产生了不同的系统分类方式。就某个具体模块而言,它往往同时处于不同的轴线上,模块之间的连接关系是网格化的或者是立体化的。如检查预约登记系统,它既是检查信息管理的组成部分,又负责检查项目的计价业务,是收费系统的组成部分;医院药房管理系统既是药品管理系统的组成部分,又是住院患者管理的组成部分,还是住院患者收费系统的组成部分。很难将这些具体的业务系统确定到某一类。

然而,划分方法、模块名称的不同,都不影响一个业务模块的本质,也不影响模块和其他模块的关联。

（一）临床信息管理系统子系统

临床信息管理系统应该具有不同层次、不同任务的功能,还要合理的、相互协调、有序地集成在一起。功能与数据之间的逻辑关系复杂,因此仔细认真地分析系统的信息加工过程,按照系统总体目标的需要,运用适当的方法,对系统所有功能审慎、科学地划分和选择子系统是十分重要的环节。

子系统划分、选择与模块的划分

（1）子系统的划分:子系统的划分要遵循高内聚、低耦合的原则,即尽量保持每个子系统的相对独立性。每个子系统内部应该有着较大密切的逻辑联系,而各子系统之间则是关联性越弱越好。

子系统的划分要尽量不打破现有的组织体制,要量力而行照顾人工处理时的组织形态。遇到医院管理方式、组织体制上有不合理、不规范的地方时,要与医院领导商量,进行调整。不能调整的,在不违反有关法规、原则的前提下,酌情处理。子系统的划分要利于临床信息管理系统的分阶段开发与实现,为后续的工作奠定一定的基础。

（2）子系统的选择:临床信息管理系统所包含的内容是渗透到医院全部科室的。从行政到医疗,从教学到科研,基本上每个单位都需要与其他部门进行信息沟通,系统应选择那些与系统总体目标关系密切的子系统,即与医疗服务、决策管理、经济核算密切相关的子系统。

子系统的选择应该包括从信息发生元数据采集经过加工处理直至满足高层管理需要的全过程。

▶ **课堂活动**

1. 请举例每个医院必有的一个子系统。

2. 子系统与模块间关系？举例说明。

（3）模块的划分:子系统划分和选择后,首先需要从实现角度把复杂的功能进一步分解,把一项功能分解成若干项子功能。然后再进行结构设计,结构设计确定系统子功能所对应的大模块,大模块进一步分解成若干项小模块组成,并确定这些小模块之间的关系。

在计算机软件中,模块化的概念已经使用了20余年。所谓模块就是程序对象的有名字的集合,例如,过程、函数、子程序、宏等。模块化就是把子系统分成若干个模块。把这些模块组织成良好的层次系统,顶层模块调用它的下层模块,通常每个模块完成它这个层次的一个子功能,集合起来组成一个整体,就是一个子系统,以实现系统的一群特定功能。

采用模块化原理可以使软件结构清晰,容易设计,容易阅读和理解,容易测试和调试,有助于提高软件的可靠性。

模块的独立使软件更较容易开发、测试和维护;模块的独立程度可以由内聚和耦合两个定性标准度量。深度、宽度、扇出和扇入四者综合表示模块的规模。模块过大则失去了模块划分的意义,模块过小则系统会零碎、繁杂。

（二）临床信息管理系统子系统及模块选择实例

由于临床信息管理系统均是根据每个医院的具体需求而开发,每个医院特色、特点均不相同,加之开发公司也不尽相同,导致医院子系统也各不相同,但主要功能还是相同的。本书主要以最常用、最基本的系统为例,来说明临床信息管理系统子系统的划分。

1. 临床信息管理系统的一般具体组成 门急诊信息管理系统、药品信息管理系统、住院信息管理系统、医生工作站、护理信息系统、病案管理系统、远程医疗系统、实验室信息系统、PACS、RIS、电子病历系统、ICU/CCU 重症监护信息系统等。

2. 临床信息管理系统的功能模块构成 临床信息管理系统是以我国医院现行体系结构模式、管理模式和管理流程为依据;综合运用通信网络、医学信息、存储管理等工具;采用模块化结构设计方法进行设计。其基本功能包括医院在门急诊、住院、药库、病案、人事、财务等方面对人、财、物信息的全面管理,可真正实现医院的计算机网络化管理,所有的数据均动态实时变换,能够增收堵漏、提高工作效率,为管理人员提供了准确无误的决策依据,将使医院的经济效益明显增加,实现医院管理科学化、信息化、规范化、标准化。临床信息管理系统的实现,主要表现在以下功能模块,如图1-4所示。

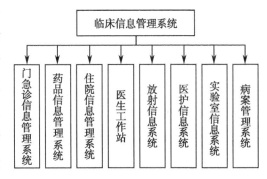

图1-4 临床信息管理系统功能模块图

二、临床信息管理系统的现状及发展

(一) 医院信息系统的发展历史及现状

医院信息系统的研究开始于20世纪60年代,第一个医院信息系统是1971年,由美国加利福尼亚州的 EI Camino 医院研制的 TMIS(technicon medical information system)系统,该系统主要完成医生和各辅助部门的信息通信功能。以后又陆续出现了 COSTAR、HELP、PROMIS 等系统,这些系统在当时都取得了很好的效果,但这些早期的医院信息系统对临床的作用还是有限。在此期间,出现了帮助临床医生进行医学决策的 DSS(decision support system)系统,DSS 系统更加关注临床信息,它的出现是对医院信息系统的推动,但 DSS 系统是一个孤立的系统,没有形成网络,所以可以把它看作是医院信息系统的一个单元。20世纪90年代随着电子病历(computer-based patient record,CPR)的出现,医院信息系统才取得了实质性的进展,也使医院信息系统真正实现由原来的以管理为中心转变为以患者为中心的系统。

计算机从20世纪70年代末期就进入了我国医疗行业,当时以 IBM 的 M340 小型机为主,只有少数几家大型的部属综合医院和教学医院拥有,如北京协和医院、北京肿瘤医院、301医院等,主要应用于科研和教学,还没有应用于 HIS 的管理。

20世纪80年代初期,随着苹果 PC 机的出现和 BASIC 语言的普及,一些医院开始开发一些小型的管理软件,如工资管理软件等。20世纪80年代中后期,随着 IBM XT286 的出现和国产化以及dBASE Ⅲ和 UNIX 网络操作系统的出现,一些医院开始建立小型的局域网络,并开发出基于部门管理的小型网络管理系统,如住院管理系统、药房管理系统等。

进入20世纪90年代,随着 Novell 网络和 FoxBASE、FoxPro 数据库日益盛行,完整的医院网络管理系统的实现已经成为可能。到 20 世纪 90 年代中后期,随着 Client/Server 体系结构,Windows 9X 操作系统以及大型数据库系统等技术在应用系统中日渐广泛地使用,同时伴随着 HIS 市场的激烈竞争,涌现出像众帮、瑞得等新兴的 HIS,而早期进入市场的那些公司也纷纷升级自己的 HIS,HIS 进入百家争鸣时期。这个时期的 HIS 技术更加先进,管理更加完善,使用更加方便,采用 Client/Server 结构及大型数据库系统,前台一般使用 Windows 9X 平台,后台采用 UNIX/Linux 或 Windows NT 平台。

近几年,国内医院信息化建设发展迅速,很多大型医院相应建立了规模不等的集成化信息系统,实现了收费、药品、医疗和后勤等以信息为主的系统管理,并成立了信息管理科,将医院的统计室、病案室、图书馆、网络管理及网站建设等信息管理业务和辅助业务纳入管理范围内。随着信息管理科自身建设的不断发展,其作用和地位迅速受到重视和提高,在医院管理中发挥着越来越大的作用。

国外发达国家医院的信息管理系统和业务流程结合得比较好,而且正朝着临床信息系统方向普及和深入,以系统和特定的管理为目标而发展,将人、环境与计算机化的流程融为一体,自然、协调,应用质量高,如检验信息系统、医疗信息系统、护士工作站、医学影像系统(PACS)等;而国内医院目前还处于信息管理系统的建设和普及阶段,临床信息系统也正在建设,但流程、环境、人文管理和制度的相互配合还需加强,整体效率有待提高。

另外,随着我国医院信息化水平进一步的提高,国内一些大医院和一些有实力的机构开始探索区域医疗信息化,以实现在一定区域内医疗机构间医疗信息交换和共享。要实现这一目标,首先要建立跨医院的信息交换平台,在此平台上,才能开发 CALLCENTER、远程医疗、双向转诊、分级医疗、人才培养、信息发布等应用系统。

据 CHIMA 2015-2016 年度抽样调查统计显示(以下数据均来源于此),实施信息系统的医院接近 80%,其中门急诊划价收费系统、药库管理系统已实施比例占 75% 以上,而住院药房管理系统、门急诊药房管理系统、门急诊挂号系统实施比例在 70%~75% 之间,仍有一些系统的实施比例较低,如客户关系管理系统(CRM)仅占 12.13%。

其中三级医院(样本 N=342)医院信息系统实施状况分析结果显示,药库管理系统已实施比例最高为 78.95%,门急诊挂号系统为 78.07%,住院药房管理系统为 77.49%,CRM 实施率最低为 13.74%。

三级以下医院(样本 N=194)医院信息系统实施状况分析结果显示,总体比例比三级医院低,门急诊划价收费系统已实施比例为 71.65%,药库管理系统为 68.56%,住院药房管理系统为 68.04%,门急诊药房管理系统为 65.98%,门急诊挂号系统为 65.46%,其余系统实施率均低于 65%,最低是 CRM 为 9.28%。

而临床信息系统在各大医院发展也较快,如体检中心管理系统、医院传染/感染监控系统、手术麻醉信息系统的增长幅度较大。住院医生工作站系统的实施率比例最高,达到 72.57%(样本 N=389),其后依次是住院护士工作站系统、门急诊医生工作站系统,比例分别为 72.20%(样本 N=387)、70.90%(样本 N=380)。实施率最低的是区域卫生信息系统,比例仅为 14.74%(样本 N=79)。准备建设比例最高的是移动医疗系统,达到 25.93%(样本 N=139)。

当然,临床信息系统的产品,还存在产品缺乏标准、集成困难,产品的灵活性不够、难以满足客户的个性化需要,产品没有真正站在客户的角度设计、易用性不佳等问题。如何保证临床信息管理系统实施成功,首先需要设计和开发者认识存在的问题,并加以避免。

▶ 课堂活动

　　1. XML 技术主要用于开发哪个子系统或模块,为什么?

　　2. 无线网络对哪种患者可能有影响?

　　我国医院目前信息技术采用率排在前五位分别是:高速以太网(≥100M)最为普遍,采用率为 82.28%,随后是条码技术 72.20%、无线网络应用 55.60%、虚拟化 47.01% 和中间件服务器 35.63% 等。而 XML 技术、掌上电脑 PDA 或手持设备、平板电脑、数据仓库、多系统应用界面集成、RFID 技术和物联网等技术的应用比例不断加大。

　　而医院未来几年规划采用的信息技术,排在前六位的是无线网络应用 38.25%、数据仓库 34.51%、掌上电脑 PDA 或手持设备 32.28%、虚拟化 30.41%、云计算应用 28.92%、多系统应用界面集成 28.17%。医院未来更关注无线移动应用、大数据和资源合理化利用。

（二）健康医疗信息化发展趋势

　　目前,临床信息管理系统在国内外已得到广泛的应用,计算机技术、网络通信、临床医学等领域不断涌现的新技术推动着该系统快速向前发展,同时随着健康理念和技术的发展,临床信息管理系统也就是健康医疗信息化的重要组成部分。故以下着重阐述健康医疗信息化的发展趋势。

　　随着大数据、云计算、移动互联、人工智能等现代信息技术在健康医疗领域的广泛应用,健康医疗信息化对优化健康医疗资源配置、创新健康医疗服务的内容与形式产生了重要影响,已成为深化医改、推进健康中国建设的重要支撑。具体来看,健康医疗信息化主要呈现以下五大发展趋势:

　　第一大趋势:快速发展和广泛应用突破。

　　近年来健康医疗信息化的发展,在科学研究、健康医疗服务和管理实践中形成了健康医疗大数据,其采集、存储、组织、整合、挖掘、协同与互操作等技术正在酝酿突破。基于云平台的分布式存储与并行计算、动态大数据的实时处理及非结构化数据处理,海量动态数据的学习、推理、预测与知识发现等新技术的突破,将为健康医疗信息化驱动的创新应用提供强有力的技术支撑。

　　第二大趋势:为临床决策和精准医学研究提供支持。

　　健康医疗信息化把医疗服务推向智能化时代,也为临床决策和精准医学研究提供了有力支持。利用临床决策支持系统可有效拓宽临床医师的知识,减少人为疏忽,帮助医生提高诊治质量和工作效率;通过集成分析诊治操作与绩效数据集,创建可视化流程图和绩效图,识别医疗过程中的异常,可以为流程优化提供临床决策依据。更为重要的是,利用基因芯片与基因测序技术,能获得海量个体的基因组、蛋白质组、代谢组数据,发现疾病治疗相关的靶标,以健康医疗大数据驱动精准医学研究,实现个性化治疗。

　　第三大趋势:推动个人健康管理"三化"。

　　精细化、一体化、便捷化是个人健康电子档案的优化目标。随着健康医疗信息化的发展,覆盖全体居民的电子健康档案云平台,能让每个人都拥有一份标准化的电子健康档案,并能及时方便地获取健康医疗数据。同时,通过电子健康档案分析全人群健康状况、发病和患病情况,将获取异常公共卫生事件情况,提高公共卫生监控的覆盖面和处理公共卫生事件的响应速度。

第四大趋势:服务模式向个性化和智能化转变。

移动互联和人工智能是创新健康医疗服务模式的重要技术支撑。比如,通过可穿戴医疗设备等收集个人健康数据,分析个体体征数据、诊治数据、行为数据等,实现对个体疾病的早发现、早治疗和个性化用药、个性化护理。移动互联和人工智能的快速发展和广泛应用将催生健康服务新业态,使居家养老、居家护理、医养结合等健康服务更加智能化和便捷化。健康医疗机构可以更多地借助社交网络平台等与患者沟通,根据患者需求推送更适宜的服务。

第五大趋势:努力实现数据开放共享与隐私安全保护的平衡。

数据开放共享是健康医疗信息化发展的重要目标。自 2009 年开始,美国、英国等国家先后出台相关政策,建立国家统一数据开放平台。但数据开放共享也对个人隐私与数据安全带来严峻挑战,在开放共享的同时必须强化健康医疗信息的安全性。一要加强健康医疗行业网络信息安全等级保护、网络信任体系建设,提高信息安全监测、预警和应对能力;二要建立信息安全认证审查机制、数据安全和个人隐私影响评估体系,以流程化、制度化确保信息安全;三要从技术上采取数据封装、数据分离、去除个人标识信息等措施以保护个人隐私。

点滴积累 ⅴ

1. 临床信息管理系统功能范围:临床信息管理系统子系统及其子系统选择案例。
2. 临床信息管理系统现状及其发展:发展历史,未来发展方向等。

（王云光）

目标检测

简答题

1. 医院信息系统、临床信息系统两者之间关系如何?

2. 临床信息管理系统主要特性表现在哪些方面?

3. 在国家卫生健康委员会官网下载《医院信息系统基本功能规范》,并回答医院信息系统可以分为几个部分?内容分别是什么?

4. 参照当地一家医院,举例说明临床信息管理系统的层次结构。

5. 实地调研一家医院,列出其部分子系统,并写出相应功能模块。

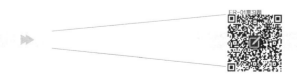

第二章

临床信息管理系统标准

学习目标

学习目的

通过学习临床信息管理系统标准，充分认识临床信息标准在信息系统建立的重要性，掌握各种卫生信息标准的内容和应用，熟悉我国临床信息标准化工作的进展。本章的学习，为后续章节如临床信息系统设计、临床信息系统实施与集成等后续课程打下基础。

知识要求

1. 掌握标准、标准化、卫生信息标准的概念、分类；SNOMED、UMLS、ICD-10 等医学术语的名称；HL7、DICOM 等数据交换标准的名称；CDA、CCR 等医学文档标准的名称。

2. 熟悉标准的特点、主要国际卫生信息标准化组织；IHE 的技术框架；我国临床信息标准的建立和使用。

3. 了解标准化的基本原理；各标准的内容和应用；国际标准在我国的使用。

能力要求

熟练掌握各类临床信息标准的应用领域，能根据各种信息标准的要求设计和分析临床信息系统。

导学情景

情景描述：

2003 年 SARS 暴发流行，暴露出我国卫生信息系统标准不统一、信息滞后、信息沟通不畅导致决策延误等问题。由于没有统一的卫生信息标准，各医院的信息系统无法与当地卫生主管部门和疾病预防控制机构实时交换患者信息。

学前导语：

信息共享是临床信息管理系统建设的基本要求，信息共享建立在统一标准的基础上。本章我们将学习各类临床信息标准的应用。

临床信息管理系统是医院信息化建设中最活跃的系统之一，其对信息共享有着较高的要求。信息共享是指不同层次、不同部门信息系统间，信息和信息产品的交流与共用，以提高信息资源利用率，更加合理地达到资源配置，节约社会成本，避免在信息采集、存贮和管理上重复浪费。实现信息共享最重要的先决条件就是信息标准化，在标准的基础上实现资源的共享，同时保证信息交换和利用的统一，充分体现数据的科学价值。在标准下的信息开放、信息交流，按标准建设信息系统，是医院面临的主要问题,因此建立并遵守临床信息标准是临床信息管理系统建设的基础,也是当前卫生信息化建设面临的重要任务之一。

第一节　信息标准概述

一、标准

(一)标准概念

标准,衡量事物的依据或准则。我国国家标准 GB/T 2000.1-2002《标准化工作指南》中对标准的定义是:"为了在一定范围内获得最佳秩序,经协商一致制定并由公认机构批准,共同使用的和重复使用的一种规范性文件。"国际标准化组织(ISO)的标准化原理委员会(STACO)中"标准"的定义:"标准是由一个公认的机构制定和批准的文件。它对活动或活动的结果规定了规则、导则或特殊值,供共同和反复使用,以实现在预定领域内最佳秩序的效果。"

标准的基本特点:

1. 标准的本质特点是统一性,是在一定时期、一定条件下,对具有多样性、相关性特征的重复性事物做出科学合理的、必要和有效的统一,使标准化对象的形式、功能或其他技术特性具有一致性。

2. 标准制定的对象是重复性事物和概念。只有当事物或概念具有重复出现的特性并处于相对稳定时才有制定标准的必要,使标准作为今后实践的依据,以最大限度地减少不必要的重复劳动,又能扩大其重复利用范围。

3. 标准还具有法规特性,它是技术经济领域的技术法规。《中华人民共和国标准化法》对标准的制定、实施和管理,以及违反标准化法的法律责任作了明确规定,从而使标准的法规特性有了相应的法律保证。

(二)标准分级与分类

标准的内容涉及社会生产生活的方方面面,为了方便人们认识、使用和研究标准,根据不同的分类原则和方法,把标准分成多种类型。

1. 根据标准的使用范围,标准分为国际标准、地区标准、国家标准、行业标准、地方标准和企业标准等六级。

(1)国际标准:指国际标准化组织(ISO)和国际电工委员会(IEC)所制定的标准,以及国际标准化组织已列入《国际标准题内关键词索引》中的国际组织制定的标准和公认具有国际先进水平的其他国际组织制定的某些标准。国际标准在世界范围内各相关领域统一使用。如 ISO 9000 标准、IEC 1131 标准等。

(2)地区标准:即区域标准,指世界某一区域标准化团体为了该区域共同利益制定并采用的标准。如泛美技术标准委员会(COPANT)制定的泛美标准(PAS),欧洲标准化委员会(CEN)制定的欧洲标准(EN)等。

(3)国家标准:指由国家标准化主管机构批准发布,对全国经济技术发展有重大意义,需要在全国范围内统一的技术要求所制定的标准。国家标准在全国范围内适用。如 GB 2312-80 信息交换用汉字编码字符集-基本集。

（4）行业标准：由行业的标准化主管部门批准发布的，在行业范围内统一的标准。一般是针对没有国家标准，而又需要在全国行业范围内进行统一所制定的标准。它是对国家标准的补充，不得与国家标准相抵触。行业标准由行业标准归口部门统一管理。如医药行业标准（YY）、卫生行业标准（WS）、通信行业标准（YD）等。

（5）地方标准：是指对没有国家标准和行业标准而需要在省、自治区、直辖市范围内统一技术要求所制定的标准。负责制定地方标准的单位是省、自治区、直辖市的标准化行政主管部门。地方标准在本行政区域内适用，不得与国家标准和行业标准相抵触。如安徽省地方标准（DB34）。

（6）企业标准：是指企业所制定的产品标准和在企业内需要协调、统一的技术要求和管理、工作要求所制定的标准。企业标准是企业组织生产、经营活动的依据。对于企业生产的产品没有国家标准和行业标准的，应当制定企业标准，作为组织生产的依据。企业的产品标准须报当地政府标准化行政主管部门和有关行政主管部门备案。已有国家标准或者行业标准的，国家鼓励企业制定严于国家标准或者行业标准的企业标准，在企业内部适用。

2. 根据履行的职责不同，标准分为强制性标准和推荐性标准两类。

（1）强制性标准：在一定范围内通过法律、行政法规等强制性手段加以实施的标准。强制性标准一经颁布，必须贯彻执行，不允许以任何理由或方式加以违反、变更。对违反强制性标准的，国家将依法追究当事人法律责任。

（2）推荐性标准：是指国家鼓励自愿采用的具有指导作用的标准，不具有强制性。允许使用单位结合自己的实际情况，灵活加以选用。

强制性标准与推荐性标准相比：强制性标准具有法属性的特点，属于技术法规；推荐性标准不具有法属性的特点，属于技术文件。强制性标准一般规定得比较具体详细；推荐性标准比较简单扼要。强制性标准通用性较差，覆盖面小；推荐性标准通用性较强，覆盖面大，比较灵活。

3. 根据标准的专业性质不同，分为技术标准、管理标准和工作标准三大类。

（1）技术标准：对标准化领域中需要统一的技术事项所制定的标准称技术标准。技术标准还可进一步分为：基础技术标准、产品标准、工艺标准、检验和试验方法标准、设备标准、原材料标准、安全标准等。

（2）管理标准：对标准化领域中需要协调统一的管理事项所制定的标准叫管理标准。管理标准主要是对管理目标、管理项目、管理业务、管理程序、管理方法和管理组织所作的规定。

（3）工作标准：为实现工作过程的协调，提高工作质量和工作效率，对每个职能和岗位的工作制定的标准为工作标准。按岗位制定的工作标准通常包括：工作的责任、权利、范围、质量要求、程序、效果、检查方法、考核办法等内容。

二、标准化

（一）标准化概念

我国国家标准 GB/T 2000. 1-2002《标准化工作指南 第 1 部分：标准化和相关活动的通用词汇》

中,标准化的定义是:"为了在一定范围内获得最佳秩序,对现实问题或潜在问题制定共同使用和重复使用的条款的活动。"它包括制定、发布及实施标准的过程。标准化的目的是为了获得最佳秩序和社会效益。标准化的实质是通过制定、发布和实施标准,达到统一。

（二）标准化基本原理

1. 统一原理 在一定时期、一定条件下,对标准化对象的形式、功能或其他技术特性所确定的一致规范,应与被取代的事物功能等效。统一的目的是保证事物的秩序和效率。

2. 简化原理 为了经济有效地满足需要,对标准化对象的结构、型式、规格或其他性能进行筛选提炼,并确定出满足全面需要的高效能的环节,保持整体构成精简合理,使之功能效率最高。简化的实质是精练化。

3. 协调原理 为了使标准的整体功能达到最佳,必须通过有效的方式协调好系统内外相关因素之间的关系。协调应用于标准内部各要素之间的协调、标准系统内各相关标准间的协调和以标准为接口的各部门、各环境之间的协调。

4. 最优化原理 按照特定的目标,在一定的限制条件下,对标准系统的构成因素及其关系进行选择、设计或调整,使之达到最理想的效果。

标准化的基本原理互相渗透,相互关联。统一是目标,协调是基础,简化和最优化是统一和协调的原则和依据。

三、卫生信息标准

（一）相关概念

信息标准是专门为信息科学研究、信息生产、信息管理等信息领域所制定的各类规范和行动准则。信息标准的制定应遵循科学性、实用性和可行性原则,适合一定时期经济、社会和科学技术发展阶段,并为社会所公认和用法令形式予以推行,容许周期性修订和更新。

信息标准化是研究、制定和推广应用统一的信息分类分级、记录格式及其转换、编码等技术标准的过程,以利于实现不同层次、不同部门信息系统间的信息共享和系统兼容。信息标准化工作主要是分类、编码和技术等方面的标准化。

卫生信息标准化,就是对医疗卫生信息范畴内的重复性事物和概念进行统一、规范和定义,达到最佳有序度,获得相应的社会效益。

（二）分类

实现卫生信息标准化的前提是各种相关卫生信息标准的制定。临床信息是医院正常工作中必需而且是最多的信息来源,包括临床的各个科室和临床支持科室,对其信息处理与管理的好坏直接影响到医院正常运作。在卫生信息标准中,临床信息标准是其主要组成部分。临床信息标准主要分为:

1. 医学术语及分类标准 对医学术语进行标准化,是大多数医疗信息系统的基本要求。临床电子病历发展需要统一的编码系统,实现术语编码标准化既方便了系统设计,又可以保证不同系统间交换数据时对术语理解的一致性。常用的标准如临床医学术语（SNOMED）、统一医学语言系统

（UMLS）等。

信息分类是根据信息所反映的内容性质、形式和读者用户用途，分门别类地系统组织信息的一种方法。国内外常用的分类法有：《杜威十进分类法（DDC）》《国际疾病分类（ICD）》《中国图书馆分类法》等。

知识链接

《杜威十进分类法》Dewey Decimal Classification，DC/DDC

（以下简称《杜威法》）

是世界现代文献分类法史上的一个重要里程碑。 它是世界上现行文献分类法中流行最广、影响最大的一部分类法。《杜威法》第一次发表于 1876 年，目前己修订出版到第 22 版。《杜威法》首先把所有学科归纳成 9 大类，不能归入任何一类的设为总论类，共 10 个基本大类（表 2-1）。 每一大类下再分为小类加一个"总论"类，依此类分共分三级，约 1000 个类目，用三位阿拉伯数字作号码。

表 2-1　《杜威法》的 10 个基本大类

号码	类别	号码	类别
000	总论	500	自然科学和数学
100	哲学	600	技术（应用科学）
200	宗教	700	艺术、美术和装饰艺术
300	社会科学	800	文学
400	语言	900	地理、历史及辅助学科

《杜威法》的特点是结构简单，等级层次清楚。 首创以阿拉伯数字代表类目和小数制的排列方法，易读、易记、易排并使类目有极大程度深入细分的可能。 后来的分类法，绝大多数都在不同程度上接受并发展了这个方法。《杜威法》已用 30 多种文字出版，被 135 个国家和地区采用，成为世界上历史最久且使用最广的分类法。

1910 年，《杜威法》被引入到中国，之后引起我国图书馆工作的变化，并陆续出现了一批仿照《杜威法》体系并结合中国特点进行补充、修改的分类法，对中国现代文献分类法的发展产生了一定的影响。

2. **数据信息交换标准**　数据信息交换标准是为了实现不同系统之间的信息共享和交流而建立的通用的数据文件格式规范，从而保证数据传输的完整、可靠和有效，同时提高数据交换的速度。常用的标准有医学信息传输标准（HL7），医学数字成像和通信（DICOM）等。

3. **医学文本标准**　文本是医学实践中产生和使用临床信息的最重要方式。为了作为患者再就医的参考或出于法律目的保存医疗服务的记录，医学文本需要长期保存。如治疗记录连续性标准（CCR）和临床文档结构（CDA）等。

4. **其他相关标准**　如医学信息交互集成（IHE）等。

四、卫生信息标准化组织

标准化组织是制定和发布标准的机构。为了加强国际间的合作与交流,有些国际标准由专门的标准化组织制定。

(一)国际标准化组织(ISO)

国际标准化组织(International Organization for Standardization,ISO)是当今世界最大、最权威的标准化机构。它由各国标准化团体(ISO成员团体)组成的世界性联合会,其主要活动是制定国际标准,协调各成员国和技术委员会的标准化工作,并与其他国际组织合作,共同研究有关标准化问题。

ISO是一个非政府性组织,成立于1947年2月,总部设在瑞士日内瓦。ISO负责除电工、电子领域和军工、石油、船舶制造之外的很多重要领域的标准化活动。其宗旨是全球范围内促进标准化工作的发展,交流和合理配置国际资源,加强各国在知识、科学、技术和经济领域的合作。制定国际标准的工作通常由ISO的技术委员会完成。其中卫生信息技术委员会(TC215)负责卫生信息的标准化和规范系统间医学信息、通信技术的兼容性和互操作性,保证数据统计的兼容性。

中国于1978年加入ISO,在2008年10月举行的第31届国际标准化组织大会上,中国正式成为ISO的常任理事国。

(二)国际电工委员会(IEC)

国际电工委员会(International Electrotechnical Commission,IEC)是由各国电工委员会组成的世界性标准化组织,成立于1906年,是世界上成立最早的一个标准化国际机构。总部最初位于伦敦,1948年搬至瑞士日内瓦。主要负责有关电气工程和电子工程领域中的国际标准的制定和标准化工作。IEC的宗旨是,促进电气、电子工程领域的标准化,加强有关问题的国际交流与合作。

中国于1957年8月正式加入IEC,目前是IEC理事局、执委会和合格评定局的成员。多次在北京承办了IEC年会。

(三)世界卫生组织(WHO)

世界卫生组织(World Health Organization,WHO)是联合国系统内卫生问题的指导和协调机构。它是国际最大的公共卫生组织,成立于1948年4月,总部设于瑞士日内瓦。负责领导协调全球卫生事务,制定生物学、药学及相关领域产品的国际标准,向各国提供技术援助,提高有关健康方面的服务水平,以及监测和评估卫生趋势。它的宗旨是使全世界人民获得尽可能高水平的健康。

中国是WHO的创始国之一。1972年第25届世界卫生大会恢复了中国的合法席位。1981年,WHO在北京设立了驻华代表处。

点滴积累

1. 标准特点:统一性、对象是重复性事物和概念、法规特性。

2. 标准化基本原理:统一、简化、协调、最优化。

3. 卫生信息标准分类:医学术语及分类标准、数据信息交换标准、医学文本标准和其他相关标准。

4. 卫生信息标准化组织:ISO、ICE、WHO。

第二节 医学术语及分类标准

临床电子病历的发展需要统一的编码系统,为了以明确的、统一的方法表达医学中的概念,以方便分类和机器处理的目的,许多组织开发制定了医学术语和分类标准。国际上广泛使用的医学术语和分类标准有:

一、系统医学命名法(SNOMED)

(一)简介

系统医学命名法(Systemized Nomenclature of Medicine, SNOMED)是由美国病理学家学会(College of American Pathologist, CAP)负责牵头开发并经过科学验证的一部临床卫生保健术语集,它为临床信息数据的采集、聚合处理和共享提供便利,对于临床医学信息的标准化和电子化起着十分重要的作用。

SNOMED 的前身是以病理学术语为核心制定 1965 年首版的《系统病理学术语集》(Systematized Nomenclature of Pathology, SNOP),是一个包括术语及其相关联编码的四轴系统,其研发目的是为病理学家提供一个医学数据存储及检索的工具。1974 年 SNOP 应用范围超出了病理学的范畴,更名为SNOMED。SNOMED 第一版包含 44587 个词条、6 个模块。1979 年 SNOMED 2.0 版发行,联合国国际医学科学组织病理学分会认证 SNOMED 2.0 版为通用的临床和病理解剖学术语。1993 年 9 月SNOMED 3.0 版发布,成为 SNOMED 发展史上第一个被世界范围广泛接受的版本,并被翻译成多国语言出版。

CAP 于 2000 年 5 月推出了 SNOMED RT(SNOMED Reference Terminology,标准医学参考术语集),将 SNOMED 的框架转变为以反映医学信息学与计算机科学的进展为主,向世界范围提供了电子病历的底层框架支持,使用户可以通过任何一种指标去查询某个具体案例及其和 LOINC、ICD-9-CM 的映射代码。

2002 年 1 月,SNOMED RT 与英国国家卫生服务部(NHS)的临床术语(Clinical Terms)相互合并,并经过扩充和结构重组,形成 SNOMED CT 系统化临床术语集,成为当时世界上包含内容最为广泛的国际性临床参考术语集,为整个医疗行业的国际交流提供了一个跨越语言和地域限制的平台,使临床学术交流达到空前的统一。

2007 年 4 月,国际卫生术语标准制定组织(IHTSDO)收购了 SNOMED CT。7 月 31 日,IHTSDO首次发布了 SNOMED CT 2007 年 7 月版。

(二)基本结构

SNOMED CT 的核心内容包括概念表、描述表、关系表、历史表、ICD 映射表和 LOINC 映射表。其核心表为概念表、描述表和关系表。

1. **概念表** 收录了 40 多万个具有唯一含义并且经过逻辑定义的概念,SNOMED 按照临床实践需要,以医学实际的诊疗过程为指导的概念分类编入 19 个顶级概念轴中。每个顶级概念轴再分类细化形成包含多层子系统的树状结构。

2. 描述表　同一个医学概念，可能存在多种术语表达形式。这样一组同义词只有一个能收录在概念表中，其他词只能收录在描述表中。SNOMED CT 中用描述表来指定术语与概念的关系。通过对概念和术语关系的整理以及对相应术语、描述的编码化，使得拥有相同或相近概念的术语间关系明确，从而使临床概念表达具有了极大的灵活性，同时便于计算机的信息处理。

3. 关系表　SNOMED CT 的关系表中提供了大约 146 万组语义关联，使得同一概念轴和不同概念轴之间的概念间可以通过一种特定关系的描述建立起语义关联。SNOMED CT 用加强概念间的语义关联来提供逻辑性强并可直接由电脑处理的医学概念的明确定义，从而保证数据检索的可靠性和连贯性，使医学数据能充分地为决策支持、费用分析和临床研究所用。

（三）应用

SNOMED CT 可以灵活表示医学术语，反应临床术语间的逻辑关系，并以关系数据表的形式等优势，成为世界主要的医学术语标准集。其在世界上 30 多个国家推广，为整个医疗行业的信息交流畅通作出了重要贡献。

1. SNOMED CT 在临床信息系统中的应用　SNOMED CT 已经成为最重要的医学受控词表，在医学信息交换中位于数据处理的核心地位。广泛应用于电子医学记录、ICU 监测、临床决策支持、医疗研究、临床实验、用计算机处理的医嘱、疾病监测、图像指数和公众健康信息服务等。采用 SNOMED CT 作为医学信息的标准编码，将临床信息结构化存储，可以为采集患者的临床数据提供极大的灵活性和可扩展性，为数据交流与共享，进行医疗科研提供有力保障。

2. SNOMED CT 在医药学中的作用　在美国国家医学图书馆编制的临床药学标准术语 RxNorm 中，SNOMED CT 在公众领域提供一些特殊的药品概念与编码信息。美国食品药品管理局（FDA）计划采用 SNOMED CT 作为标准计算机化医疗词汇系统。我国中医科学院也借鉴 SNOMED CT 的构建模式，以中医自身独特理论为核心，在深入研讨中医学区别于现代医学的理论体系特点和临床诊疗思路的基础上，完成了具有中医特色、编码完善、易于被计算机处理和被临床医师广泛接受的《中医临床标准术语集》。

3. SNOMED CT 与其他标准间的映射　SNOMED CT 与其他标准间的映射非常重要。SNOMED CT 已逐步完成了与 DICOM、LOINC、UMLS 和 ICD-O3、ICD-10（英国版）、OPCS-4（英国版）等术语集和医学术语分类法的相互映射，还开展了与信息传递标准如 HL7 和 XML 的合作工作。

二、统一医学语言系统（UMLS）

（一）简介

统一医学语言系统（Unified Medical Language System，UMLS）是美国国立医学图书馆建立的关于生物医学和健康的知识组织体系。它是美国国立医学图书馆自 1986 年以来持续开发的巨型医学术语系统，涵盖了临床、基础、药学、生物学、医学管理等医学及与医学相关学科，收录了约 200 万个医学概念，医学词汇达到了 500 多万个。其目的是使提高计算机程序"理解"生物医学词汇语义的能力，并利用这种理解帮助用户检索和获取相关的机读情报。

UMLS 的建立发展经过三个阶段：

1. 初始阶段 1986—1988 年,开发重点是调查用户需求、开发研究工具、确定 UMLS 的性能及其实施方案、界定系统组成等。在此阶段主要界定了 UMLS 的三个组成部分即超级叙词表、语义网络、情报源图谱,并且进行了包括 Mesh、SNOMED、CMIT 和 PDQ 词表在内的联接试验。

2. 发展阶段 1989-1991 年,开发重点是研制和发行三个 UMLS 产品的试验版,开展用户调查和 UMLS 功能开发。1990 年,NLM 发行了超级叙词表和语义网络的光盘版;1991 年发行了试验版的情报源图谱和更新版超级叙词表和语义网络,并获大量反馈信息,促进了进一步研究开发。

3. 应用阶段 UMLS 的应用从 1992 年至今。1995 年,NLM 在因特网上建立了 UMLS 知识源服务器,加强了国际交流与合作。1996 年 UMLS 新增了一个组成部分即"专家词典"。在此阶段,许多研究机构利用 UMLS 进行基于 Internet 的应用开发,如决策支持系统、文献检索系统、临床 Web 搜索系统、医学世界检索等。

（二）构成

UMLS 由超级叙词表、语义网络、情报源图谱和专家词典四个部分组成。超级叙词表和语义网络用于达成系统在检索问题与各数据库系统中所存生物医学文献间建立概念上的关联;情报源图谱可以帮助读者判断并选择符合读者检索需求的数据库;专家词典主要应用于提供各种词汇信息,以帮助系统处理自然语言所产生的语法差异问题。

1. 超级叙词表 是一个非常大的多用途、多语言词汇库,是生物医学和健康方面的概念、术语、词汇及其等级范畴的广泛集成。它收录有 100 多万个概念和 500 多万个词汇,这些词汇来源于各种叙词表、分类表、编码集、用于患者护理的可控词汇表、健康服务表、公共健康统计、生物医学文献目录和索引以及基础医学、临床医学和健康服务的研究文献。

2. 语义网络 提供超级叙词表中所有概念的统一分类和揭示概念之间的关系,包括语义类型、语义关系和语义结构。语义网络包含 135 个语义类型,为超级叙词表中的每一个概念分配最为专指的语义类型,通过文字说明和层次等级对语义类型进行定义。语义网络还设置了 54 种语义关系来表达语义类型之间的关系。语义类型是语义网络中的节点,语义关系是节点之间的连接。语义网络是试图建立一种语义类型及其相互关系的权威规则,用以标引每一个超级叙词概念,或表达概念之间可能存在的相互关系。

3. 情报源图谱 是一个关于生物医学机读情报资源的数据库,其主要功能是利用超级叙词表和语义网络,能够理解情报源与特定提问的相关性,选取最合适的情报源;为用户提供特定情报源的范围、功能和检索条件等人工可读的信息;自动链接相关情报源;在一个或多个情报源中自动检索并自动组织检索的结果。情报源图谱数据库包括了 71 个情报源数据库。

4. 专家词典 是在美国国立医学图书馆自然语言处理专家系统项目基础上开发出来的,它是一个包含众多生物医学词汇的英语词典。专家词典的作用是为自然语言处理系统提供词汇信息,以便系统可以据以处理自然语言所产生之语法上不确定的问题。专家词典的词汇包括通用英语词汇和生物医学专业词汇。每条词汇记录均记录了它的句法、词法和字法信息。专家词典包括一组词典程序,它们可以确定英语词汇的范围以及识别生物医学术语和文本词的词形变异。

三、国际疾病分类标准（ICD）

（一）简介

国际疾病分类标准（International Classification of Diseases，ICD）是国际上共同使用的统一的疾病分类方法，是由世界卫生组织（WHO）依据疾病的某些特征，按照规则将疾病分门别类，并用编码的方法来表示的系统。它是世界各国在对本国居民健康状况收集、整理、汇总上报以及统计分析中必须遵循的分类标准。目前广泛使用的 ICD-10 的全名是《疾病和有关健康问题的国际统计分类》第10 次修订本。

（二）主要内容

ICD 分类中主要采用按照疾病的病因、部位、临床表现和病理分类的多轴心分类，具有科学性、准确性、完整性、适用性和可操作性等特点。ICD 的编码目录是按照多层次的兼顾医学情况性质和解剖部位的分类轴心排列的。疾病和死亡分类共二十一章，加上"U"字头留作特殊用途，共二十二章，编排使用字母数字编码。内容见表 2-2。

表 2-2 ICD-10 列表

章	编码	标题
第一章	A00-B99	某些传染病和寄生虫病
第二章	C00-D48	肿瘤
第三章	D50-D89	血液及造血器官疾病和某些涉及免疫机制的疾患
第四章	E00-E90	内分泌、营养和代谢疾病
第五章	F00-F99	精神和行为障碍
第六章	G00-G99	神经系统疾病
第七章	H00-H59	眼和附器疾病
第八章	H60-H95	耳和乳突疾病
第九章	I00-I99	循环系统疾病
第十章	J00-J99	呼吸系统疾病
第十一章	K00-K93	消化系统疾病
第十二章	L00-L99	皮肤和皮下组织疾病
第十三章	M00-M99	肌肉骨骼系统和结缔组织疾病
第十四章	N00-N99	泌尿生殖系统疾病
第十五章	O00-O99	妊娠、分娩和产褥期
第十六章	P00-P96	起源于围生期的某些情况
第十七章	Q00-Q99	先天畸形、变形和染色体异常
第十八章	R00-R99	症状、体征和临床与实验室异常所见，不可归类在他处者
第十九章	S00-T98	损伤、中毒和外因的某些其他后果
第二十章	V01-Y98	疾病和死亡的外因
第二十一章	Z00-Z99	影响健康状态和与保健机构接触的因素
第二十二章	U00-U99	特殊目的代码

（三）应用

国际疾病分类是目前世界上最普及、最有影响力的疾病分类法。在对疾病、损伤和中毒及死亡原因进行统计编码的标准分类方法的选择上，世界卫生组织要求各成员国只有按照 ICD 的分类原则编码后出的统计资料才能与其他各国资料直接进行交流和比较。

四、其他相关标准

（一）观测指标标识符逻辑命名与编码系统（LOINC）

观测指标标识符逻辑命名与编码系统（Logical Observation Identifier Names and Codes，LOINC）由美国 Regenstrief 研究院牵头开发而成，用于标识实验室和临床检测项目结果和观察信息前后关联通用的名称和标识代码系统。

LOINC 于 1994 年建立，目的是为了促进临床观测指标结果的交换、汇集与共享。LOINC 编码目前大约包含 4 万多条术语。LOINC 的临床检验结果编码履盖了所有常用的检验类别，还包含通用临床文本及其章节的命名编码。LOINC 医学临床文本编码和命名还得到了 HL7、IHE 等标准组织的关注和认可，并已被合成到 UMLS 中。

LOINC 已成为临床检验结果编码领域里公认的用于不同系统之间交换数据的标准，并被 IHE、HER 和 ELINCS 等标准协调组织采用。LOINC 可从 Internet 上下载，免费使用。

（二）通用过程术语学（CPT4）

通用过程术语学（Current Procedural Terminology，4th Edition，CPT4）是美国付账赔偿编码体系中一套编码系统，基于消费来定义诊断和治疗过程，提供了编码策略，是医院临床操作与提供服务的分类编码与术语标准。

CPT4 编码分为 6 个大类：评价与管理，麻醉学，外科，放射科，病理/实验室和临床。在每一大类的编码按一定的规律排列。例如麻醉编码顺序按身体部位编排。临床编码一般是按专科编排。

（三）诊断相关分组（DRGs）

诊断相关分组（Diagnosis Related Groups，DRGs）是专门用于美国医疗保险预付款制度的分类标准。它根据患者的年龄、性别、住院天数、临床诊断、病症等因素把患者分入大约 600 个左右的诊断相关分组，决定给医院的补偿额度。

DRGs 编码对控制医疗费用的不合理增长，提高医院工作效率，保持医疗质量及推动医院间评估起到一定的作用。在美国率先实施 DRGs 以后，很多国家纷纷借鉴，根据本国情况制定自己的病例组合方案，作为医疗卫生支出的依据。

（四）国家药品编码（NDC）

国家药品编码（National Drug Codes，NDC）是被美国食品药品管理局要求使用的标准药品编码，它包括了所有的处方药和部分经筛选的非处方药及胰岛素类药品，目录上包括药物的生产、制备、组成、宣传或销售商分布等情况。对每一个药品都赋予一个唯一的 10 位数字的 NDC 码，建立了相应数据库。

美国食品药品监督管理局对药品实行 NDC 码管理被列入政府专门立法,并强制执行。还设立专门机构负责 NDC 数据库及系统的维护,利用现代数据库技术和互联网技术拓展其应用。

点滴积累

医学术语及分类标准:系统医学命名法(SNOMED)、统一医学语言系统(UMLS)、国际疾病分类标准(ICD)、观测指标标识符逻辑命名与编码系统(LOINC)、通用过程术语学(CPT4)、诊断相关分组(DRGs)、国家药品编码(NDC)。

第三节　数据交换标准

医学术语及分类标准保证不同系统间对医学术语理解的一致性,而信息传输和交换标准解决了医学信息的无障碍交换需求。这些标准的综合运用为临床信息管理系统的信息交换问题提供了一个有效途径。

一、卫生信息传输标准(HL7)

(一)简介

卫生信息传输标准(Health Level 7, HL7)是为了解决医疗跨平台的应用,由美国国家标准局(ANSI)授权的标准开发机构 Health Level Seven Inc.(HL7 组织)研究开发的一个专门用于医疗卫生机构及医用仪器、设备数据信息传输的标准。HL7 是基于国际标准化组织(ISO)所公布的网络开放系统互连模型 OSI 第 7 层(应用层)的信息交换协议,HL7 第一版于 1987 年发布。目前最新版本为 HL7 V3.0 版,广泛应用于医疗卫生机构,并涉及政府相关部门、医疗服务机构、保险公司、医疗仪器、设备制造商和系统集成商。

HL7 标准的应用领域是医疗卫生服务行业及其相关领域的数据信息交换;基本目的是促进医疗环境中的通信;宗旨是开发和研制医院数据信息传输协议及标准,规范临床医学和管理信息格式,降低医院信息系统互连的成本,提高医院信息系统之间数据信息共享的程度。

(二)信息传输格式

HL7 消息主要由消息、消息段、字段和表组成,如图 2-1 所示。

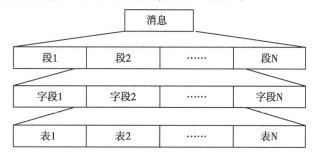

图 2-1　HL7 数据格式

1. 消息 (message)　是在医疗系统间或医疗系统内部子系统间进行数据传递的基本单元。它包含一组按定义的序列排列的消息段。每条消息都有一个消息类型来说明它的目的和用途。HL7共归纳了 112 种消息类型,如 ADT 消息类型中的 A01 表示患者入院或就诊事件,A02 表示患者转院的事件。

2. 消息段 (segment)　由一组数据字段 (data field) 按一定顺序和规则组成,每一消息段都有相应的名称,用于界定其内容或功能。HL7 有 138 种消息段,每个消息段由一个唯一的三个大写字符码作为字段 ID 来标识。如消息头 (MSH)、事件类型 (EVN)、患者基本信息 (PID)、患者就诊信息 (PVI)、通用医嘱段 (ORC)、观察请求段 (OBR)、观察结果段 (OBX) 等。消息段分为:必须、可选、可重复三种类型。

3. 字段 (fields)　是包含信息的字符串。字段须定义其位置、长度、数据类型 (55 种)、选择类型、重复性。

4. 表 (table)　分为 HL7 标准表和用户自定义表以及外部表三类。HL7 有 470 余个表。其中HL7 标准表为 HL7 规定必须使用的表;用户自定义表为 HL7 推荐使用的表。

基于 HL7 标准进行数据交换的基本原理是:发送应用程序数据首先按照 HL7 标准的语法规则转换成 HL7 消息格式,然后选取一定的网络传输协议 (如 TCP/IP、FTP 等) 或 Email 将消息传送到接收方,接收程序在应用层上进行应答,进行有效性验证。再由解析器根据 HL7 标准的语法规则对消息进行解析,将其转换为接收方应用程序数据。HL7 为了提高消息传输可靠性,分别在发送和接收端设定传输的消息内容和格式,按设定内容和格式发送和接收消息;数据传输前自动检测接收端的状态;接收端按约定内容和格式接收消息后自动判定消息质量,返回接收正确、错误和拒绝三种信息,如果是错误或拒绝信息则通知发送端重新发送。

(三) 应用

HL7 标准的应用领域是医疗卫生服务行业及其相关领域的数据信息交换。主要内容包括:信息交换、软件组件、文档与记录架构、医学逻辑四大部分。HL7 标准可以规范临床医学和管理信息格式,降低医院信息系统互联成本,提高医院信息系统之间信息共享的程度。它适用于医院内部不同医疗信息系统之间病历资料、临床检验结果、财务信息等的流通和管理,支持医疗服务和临床病患护理管理,提供信息交换、管理和整合的标准,实现医院和外部各类系统间的信息交换,提高医院信息化水平和医疗服务质量,为医疗信息系统的发展提供新的发展契机。

二、医学数字成像和通信 (DICOM)

(一) 简介

医学数字成像和通信 (Digital Imaging and Communications in Medicine,DICOM) 是医疗设备的国际标准通讯协议,它是由美国放射学会 (ACR) 和美国国家电器制造学会 (NEMA) 联合组成委员会共同制定的。DICOM 标准目是更有效地在医疗信息系统间和医学影像设备间传输、共享数字影像,促使影像存储与传输系统的发展及其与各种医院信息系统的结合。

1985 年,DICOM 第一版 ACR-NEMA 1.0 发布,1988 年发布第二版 ACR-NEMA 2.0。在这两版的

基础上,1993 年正式公布了新的版本,命名为 DICOM 3.0。DICOM 3.0 采用了面向对象的分析方法,明确地划分了设备应遵从的标准范围,更加明确定义了医学图像在存储和通信过程中的各种实体和关系,强调了基于多元文档的结构、基于 OSI 和 TCP/IP 等标准的网络环境。

（二）信息传输流程

为了传输医学影像和相关的信息,DICOM 在 ISO/OSI 和 TCP/IP 协议的基础上设计了自己的网络通信协议和消息交换机制,应用基于面向对象的客户/服务器结构完成 DICOM 功能。客户和服务器在 DICOM 中被称为服务类使用者(SCU)和服务类提供者(SCP)。SCU 和 SCP 之间数据信息交互的基本流程如下所述。首先,SCU 准备好发送,所有信息封装于信息实体模块中。SCP 启动,等待来自 SCU 的请求。由 SCU 请求建立关联,根据 SCU 和 SCP 所支持的 DICOM 服务进行协商,协商的内容包括交换内容和传输语法。具体有应用层上下文、表示层上下文、应用连接信息。如果协商成功,关联建立,DICOM 命令和 DICOM 文件被组装成协议数据单元传送。信息传输完毕后,撤销协商,终止 SCU 和 SCP 之间的关联,完成应用实体间的通信。

（三）应用

DICOM 是医学图像信息系统领域中的核心,DICOM 标准中涵盖了医学数字图像的采集、归档、通信、显示及查询等几乎所有信息交换的协议。DICOM 具有良好的互操作性,不同厂商生产的符合 DICOM 的医疗设备可以方便地进行互连。这些设备包括 CT、MR、CR、核医学、超声检查、胶片数字化系统、视频采集系统、远程医疗信息系统等。它还被直接应用在放射学信息系统(RIS)和影像归档与通信系统(PACS)中。DICOM 标准的制定参考了其他医学信息系统中的相关标准,如 HL7 标准,保证了 PACS 与 HIS/RIS 的相互兼容,有助于综合的医学信息系统中的集成。

随着 DICOM 标准的不断发展完善,世界医学影像设备的主要供应商都宣布支持 DICOM 标准。DICOM 标准已成为北美、欧洲及日本各国在医疗信息影像系统中必须遵循的国际标准。

三、其他相关标准

（一）临床数据交换标准（CDISC）

临床数据交换标准(CDISC)是临床数据交换标准协会建立的一系列用于收集、交换、提交和归档临床研究数据的标准,方便不同临床研究间的数据交换与共享。该标准于 2000 年由 32 家跨国公司着手建立,并成立了临床数据交换标准协会这个开放的、多学科的非营利性组织。

CDISC 的标准集从临床研究的方案设计开始,经过数据采集、分析、交换、提交等环节,最终向药品监督管理部门或其他管理部门提交数据,为整个临床研究过程提供标准规范。目前,国际上主流的临床数据管理系统和电子数据采集系统采用 CDISC 的操作数据模型(ODM)标准,多数软件通过了该标准的认证。CDISC 标准在临床研究和药品临床试验中产生了很大的影响。

（二）ASC X12N

ASC X12N 标准是美国标准分委员会(ASC)制定的专门用于保险业的标准,它包括保险理赔、医疗意外险、连带责任险、注册、核销、确认、付费/汇款、咨询、赔付、伤情原始报告、理赔情况、参照性授权/许可以及各方利益的协调等一整套规则。

点滴积累 ∨

> 数据交换标准：卫生信息传输标准（HL7）、医学影像与传输协议（DICOM）、临床数据交换标准（CDISC）、ASC X12N。

第四节　医学文档标准

当信息管理系统进入医疗卫生领域后，医学文档需要有电子文字文本格式方便计算机处理。在电子环境中医学文档需要有持续性、可保管性、可读性、全部性和可认证性等方面特点。医学文档标准定义健康记录的结构化格式并支持编码信息，以达到文档内容可以同时被人和机器理解的目的。

文本标准提供了医学文档管理应用系统的重要支持，使文本独立于任何交换场景（交换前、中、后）保持它自身的标识号和内容的完整持续性。目前常用的标准有临床文档结构（CDA）和治疗记录连续性标准（CCR）等。

一、临床文档结构（CDA）

（一）简介

临床文档结构（Clinical Document Architecture，CDA）是 HL7 第三版标准的一部分，规定以交换文档为目的的临床文档内容的标准。其作为电子健康档案的交换与存储标准，以实现基于健康档案的互联互通。

CDA 标准旨在实现在多个异构的系统中交换具有可读性的患者医疗文档，因此制定的独立于传输机制的医疗文档结构标准。即 CDA 只规范文档内容表达，不涉及文档的交换机制。CDA 使病历文档既方便被人阅读，易于检索和使用，又能被计算机处理。

（二）结构

CDA 文档传输是建立在 TCP/IP 网络传输标准基础上的。网络传输打包的标准是 TCP/IP，而打在包里的是 XML 文件。所有的 CDA 文档都用 XML 语言标记。CDA 文档由文档头和文档体两部分组成，均用 RIM 模型定义。

CDA 文档头包括文档的基本信息、患者基本信息、临床场景、作者、文档保管者、法定审核人、参与者、执行者等信息。CDA 文档头的目的是为文档设置上下文，使临床文档作为整体在机构内部和机构之间交换，便于临床文档的管理。

CDA 文本体包含详细的临床报告。CDA 基于 XML 文档，支持三个层次的文本结构程度和内容编码：第一个层次为无约束的非结构化文档，它们是最基本、最简单的 CDA 文本；第二个层次为文档段级别的模板应用；第三个层次支持实体模板的应用。

（三）应用

CDA 标准是 HL7 第三版标准应用的最为广泛的。它不仅可以支持临床文本，也可以支持行政管理、安全、法律文本等几乎所有的临床专业和应用领域里的文本需求。现在临床文本共享受到了关注,更多的国家和标准组织也采用和支持 CDA 标准。

二、治疗记录连续性标准（CCR）

治疗记录连续性标准(Continuity of Care Record,CCR)是创建电子版患者健康总结的标准。它由美国材料与试验协会(American Society for Testing and Materials,ASTM)在 2003 年发布,便于获取、传送及互操作交换患者在不同医疗单位之间转诊时产生的信息,例如住院患者出院、患者转诊到专科医师等。它旨在消除测试和程序中重复过程,支持保健连续性,提高医疗保健质量,同时减少医生获取诊断信息导致的医疗差错并提高医疗效率。

CCR 标准基于 XML 格式,包括患者的健康状况的摘要(如主诉、使用药物与过敏记录)、保险和医疗人员信息、药物清单、过敏史和近期的医疗诊断。所有电子医疗记录(EMR)和电子保健记录(EHR)都可以创建和读取,还能用 PDF 或 XML 文档输出。

美国关于电子健康记录技术的规定,合格的电子医疗记录系统必须能接收 CCR 格式的文件,并能以人类可读的格式展示它们。越来越多的组织都加入到 CCR 标准建设中,包括麻省医疗协会、美国医疗信息与管理系统学会(HIMSS)等。

点滴积累

医学文档标准：临床文档结构（CDA）、治疗记录连续性标准（CCR）。

第五节 医学信息交互集成（IHE）

一、简介

医学信息交互集成(Integrating the Health Enterprise,IHE)是 1998 年北美放射学会(RSNA)和美国医疗信息与管理系统学会(HIMSS)联合发起的。提倡使用已经建立起来的标准,如 DICOM 和 HL7 之间的协同工作,以确定为特定的临床需求提供最佳保健服务。IHE 是工作流程的标准,解决不同 IT 系统间的协同工作问题,目的是改善和提高医疗信息共享水平,使医学信息系统可以更好地和其他系统通讯,易于实施,医疗服务提供者可以更有效率地使用信息。

IHE 本身是一个活动,是一个由用户、厂商以及顾问机构共同定义基于标准的医疗保健工作流程的国际合作。它基于已有标准,通过严密的技术框架的文档性描述,提出、确定和介绍集成的工作流程模式,通过测试验证,保证卫生保健各环节以及过程都能够具有很好的互联性和互动性。

二、技术框架

IHE 的技术体系是一种详细的、严格组织的文档,它提供了应用 IHE 所定义的集成能力的全面指导的详细周密的文档。它从系统交互的观点出发,把所有医疗过程抽象成一个个子框架,每个子框架由一些医疗事务以及参与事务的多个独立功能单元组成(图 2-2)。

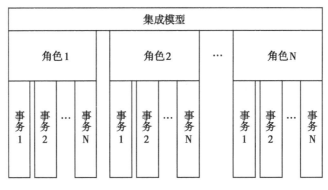

图 2-2　IHE 技术框架

IHE 技术框架有三个组成要素:角色、事务和集成模型。角色(功能单元)是从医疗环境中直接抽象出来的产生、管理、对信息进行操作的信息系统或者应用。每个角色都支持一组特定事务。一个确定的信息系统可能支持一个或者多个角色。事务是用以描述和表示发生在角色之间基于相关标准的信息处理或交互过程。每个事务都通过关联特定的标准和附加的明确信息,包括使用范例来定义。这些能够增加更多特异型和确保系统间高层次的协同工作能力。一个事务是在两个角色之间完成的一个协议、通讯或者动作。集成模型由一组角色和事务按一定顺序组成,以满足特定的患者治疗需要。它是 IHE 技术架构的核心构成,描述临床信息和工作流程需要,确定能够满足这些需要的特定角色和事务,提供具有共性的流程集成过程或功能性操作的执行方案和规范。

IHE 技术框架的最终目的是企业级的集成,只要符合 IHE 技术框架的任何一个开发商的医疗信息系统产品,都可以跟整个医疗环境的其他系统互连,并实现工作流程自动化。

三、应用与发展

IHE 发起之后的几年内,在医疗影像和信息系统方面占有主要市场份额的厂商完成了都 IHE 测试过程。IHE 现已取得了强有力的国际支持,已经非常广泛和深入的开展,具有相当的知名度和影响力。

点滴积累 ∨

医学信息交互集成技术框架三要素: 角色、事务和集成模型。

第六节　我国临床信息标准及进展

医学信息的标准化建设已经成为世界各国关注的重要课题。我国卫生信息化建设起步较晚,而且长期以来信息标准化建设滞后,使卫生信息资源无法实现资源共享和互操作,造成卫生资源浪费,阻碍了信息化建设发展。认识到医学信息标准化工作的重要性后,我国卫生信息标准化工作开始起步,开始制定和执行符合国内需要的卫生信息化标准。

一、国际标准在我国的应用与发展

为了卫生信息行业自身的健全和发展以及与国际接轨的需求,我国逐步开始并引进了一些相关国际卫生信息标准。

（一）系统医学命名法（SNOMED）

SNOMED 中文版是 1997 年英文电子版 SNOMED 3.4 版的全译本。分为十一个模块,145 856 个词条,每个词条的内容包括:编码、中英文名称、类别符、层次、与该词条相关的外部编码、ICD-9-CM码、药品编码、药厂编码、酶编码及相关词条的交叉参照列表。

为了解决中医临床术语缺乏统一的窘迫处境,进一步推动中医临床的发展,我国开展了多种与中医行业相关的标准化研究工作。2005 年 9 月,中国中医科学院在深入学习分析 SNOMED 框架及核心内容基础上,参考 SNOMED 的构建模式,建立了具有中医特色、易于被计算机处理和被临床医师广泛接受的《中医临床标准术语集》。

（二）国际疾病分类标准（ICD）

我国作为世界卫生组织的成员,1981 年 1 月,经世界卫生组织推荐,我国国家卫生计生委（原卫生部）批准,在北京协和医院设立世界卫生组织疾病分类合作中心。从此我国开始推广应用国际疾病分类（ICD-9）,于 1987 年正式使用 ICD-9 进行疾病和死亡原因的统计分类。中心还与国家技术监督局信息编码所联合编写了等效采用 ICD-9 编制的“疾病分类与代码”国家标准,适用于统计、医疗卫生、公安、民政、保险等各部门各级行政管理机构对疾病、伤残、死亡原因等进行统计分析,以及有关资料的收集、整理和分析。这对医院资料统计工作和临床医师的科研工作提供了极大方便。

随着 ICD-10 的推广,WHO 疾病分类合作中心自 1992 年开始着手 ICD-10 的翻译工作,于 1998 年完成并出版了 ICD-10 的中文译本。又在原国家卫生计生委和原国家技术监督局有关部门的支持下,将原“疾病分类与代码”国家标准修订为等效采用 ICD-10 编制的国家标准,2002 年 6 月起正式实施。我国推广应用 ICD 的工作走上了法制化的道路。

（三）卫生信息传输标准（HL7）

2000 年我国由原卫生部医院管理研究所派代表加入了 HL7 组织,成为一个地区性分会,开始在国内宣传普及 HL7 标准。

2006 年 5 月,HL7 中国委员会正式成立。HL7 中国委员会是依照 HL7 组织国际会员相关规定建立的非盈利性社会团体,宗旨是借鉴 HL7 标准研究发展符合中国实际的卫生信息交换标准,加强国际卫生信息交流。主要活动是在 HL7 国际会员协议的相关规定下,参加国际 HL7 组织的相关活动,举办 HL7 标准研讨会及相关培训,发表文献,发行相关刊物,进行学术及情报交流,并接受相关机构的委托制定标准等。HL7 中国委员会的建立,对推动 HL7 标准在中国的普及应用起到了积极的作用。

（四）医学信息交互集成（IHE）

IHE 在中国于 2005 年起开始筹备,2007 年 8 月在上海成立,主办了一系列讲座、研讨会宣传推广 IHE 的成功经验。为了实质性推进 IHE 在中国的普及和推广,由上海理工大学具体承担测试的技术准备和组织工作。在 IHE 欧洲和法国国立信息与技术研究所的技术支持下,于 2007 年 11 月 20 日在上海理工大学举行了首次 IHE 测试。中国医学装备协会也于 2008 年 5 月 26 日在北京天坛医院进行了测试,之后又在不同场合进行了多次测试,不少国内外厂商参加并获得通过。

二、国家标准介绍

除了学习引进国际标准,我国医学信息标准工作也在积极开展,并建立了卫生信息标准相关组织,负责我国卫生信息标准的制定与推广。

（一）我国卫生信息标准组织

1. 国家标准化管理委员会　是国务院授权履行行政管理职能,统一管理全国标准化工作的主管机构。负责参与起草、修订国家标准化法律、法规并组织实施标准化法律、法规和规章、制度;负责组织、协调、编制、审查、批准、编号和发布国家标准和经费管理;管理和指导标准化宣传、教育、培训工作;协调和指导行业、地方标准化工作;代表国家参加国际标准化组织合作与交流活动。

2. 国家卫生标准委员会信息标准专业委员会　简称卫生信息标委会,是国家卫生健康委员会卫生标准委员会下属的专业委员会,负责国家卫生信息标准的制修订、技术审查、宣传培训、应用监督管理以及学术交流、国际合作等。卫生信息标委会主管的标准范围为卫生领域有关数据、技术、安全、管理及数字设备等卫生信息标准。各卫生业务领域中凡涉及卫生信息管理和卫生信息化建设有关标准的立项、制修订、审查及应用等工作,统一归口卫生信息标委会管理。卫生信息标委会秘书处挂靠国家卫生健康委员会统计信息中心,与其信息标准处合署办公。

3. 中国卫生信息学会卫生信息标准化专业委员会　是中国卫生信息学会下属的二级学会,是一个跨部门、跨行业开展卫生信息标准化相关活动的全国性学术团体,由从事卫生信息标准及相关领域工作的单位和个人自愿结成。于 2004 年 4 月在北京成立,其主要负责:组织协调卫生信息标准课题的研究工作;开展卫生信息标准化领域的国内外学术交流活动,加强与国际相关学术团体的联系和合作;向政府提出卫生信息标准化方面的意见和建议;向社会开展卫生信息标准推广、培训以及咨询工作。

（二）临床信息标准

我国 2000 年前就开始了军队卫生信息标准研究的推进工作,并成功制定了《军队卫生信息标准体系表》和《军队卫生信息分类代码表汇编（一）》。它们是以“军卫一号”工程为主要对象,将需要制定分类编码标准的条目按照逻辑关系归纳整理形成,规范了相关信息条目。

1997 年,原卫生部公布《医院信息系统软件基本功能规范》,对加快卫生信息化基础设施建设,提高医院信息系统软件质量,规范管理,起到重要的指导作用。随着信息技术的发展和医疗模式的转变,2002 年,原卫生部信息化工作领导小组修订并制定出台了新的《医院信息系统基本功能规范》。它作为全国医院信息化建设的指导性文件,用于评价各级医院信息化建设程度的统一技术标准。制定了医院临床诊疗、药品管理、经济管理、综合管理与统计分析和外部接口等五个部分功能规范,对规范卫生信息化基础设施建设,推动医院信息化建设的进程,提高医院信息系统软件的质量和标准化水平起到了重要的指导作用。

之后,我国国家卫健委(原卫生部)印发《全国卫生信息化发展规划纲要(2003—2010 年)》,明确标准化工作是信息化建设的基础工作,是信息交流与共享的基本前提,强调在医疗卫生信息化建设中应该"统一规范、统一代码、统一接口"。我国陆续制定和公布临床信息相关标准。目前,我国已经公布的与临床信息标准相关的国家标准见表2-3。

表 2-3　我国临床信息标准相关的国家标准

标准编号	标准名称
GB/T 21715.1-2008	健康信息学 患者健康卡数据 第 1 部分:总体结构
GB/T 21715.2-2008	健康信息学 患者健康卡数据 第 2 部分:通用对象
GB/T 21715.3-2008	健康信息学 患者健康卡数据 第 3 部分:有限临床数据
GB/Z 21716.1-2008	健康信息学 公钥基础设施(PKI)第 1 部分:数字证书服务综述
GB/Z 21716.2-2008	健康信息学 公钥基础设施(PKI)第 2 部分:证书轮廓
GB/Z 21716.3-2008	健康信息学 公钥基础设施(PKI)第 3 部分:认证机构的策略管理
GB/Z 24464-2009	健康信息学 电子健康记录 定义、范围与语境
GB/T 24465-2009	健康信息学 健康指标概念框架
GB/T 24466-2009	健康信息学 电子健康记录体系架构需求
GB/T 25512-2010	健康信息学 推动个人健康信息跨国流动的数据保护指南
GB/T 25513-2010	健康信息学 安全、通信以及专业人员与患者标识的目录服务
GB/T 25514-2010	健康信息学 健康受控词表 结构和高层指标
GB/T 25515-2010	健康信息学 护理参考术语模型集成
GB/T 21715.7-2010	健康信息学 患者健康卡数据 第 7 部分:用药数据
GB/T 30107-2013	健康信息学 HL7 V3 参考信息模型

卫生行业标准中有关信息标准也在制定发布,目前已发布的见表 2-4 和表 2-5。

表 2-4　我国卫生信息强制性行业标准

标准编号	标准名称
WS 363-2011	卫生信息数据元目录
WS 364-2011	卫生信息数据元值域代码
WS 365-2011	城乡居民健康档案基本数据集
WS 370-2012	卫生信息基本数据集编制规范
WS 371-2012	基本信息基本数据集
WS 372-2012	疾病管理基本数据集
WS 373-2012	医疗服务基本数据集
WS 374-2012	卫生管理基本数据集
WS 375-2012	疾病控制基本数据集
WS 376-2013	儿童保健基本数据集

续表

标准编号	标准名称
WS 377-2013	妇女保健基本数据集
WS 445-2014	电子病历基本数据集
WS 446-2014	居民健康档案医学检验项目常用代码
WS 447-2014	基于电子病历的医院信息平台技术规范
WS 448-2014	基于居民健康档案的区域卫生信息平台技术规范
WS 375-2016	疾病控制基本数据集

表 2-5　我国卫生信息推荐性行业标准

标准编号	标准名称
WS/T 303-2009	卫生信息数据元标准化规则
WS/T 306-2009	卫生信息数据集分类与编码规则
WS/T 304-2009	卫生信息数据模式描述指南
WS/T 305-2009	卫生信息数据集元数据规范
WS/T 449-2014	慢性病监测信息系统基本功能规范
WS/T 450-2014	新型农村合作医疗管理信息系统基本功能规范
WS/T 451-2014	院前医疗急救指挥信息系统基本功能规范
WS/T 452-2014	卫生监督业务信息系统基本功能规范
WS/T 482-2016	卫生信息共享文档编制规范
WS/T 483-2016	健康档案共享文档规范
WS/T 500-2016	电子病历共享文档规范
WS/T 501-2016	电子病历与医院信息平台标准符合性测试规范
WS/T 502-2016	电子健康档案与区域卫生信息平台标准符合性测试规范
WS/T 517-2016	基层医疗卫生信息系统基本功能规范
WS/T 526-2016	妇幼保健服务信息系统基本功能规范
WS/T 529-2016	远程医疗信息系统基本功能规范

近年来我国卫生信息化建设飞速发展,卫生信息标准化研究工作也受到了前所未有的重视。目前,国家卫生信息标准基础理论框架、医院信息基本数据集标准、国家公共卫生基本数据集标准和社区卫生信息基本数据集标准基本完成,并修订执行。但跟国际发展相比,我国的卫生信息标准化仍然滞后,还需要加强符合我国国情的卫生信息标准的制定和完善。

点滴积累　∨

我国医疗卫生信息化建设的三统一:统一规范、统一代码、统一接口。

（权丽丽）

目标检测

简答题

1. 什么是标准？标准的分类有哪些？

2. 列举几个国际卫生信息标准组织。

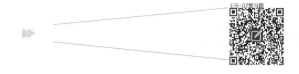

第三章

医院信息系统

学习目标 ⋁

学习目的

通过本章学习，对医院信息系统的概念、结构和各模块功能以及业务流程有基本认识，从而为学生今后的学习和工作奠定必要的基础。

知识要求

1. 掌握医院信息系统的定义与功能架构、门急诊信息管理系统的主要功能、门急诊管理的特点、药品信息管理系统的功能结构与主要任务、医院药品管理的三级体系、药品会计管理子系统的功能结构、安全用药管理子系统的主要功能、住院信息管理系统的主要功能；

2. 熟悉门急诊信息管理系统的业务流程、药库管理子系统的入库管理和出库管理以及库存管理流程、住院信息管理系统的运行流程；

3. 了解门急诊管理的新技术、发药管理子系统中的发药流程、住院信息管理系统的主要目标、医院财务管理和成本核算信息系统的工作流程以及功能、医院人力资源管理系统和科研与教学管理系统的基本功能。

能力要求

具备对医院信息系统内各模块的辨识与区分能力。

导学情景 ⋁

情景描述：

小张在一家医院的信息中心实习，为深入学习医院信息系统，他到医院各科室熟悉门急诊信息管理系统、药品信息管理系统、住院信息管理系统等系统的主要功能和运行流程，并了解医院财务管理系统、人力资源管理系统、科研与教学管理系统的基本功能。

学前导语：

学习医院信息系统的结构和功能，以不同的用户角色完成各子系统的业务流程。 本章我们将结合案例，详细了解医院信息系统各基本子系统。

第一节　医院信息系统概述

一、医院信息系统定义

医院管理是按照医院工作的客观规律，运用现代的管理理论和方法，对人、财、物、信息、时间等资源,进行计划、组织、协调、控制,充分发挥整体运行功能,以取得最佳综合效益的管理活动过程。为了以更现代化、科学化、规范化的手段来加强医院的管理,通过医院信息系统,可以提高医院的工作效率,改进医疗质量,这也是未来医院发展的必然方向。根据国家卫生健康委员会的要求,医院信息系统须保证 7 天×24 小时安全运行,并有冗余备份。医院信息系统是现代化医院运营的必要技术支撑和基础设施。

医院信息系统(Hospital Information System, HIS)是指利用电子计算机和通讯设备,为医院所属各部门提供患者诊疗信息和行政管理信息的收集、存储、处理、提取和数据交换的能力并满足授权用户的功能需求的平台。

医院信息系统的主要目标是支持医院的行政管理与事务处理业务,减轻事务处理人员的劳动强度,辅助医院管理,辅助高层领导决策,提高医院的工作效率,从而使医院能够以少的投入获得更好的社会效益与经济效益。

二、医院信息系统功能架构

现代化医院管理体系,必须要有信息系统作为支撑,以便适应新的医院运行机制转变。医院信息系统包含医院经济管理和医疗事务管理两部分内容,主要是对医院的人、财、物等资源进行管理。医院信息系统的功能架构由以下几个模块组成:

1. **门急诊信息管理系统**　包含"门急诊挂号""医生工作站""划价收费"和"药品发放"等下一级子系统或模块。

2. **药品信息管理系统**　包含"药库管理""发药管理""药品会计管理"和"安全用药管理"等下一级子系统或模块。

3. **住院信息管理系统**　包含"住院患者入、出、转管理"和"住院收费"两个下一级子系统或模块。

4. **经济核算系统**　包含"成本核算"和"财务管理"两个下一级子系统或模块。

5. **人力资源管理系统**　包含"人事管理"和"工资管理"两个下一级子系统或模块。

6. **医院统计分析系统**　包含"医疗信息统计分析""物资管理信息统计分析"和"人事管理信息统计分析"等下一级子系统或模块。

7. **医院后勤物资管理系统**　包含"物资材料管理""后勤事务管理"和"基建管理"等下一级子系统或模块。

8. **固定资产和医疗设备管理系统**　包含"固定资产管理"和"医疗设备仪器管理"两个下一级子系统或模块。

9. **办公自动化管理系统**。

10. **教学科研管理系统**。

由于医院的类型及规模不同,因此医院信息系统在各级医院的应用情况也不尽相同。限于篇幅,本章主要对医院信息系统中的门急诊信息管理系统、药品信息管理系统和住院信息管理系统等几个子系统作详细介绍。

点滴积累 ⋁

> 1. 医院信息系统是医院内具备信息的收集、存储、处理、提取和数据交换的能力并能够满足授权用户功能需求的平台。
>
> 2. 医院信息系统包含医院经济管理和医疗事务管理两部分内容，主要是对医院的人、财、物等资源进行管理。

第二节　门急诊信息管理系统

一、门急诊信息管理系统概述

门急诊是医院医疗工作的最前沿，是直接对患者进行诊疗、咨询、体检、预防保健的场所。其服务的好坏、质量的高低、环境的优劣、收费是否合理等，都会影响到医院的信誉和竞争力。因此门急诊管理，是医院管理工作中重要的一环，是"以患者为中心"思想的最好体现场所。门急诊信息管理系统负责收集、处理门急诊业务各个环节的信息，内容覆盖挂号预约、就诊、划价、收费、取药、检查、检验、治疗等整个过程。通常，门急诊管理具有以下特点：

1. 接诊人数多　一般接诊高峰期主要集中在上午，要求系统能快速反应。

2. 就诊环节多，且要求快速处理，以避免让患者长时间排队等候。

3. 挂号方式多　有现场挂号，也有预约挂号，挂号时患者可使用现金、银行卡、诊疗卡、医疗保险 IC 卡等，因此，系统应支持多种付费方式。

4. 服务全天候　一年 365 天，一天 24 小时不间断，要求门急诊管理系统做到全天候稳定运行。

5. 人员流动性大　医护人员流动性大，又呈现一定的规律，因此，系统需能对患者的病情和诊治过程进行跟踪。

6. 数据交换频繁　随着医改政策的推进、社区医疗与医保范围的不断扩大，门急诊患者的数据需要实时与医保中心、社区医疗中心以及其他医疗机构进行交流，要求门急诊管理系统要能够及时获取和传输患者最新的诊治与费用信息。

显然，门急诊信息管理系统是医院信息系统中的一个重要子系统。

二、门急诊信息管理系统的业务流程

虽然医院的管理模式有所区别，但各级医院门急诊的业务流程却极为类似。患者在就诊的第一步即进行身份登记，为更好地管理门急诊患者的资料，系统可以采用发放诊疗卡的方法，把卡号作为患者在医院的唯一标识。身份登记后进行挂号、分诊、医生为患者诊病、开具门急诊医嘱等环节，患者根据医嘱交费，完成需要的检查、检验、治疗和手术等诊疗过程。如果需要，患者可申请住院。门急诊信息管理系统的业务流程如图 3-1 所示。

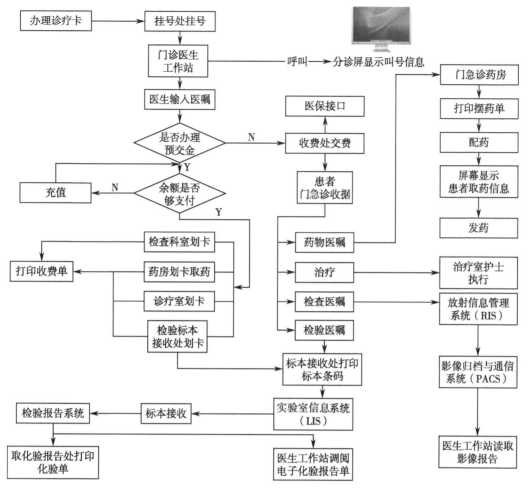

图 3-1　门急诊信息管理系统的业务流程

因此,门急诊信息管理系统业务流程包括:发放诊疗卡、门急诊挂号、医生接诊、门急诊划价收费、门急诊药房发药等。

知识链接

诊　疗　卡

医院诊疗卡一般采用磁条卡或 IC 卡,随着 IC 卡技术的成熟和成本的下降, IC 卡已经广泛应用。 医院通过 IC 卡可以把患者的基本信息、就诊、住院、出院等各个环节信息纳入到统一的管理平台中。 医院诊疗卡主要使用的卡类型有磁条卡、条码卡、ID 卡、接触式 IC 卡、感应式 IC 卡等。

三、门急诊信息管理系统的主要功能

1. 门急诊信息管理系统的主要功能模块　通过对门急诊信息管理系统业务流程的分析,可以很直观地将门急诊信息管理系统分成几个子系统,如图 3-2 所示。

2. 门急诊挂号子系统的功能　门急诊挂号子系统包括预约挂号、窗口挂号、处理号表、统计和门急诊病历处理等基本功能。预约挂号包括电话预约、网络预约等形式。挂号子系统是直接为门急诊患者服务的，建立患者标识码，减少患者排队时间，提高挂号工作效率和服务质量是其主要目标。

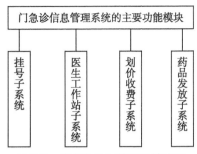

图 3-2 门急诊信息管理系统主要功能模块

门急诊挂号子系统的基本功能如下：

(1)初始化：包括建立医院工作环境参数、诊别、时间、科室名称及代号、号别、号类字典、专家名单、合同单位和医疗保障机构名称等。

(2)号表处理：包括号表建立、录入、修改和查询等功能。

(3)挂号处理：①支持医保、公费、自费等多种身份的患者挂号；②支持现金、银行卡等多种收费方式；③支持窗口挂号、网络预约挂号、电话预约挂号、自助挂号功能。挂号时，挂号员根据患者请求快速选择诊别、科室、号别、医生，生成挂号信息，打印挂号单，并产生就诊患者基本信息。

(4)退号处理：完成患者退号操作，并正确处理患者看病日期、午别、诊别、类别、号别以及应退费用和相关统计等。

(5)查询：完成预约挂号、退号、患者、科室、医生挂号状况查询，以及医生出诊时间、科室挂号现状等内容的查询。

(6)门急诊病案管理：①门急诊病案申请功能：根据门急诊患者信息，申请提取病案；②反映提供病案信息功能；③回收、注销病案功能。

(7)门急诊挂号收费核算：及时完成会计科目、收费项目和科室核算等。

(8)门急诊患者统计：实现按科室、门诊工作量统计的功能。

(9)系统维护：实现患者基本信息、挂号费用等内容的维护。

门急诊挂号处理界面如图3-3所示。

3. 门急诊医生工作站子系统的功能 门急诊医生工作站子系统主要协助门急诊医生完成日常医疗工作，其主要任务是处理门急诊记录、诊断、处方、检查、检验、治疗处置、手术和卫生材料等信息。

门急诊医生工作站子系统应该能够自动提供患者基本信息、诊疗信息和费用信息等，支持医生处理门急诊记录、检查、检验、诊断、处方治疗处置、卫生材料、手术、收入院等诊疗活动，支持医生查询相关资料。除此之外，还应该能够自动核算就诊费用，支持医保费用管理，提供打印功能，提供医生权限管理，并能自动向有关部门传送诊疗信息等。门急诊医生工作站工作界面如图3-4所示。

4. 门急诊划价收费子系统的功能 门急诊划价收费子系统主要负责对门急诊患者的处方、检验、检查等项目的划价和收费，适应不同医院的不同划价收费模式，如先划价后收费、划价收费合一等。主要功能包括门急诊划价、收费、退费、打印报销凭证、结账、统计等。

医院门急诊划价、收费系统是直接为门急诊患者服务的，减少患者等待时间，提高划价、收费的

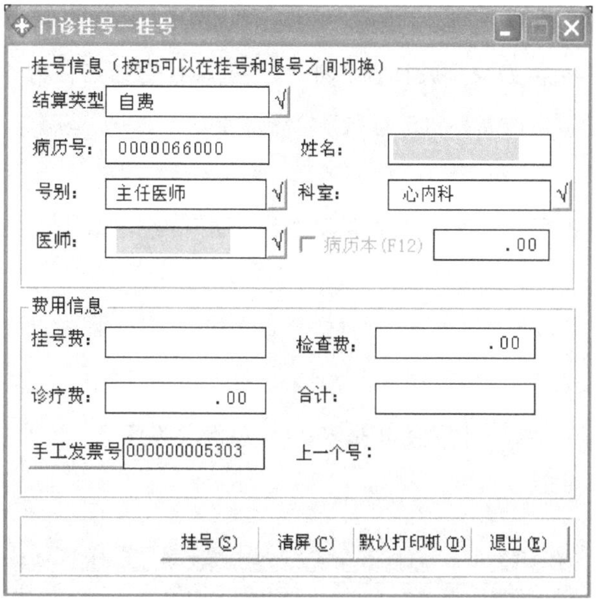

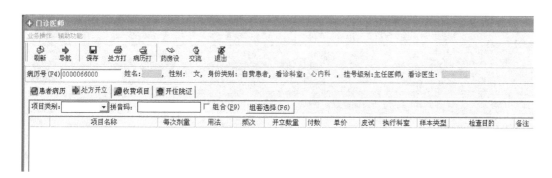

图 3-3 门急诊挂号处理界面

图 3-4 门急诊医生工作站工作界面

工作效率和服务质量,减轻工作强度,优化执行财务监督制度是该系统的主要目标。

门急诊划价收费子系统的基本功能如下:

(1)初始化:包括医院科室代码、医生名表、收费科目、药品名称、规格、收费类别、患者类别等有关字典。

(2)划价:支持划价收费一体化或分别处理功能,推荐有条件的医院使用划价收费一体化方案,可以方便患者。

(3)收费处理:①支持从网络系统中自动获取或直接录入患者收费信息,这些信息包括患者姓名、病历号、结算类别、医疗类别、临床诊断、医生、开处方科室名称、药品/诊疗项目名称、数量等。系统自动划价,输入所收费用,系统自动找零,支持手工收费、医保读卡及银行卡读卡收费;②处理退款功能:必须按现行会计制度和有关规定严格管理退款过程,程序必须使用冲账方式退款,保留操作全过程的记录,大型医院应使用执行科室确认监督机制强化管理。严格发票号管理,建立完善的登记制度,建议同时使用发票号和机器生成号管理发票。

(4)门急诊报销凭证打印:必须按财政部门和卫生行政部门规定格式打印报销凭证,要求打印并保留存根,计算机生成的凭证序号必须连续,不得出现重号。

(5)结算:①日结算功能:必须完成日收费科目汇总、科目明细汇总和科室核算统计汇总;②月结处理功能:必须完成全院月收费科目汇总和科室核算统计汇总;③全院门诊收费月、季、年报表处理功能。

(6)统计查询:①患者费用查询;②收费员工作量统计;③患者基本信息维护;④收款员发票查询;⑤作废发票查询。

(7)报表打印输出:①打印日汇总表;②打印日收费明细表;③打印日收费存根;④打印日科室核算表;⑤打印全院月收入汇总表;⑥打印全院月科室核算表;⑦打印合同医疗单位月费用统计汇总表;⑧打印全院门诊月、季、年收入核算分析报表;⑨门急诊发票打印。

门诊收费界面如图3-5所示。

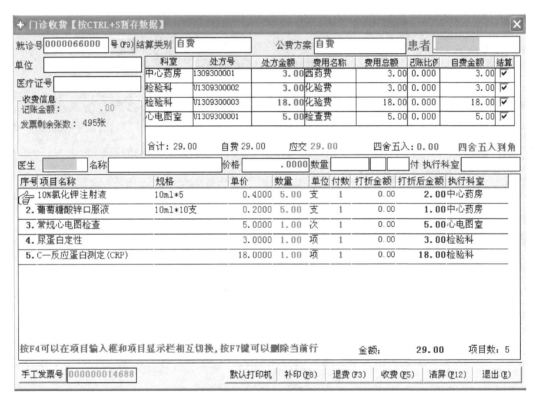

图3-5 门诊收费界面

5. 门急诊药品发放子系统的功能 各医院根据自己实际情况可以设置多个门急诊药房模式,如急诊药房、门诊西药房、门诊中药房等。门急诊药品发放子系统主要担负门急诊患者的处方用药管理,管理本药房药品,对已经交费的处方进行发药确认。门急诊药品发放子系统主要功能有药品和处方管理、药品查对、后台摆药、处方发药、处方退药,以及各种查询统计等。门诊发药界面如图3-6所示。

四、门急诊管理的新技术及应用案例

1. 门急诊管理挂号方式新发展 长久以来,多数国内患者习惯到医院大厅现场排队挂号看病,但随着信息技术、网络技术的发展,以及医改解决挂号难的迫切需求与群众要求打击倒号"黄牛"呼

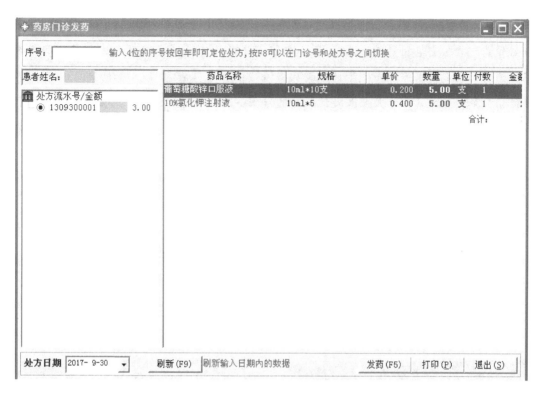

图3-6 门诊发药界面

声的高涨,近些年出现了一些新的门急诊挂号方式。

(1)挂号预约网络平台:为了解决患者挂号难及黄牛倒号等问题,很多地区建立了基于本地区的挂号预约网络平台,通过登录挂号预约平台,患者只需填写个人信息完成在线注册,即可在线快速预约。如北京地区的"北京市预约挂号统一平台",通过该平台可以预约北京市及周边区、县各等级医院各个科室的号源,方便患者安排就诊时间。北京市预约挂号统一平台如图3-7所示。

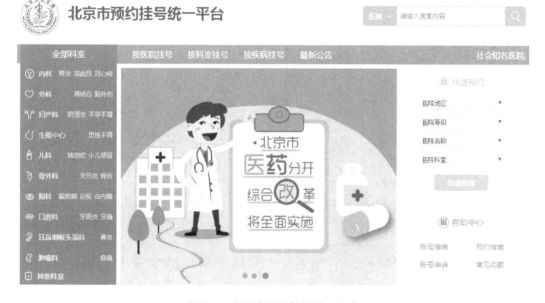

图3-7 北京市预约挂号统一平台

（2）微信预约挂号：随着智能手机的不断普及以及微信活跃用户数量的不断攀升，微信预约挂号也走进入了普通百姓的生活，可以不必使用计算机，有一台智能手机即可通过微信渠道快速完成挂号预约。如广州市卫生计生委和腾讯微信合作打造的"广州健康通"，患者可以通过该微信公众号实现广州十几家医院的预约挂号服务。除此之外，目前，很多医院都开通了自己的官方微信公众号，通过公众号向患者提供微信预约挂号功能。广州健康通公众号界面如图 3-8 所示。

（3）支付宝挂号：蚂蚁金服起步于 2004 年支付宝，很多人都有过使用支付宝的支付体验。除了可以完成在线快速支付，支付宝提供了医院挂号预约功能。截至 2017 年 8 月，国内已有 700 多家大、中型医院加入"未来医院"计划，支付宝覆盖了国内所有主流挂号平台，通过支付宝入口可在全国 3000 多家医院体验挂号服务，患者通过手机实现挂号、缴费、查报告等全流程移动就诊服务能平均节省 50% 的就诊时间。如在北京地区，患者可以通过支付宝在中国医学科学院整形外科医院、中国人民解放军第 309 医院等 6 家医院实现支付宝在线预约挂号服务。支付宝医疗健康服务平台如图 3-9 所示。

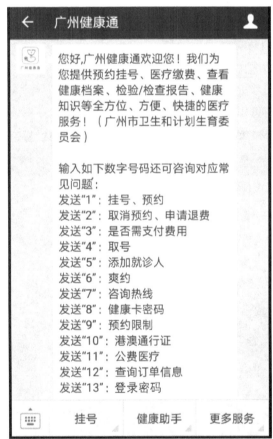

图 3-8　广州健康通公众号　　　　　图 3-9　支付宝医疗健康服务平台

（4）APP 预约挂号：在挂号方式上，越来越多的医院不断创新挂号渠道，提升患者体验，医院也更倾向于通过新媒体给患者提供更多的挂号渠道选择。近几年，很多医院相继发布官方 APP 为患者提供预约挂号、查询检验结果等多项服务，医院也将更多的号源放置在 APP 上。如北京儿童医院、北京协和医院、北京人民医院等均推出了各自的 APP 软件。APP 不仅方便了老百姓,对于医院来说也是一个很好的宣传窗口。北京协和医院挂号 APP 主界面如图 3-10 所示。

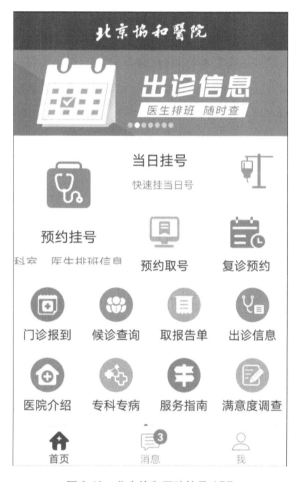

图 3-10　北京协和医院挂号 APP

(5)银行 ATM 机预约挂号:除了微信、医院 APP 等这些新媒体预约挂号渠道外,生活中随处可见的银行 ATM 机也加入了预约挂号的大军。如中国人民解放军总医院(301 医院)、北京协和医院、首都医科大学宣武医院、北京朝阳医院、中国人民解放军总医院第一附属医院(304)等众多医院相继与银行合作,推出医疗挂号服务,用银行卡就可以实现网上、电话、银行网点等多种挂号方式,极大地方便了人民群众。

通过多渠道预约,实现"在线预约,家中候诊,分时取号"的预约就诊模式,使就诊流程得到优化,现场挂号等候时间减少。

2. 门急诊管理患者缴费方式新发展　在医疗改革过程中,需要充分发挥信息技术的优势去解决"三长一短"现象,其中患者诟病的"三长"之一即为收费队伍长,患者在缴费时通常要花费较长的时间。因此,要创新缴费方式,以减少患者在医院的等待时间。

近几年,因为互联网,人们的消费方式也发生了很大的变化。出门可以不必携带现金,甚至在菜市场,也只需要有一部可以联网的智能手机即可完成支付,移动支付几乎覆盖了日常生活的方方面面。在医院支付场景中,除了传统的窗口排队缴费、刷卡支付外,移动支付也走入了医疗行业。

（1）微信移动支付：据报道，截至2017年底国内接入微信智慧医疗解决方案的医院已经覆盖了全国33个省级行政区，有超过2000家公立医院接入微信支付。微信智慧医疗服务接入了门诊、住院、药房等主要的业务流程，患者可以通过扫描二维码完成在线费用缴纳，无需排队，方便快捷。同时，微信智慧医疗服务不仅涵盖医院的主要业务流程，同时还可将医院周边停车、点餐等场景接入智慧医疗服务体系。例如作为全国首家微信支付旗舰医院的重庆医科大学附属儿童医院，患者在院内就诊时，可以通过微信支付方便、快捷地完成诊间费用支付、住院预交金缴纳等操作，不仅极大地缓解了"三长一短"，而且提升了患者就医体验的满意度。

（2）支付宝移动支付：移动互联网的介入，让医疗健康产业的创新有了更多的可能。作为移动支付领域领头羊的支付宝，充分发挥其在互联网移动支付技术领域的优势，在与医院合作的医疗移动支付项目中不仅可以实现患者自费项目的缴费，更重要的是建立了医疗保险的网络支付标准，实现了医保的在线移动支付，既包括医保支付，也包括医保自费以及混合支付，还提供了"先享后付"服务。例如作为全国首家上线医保移动支付的深圳市，目前有14家医院接入支付宝移动支付。2017年，继深圳后，镇江市的两家医院也开启了医保移动支付。

除去移动支付在缓解缴费排队耗时方面发挥的作用外，医院也充分挖掘原有缴费方式的潜力。近几年，医院通过升级诊疗卡功能，使诊疗卡具备储值、缴费功能，患者使用这样的诊疗卡可在自助机上自助完成挂号、缴费操作，无需在窗口排队。同时就医过程中产生的一些费用还可通过诊疗卡在诊室直接刷卡缴费，免去交费窗口排队等待。除此之外，还有一些医院，使用市民健康卡或身份证绑定银行卡的方式，为患者挂号、缴费提供便捷操作，同时在部分地区这样的卡实现跨地区、跨医院使用，不仅节约资源，更重要的是极大地方便了患者，即不需要办理多张不同医院的诊疗卡，而且一卡在手，可以省去大量排队等候的时间。移动支付方便、快捷，但传统支付只要发挥好技术的作用，同样也可以有大作为。

3. 分级诊疗

（1）分级诊疗的概念：所谓分级诊疗制度，就是要按照疾病的轻、重、缓、急及治疗的难易程度进行分级，不同级别的医疗机构承担不同疾病的治疗，实现基层首诊和双向转诊。分级诊疗是提升区域、全国甚至发展中国家医疗保障水平的迫切需求。

（2）分级诊疗的目标：2015年国务院办公厅发布《国务院办公厅关于推进分级诊疗制度建设的指导意见》，在文件中提出"到2017年，分级诊疗政策体系逐步完善，医疗卫生机构分工协作机制基本形成，优质医疗资源有序有效下沉，以全科医生为重点的基层医疗卫生人才队伍建设得到加强，医疗资源利用效率和整体效益进一步提高，基层医疗卫生机构诊疗量占总诊疗量比例明显提升，就医秩序更加合理规范。""到2020年，分级诊疗服务能力全面提升，保障机制逐步健全，布局合理、规模适当、层级优化、职责明晰、功能完善、富有效率的医疗服务体系基本构建，基层首诊、双向转诊、急慢分治、上下联动的分级诊疗模式逐步形成，基本建立符合国情的分级诊疗制度。"

（3）分级诊疗模式：①基层首诊：在坚持群众自愿的前提下，制定引导政策，鼓励常见病、多发病患者基层医疗卫生机构就诊,对于超出基层医疗卫生机构功能定位和服务能力的疾病,由基层医疗卫生机构为患者提供转诊服务;②双向转诊:坚持科学就医、方便群众、提高效率,完善双向转诊程序,建立健全转诊指导目录,重点畅通慢性期、恢复期患者向下转诊渠道,逐步实现不同级别、不同类别医疗机构之间的有序转诊;③急慢分治:明确和落实各级各类医疗机构急慢病诊疗服务功能,完善治疗-康复-长期护理服务链,为患者提供科学、适宜、连续性的诊疗服务。急危重症患者可以直接到二级以上医院就诊;④上下联动:引导不同级别、不同类别医疗机构建立目标明确、权责清晰的分工协作机制,以促进优质医疗资源下沉为重点,推动医疗资源合理配置和纵向流动。

(4)分级诊疗的意义:我国慢性病占全部疾病的80%以上,并有很高的病死率,加上庞大的老年人口,给医疗和保健造成了严重负担。目前,我国三个级别医院之间资源和医生经验的差异,使小医院存在高端设备覆盖率低、技术掌握度低和认可度低的"三低"现状,结果大量患者涌到大医院求医问药,引发看病难、入院难的"两难"困境。同时由于大医院患者多,又引发专家诊疗时预防差、保健差、管理差和康复差的"四差"缺陷。因此,为了有效解决"三低""两难""四差"问题,推行分级诊疗制度是一项行之有效的措施,势在必行。

在2015年国务院办公厅发布的《国务院办公厅关于推进分级诊疗制度建设的指导意见》中指出"建立分级诊疗制度,是合理配置医疗资源、促进基本医疗卫生服务均等化的重要举措,是深化医药卫生体制改革、建立中国特色基本医疗卫生制度的重要内容,对于促进医药卫生事业长远健康发展、提高人民健康水平、保障和改善民生具有重要意义。"

(5)分级诊疗案例:随着国家对推进分级诊疗制度目标的进一步明确,各地对分级诊疗模式的探索也越来越多。例如,内蒙古自治区从2014年开始试点建立家庭医生签约服务制度,把单纯"坐诊看病"的松散服务模式转向"每个家庭都拥有一名医生"的全生命周期的健康服务新模式,以此促进基层首诊、急慢分治、上下转诊的分级诊疗制度建设。在杭州,开展"顶层设计、城乡统筹、试点先行、整体推进"的杭州"智慧医疗"项目。每月10元,个人只要出1元给自己请个"签约家庭医生",小毛小病有人看,疑难杂症无缝对接上级医院,这一便捷、高效的分级诊疗服务,就是得益于"智慧医疗"项目。在河南,河南省人民医院创造性地推出"互联智慧分级诊疗"的理念,通过各种线上线下举措,有效地推进了分级诊疗的实施。河南省人民医院依托互联智慧分级诊疗协同平台,成立了"河南省人民医院互联智慧分级诊疗医学中心",和全省18个市的17家市级医院、108个县区的111家县级医院建立了协作关系,义诊患者超过2万人,培训基层医务人员超过1.5万人,开展远程会诊超过2000例,每月会诊量增幅50%以上。为了了解基层的迫切需求,河南省人民医院多次派专人深入基层调研,有针对性地对各地提供医疗帮扶,并通过信息化平台,打通危重症患者转诊通道。对于罕见病,则通过互联智慧分级诊疗平台直接连接国外医院进行远程病理会诊和视频会诊;而对于常见病,则可以借助互联智慧分级诊疗平台,通过远程视频诊疗、远程会诊的方式进行问诊治疗。

(6)分级诊疗中存在的问题:当前各地、各级医疗机构纷纷开展分级诊疗实践探索,但在这个过程中,也存在一些不可回避的问题。①基础医疗水平薄弱:由于当前我国全科医师的培养和使用还处在起步阶段,数量严重不足,无法满足基层医疗机构的需求;基层医疗机构医生水平偏低,无法满足患者求医问药的基本要求。因此,社区医院及其他基层医疗机构难以吸引对医疗高质量要求的群众,门可罗雀,更多的患者涌向大医院。②专科医师负担过重:大医院医疗水平较高,患者数量大,也使得大医院的专科医师工作繁忙,业务负担较重。在对慢性疾病的管理上,存在预防差、保健差、慢病管理差和康复差的"四差"问题,不能发挥全面管理的作用。③医保支付制度改革相对滞后:目前各类不同医保患者在不同级别医院的报销比例虽有一定的差距,但报销档次还不够大,并且医保报销是按就医发生费用核算,而不是按病种核算。因此,医保支付制度滞后的改革不利于引导患者首选家门口的社区医院,而还是更倾向于有病去大医院,而不愿到基层医院就医。

当前在推行分级诊疗过程出现的这种种问题,都必须首完善医疗资源的合理配置,加强基层医疗水平的提高,合理引导人才资源下沉,同时改善医保参保患者的报销机制。

▶ **课堂活动**

利用网络,分别打开北京市预约挂号统一平台、微信、支付宝和下载相关 APP,通过不同的预约挂号方式,详细了解网上预约挂号的流程和方法。

点滴积累 ╲╱

1. 门急诊挂号子系统包括预约挂号、窗口挂号、处理号表、统计和门急诊病历处理等基本功能。
2. 预约挂号包括挂号预约网络平台、微信预约挂号、支付宝挂号、APP 预约挂号、银行 ATM 机预约挂号等形式。
3. 分级诊疗就是要按照疾病的轻、重、缓、急及治疗的难易程度进行分级,不同级别的医疗机构承担不同疾病的治疗,实现基层首诊和双向转诊。

第三节 药品信息管理系统

一、药品信息管理系统概述

药品信息管理系统包括药库管理子系统、发药管理子系统、药品会计管理子系统、安全用药管理子系统等。药品信息管理系统的主要任务是对药库、门急诊药房、住院药房、药品价格、药品会计核算等信息的管理以及辅助临床合理用药,包括处方或医嘱的合理用药审查、药物信息咨询、用药咨询等。药品信息管理系统主要功能模块如图 3-11 所示。

药品信息管理系统能够根据库存药品的消耗情况自

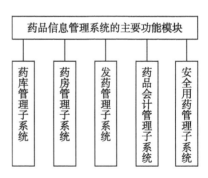

图 3-11　药品信息管理系统主要功能模块

动生成采购计划,可有效地减少药品的积压、浪费现象。该系统的应用严格规范了药品的采购、入库、出库、药品有效期管理、药品流向、药品调价收费等管理,增加了药品采购、消耗的透明度,实现了门急诊药房与门急诊收费处、住院药房与护士工作站及住院收费处等的一条龙管理。

二、药库管理子系统

药库管理子系统用于科学合理地对库房中药品的出入库和实际库存量管理,有效地提高资金利用效率。药库管理子系统实现药品入库、出库、退货、调拨、盘点、报损、调价的业务管理,同时实现药库的出入库汇总、进销存报表、产生购药计划等报表和根据用户特点定做查询,方便药库管理人员及时了解药品信息。

传统的医院药品管理为三级体系,分别是一级库,就是医院中心药库;二级库,指的是急诊药房、门诊药房、住院药房等;三级库,指的是各发药窗口。药库管理实行"零库存"管理模式,就是将药品供应商的库房向前延伸到医院,医院中心药库只储备急救药品、特殊药品、市场紧缺药品等,大部分药品只在药房,就是二级库备货。药房根据药品的使用情况生成所需药品的请领计划,药库根据药房用药需求生成采购单,供货商则根据采购清单定期向各药房集中送货。医院药库管理实行"零库存"管理,需要在原有医院信息系统基础上完善功能,使医院信息系统与药品采购平台实现实时数据交换,保证药品供应商可以在医院信息系统及时了解医院药品的库存情况,并在规定的时间将医院所需药品送达医院。

（一）入库管理

1. 一级库的入库管理 主要完成对购进的药品进行验收后入库并记账,自动加库存。在入库管理中,输入要入库的药品。如果该药品在药名字典和主数据库中已存在(有相同的 ID 码和包装),就直接在药品账页上的库存量加上入库数量;如果不存在,则需在药名字典库和主库中分别先添加条目,再进行入库处理。

除药品账页外,通常还需要设一个专门记录所有入库事件的入库明细表文件。入库处理内容至少要包括:新零售价、新批发价、药品进价、药品批号、失效期、入库数量、发票号、供应商、生产厂家、存放架位、采购人和核对人等入库基本数据。入库管理还可管理下级药房(二级库)和科室退药、盘增、无偿赠药等事务。无偿赠药进价为零。

2. 二级库的入库管理 二级库的入库药品来源是一级库,二级库向一级库请领药品入库时,为减少重复录入的麻烦并确保数据的准确一致,现在多采取直接从网上发送与接收数据的方式,无须重复录入。流程是:下级药房向上级库房发送申领单——上级库房发放药品,发放数据发送到下级药房——下级药房接收数据和药品实物——确认后自动入库。

药品入库管理如图 3-12 所示。

（二）出库管理

1. 一级库的出库管理 主要根据二级库(如门急诊、住院、制剂等药房)的申领单发放药品并自动减库存。现在多采取直接从网上发送与接收数据的方式,无须重复录入。

临床科室领药、对院外领发、向供应商退货、报损等情况也在此处理。正常出库时价格为零售

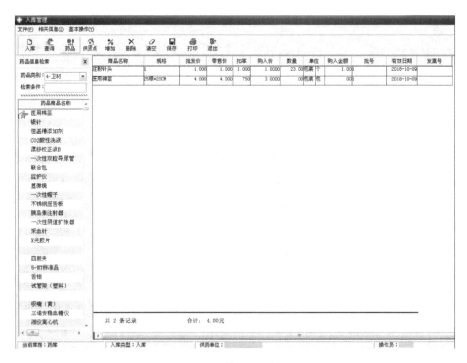

图 3-12　药品入库管理

价、院外调拨为调拨价,向供应商退货为进价。

2. 药房二级库的出库管理　门急诊、住院药房的出库主要是根据门急诊患者的处方和住院患者的医嘱发药。

药品出库管理如图 3-13 所示。

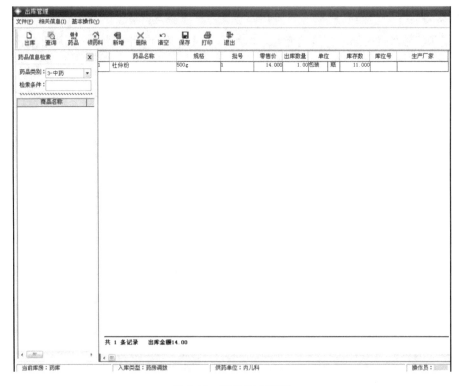

图 3-13　药品出库管理

（三）库存管理

1. 药品上下限管理　对每种药品的库存设置上、下限（最大、最小存量）或基本存量，以保持合理库存量。

2. 呆滞、积压、临缺药品的报示　自采购以来在较长时间（具体时间由各医院定）内没有出库的药品属呆滞药品，库存量大于药品库存上限的药品属积压药品，库存量小于库存下限的药品属临缺药品。系统均应报示这些信息以便及时处理。

3. 库存盘点　库存定期盘点是库房管理和经济管理中十分重要而又繁重的一项日常工作。计算机技术引入之后，由于管理精确，库存盈亏情况比以往大为改观，PDA和条码技术的应用将使盘点工作更加方便和准确。盘点不仅包括清查库存药品的品种和数量，还应包括药品的效期和批号等数据。

在对药库的管理上，有效控制药品库存量是一个非常重要而现实的问题。库存药品大量存储会带来一系列的问题：

（1）造成资金积压，从而影响医院流动资金的运转。

（2）大量积压药品导致药品过期失效。

（3）增加药库管理、盘点的工作负担。

（4）占用额外的存储库房。

因此，从节约资金、避免浪费、提高管理效率方面来说，降低药品库存，实现药品合理库存和"零库存"信息化管理就显得尤为重要。同时，医改中药品实行"进销零差价"制度，医院为了加强内部管理，在药库管理方面向"零库存"管理方向发展也是势在必行。随着"医药分家"和物联网的出现，这种新的"零库存"的概念和经营模式正在悄然兴起。所谓"零库存"指药品在生产、采购、销售、配送等环节中不以仓库存储的形式存在，而使药品一直处在周转的状态。在达到能够满足临床需求的前提下，控制药品的库存量，使药品的周转率提高，库存压力降低，使医院药品库存量的管理更加科学化、经济化。

▶ 课堂活动

　　讨论医院药品库三级管理体系的出入库管理流程。

三、发药管理子系统

发药管理子系统主要发生在直接面向患者的三级库，即住院药房和门急诊药房的发药窗口。为了减少患者排队等候时间、提高发药效率、减少差错，医院通过信息化手段再造发药流程，提高工作效率。

在门诊药房，以往的发药流程大多为：患者持处方至收费/划价窗口先划价、交费，再持处方单与缴费凭证至药房领药，药房工作人员根据患者的处方单与缴费凭证配药，最后患者取药。在这个流程中，患者至最后拿到药品需多次重复排队。因此，在取药流程上，结合信息技术进行流程改造，患者缴费后，缴费清单上会标注患者在药房取药所对应的窗口，同时患者的电子处方信息自动传送至药房,药房工作人员开始配药,配好的药品通过扫描条码与患者信息直接对接,同时取药信息显示在对应窗口,患者直接在对应窗口取药即可。

除此之外,目前很多医院引进了自动化发药系统。自动化发药系统有两种:门急诊药房自动发药机与住院药房全自动药品分包机。在门急诊,通过使用门急诊药房自动发药机可以有效地缩短患者排队取药的时间。患者缴费的处方信息由系统上传至门急诊药房自动发药机,发药机自动挑选药品,通过传送装置将患者的药品推送至窗口药师手里,患者只需在指定窗口刷卡即可快速取药。由于患者在缴费后并不一定马上到药房取药,因此可能配好的药物暂时无人认领造成药筐堆积。因此,为了避免这种现象,也有医院采取患者在门急诊药房刷卡排队,患者刷卡后发药机开始自助配药,并可以实现中、西药一起发放,药品配好后窗口叫号,患者取药。自动发药机的引入,极大地解放了药师,使他们不必在窗口与药柜间来回奔波,不用每天进行大量的、机械的、重复性的动作,可以使药师有更多的时间和精力专注于对患者合理用药的指导,提高患者的用药依从性。除了门急诊药房的自动发药机外,在住院药房可以使用全自动药品分包机进行药品分发。医生只需下医嘱至病房,病房药师将医嘱中药品信息传至药品分包机,药品分包机识别信息后即可将患者服用的口服药品按一次剂量自动包入药袋。而且,还可根据需要将药切为 1/2 片、1/4 片等,满足不同剂量患者的要求。通常这样的药袋上面不光印有药品的详细信息,包括药品名称、规格、剂量、服药时间,以及一次性服药的品种与数量,还包括患者的姓名、住院号、科室、病区、床号等信息,患者可以核对信息,同时了解所服用药品的名称、剂量等信息。住院药房全自动药品分包机的引入,可以减轻药师的工作负担,而且也可以避免患者服错药物,同时也把病区护士从重复劳动中解放出来。

知识链接

全自动药品分包机

全自动药品分包机,主要用于住院患者自动分包口服药品。 全自动药品分包机由内置药盒、外置药盒、包装机器、数据显示屏几大部件组成,机内最多可同时装储 30~500 种不同的片剂、胶囊,基本涵盖了医院口服用药品种。

四、药品会计管理子系统

药品会计管理子系统是指对药库的各个独立核算部门的入出库进行管理,包括管理与药品相关的各种票据,控制每个时间段的资金出入,监控药品调价,计算调价损益等。药品会计管理子系统主要模块如图 3-14 所示。

各模块主要功能如下:

1. **查询**　对各级药库的各类药品进销存以及调价等情况,按照各种不同查询条件的组合进行查询。

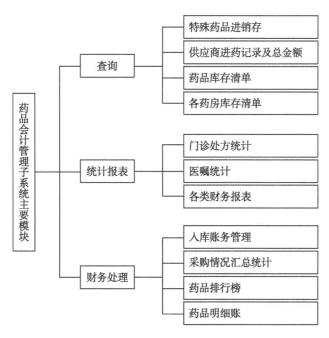

图 3-14 药品会计管理子系统主要模块

2. 统计报表

(1)门急诊处方统计:完成对门、急诊处方张数、类别和金额、每个窗口人员的工作量等进行统计。

(2)医嘱统计:统计住院患者用药医嘱件数和金额(可按患者、病区或发药组进行统计)。

(3)各类财务报表:主要完成各级药库向医院财务部门上报的各类财务报表,如药品库存材料报表、药品进销差价转账凭证、药品收支情况报表、化学药品收支报表、药品差价报表等。

3. 账务管理 药品账目主要处理各级药库的进销存账务,采购药品与药品供应商之间进行贷款结算以及药品调价等工作。

(1)入库账务管理:对入库明细进行审核,加记账标志(数据不能再修改),并作为财务凭证。

(2)采购情况汇总统计:统计任一时间段,医院中西药库向各供应商采购药品的数量、金额及占总采购量的比率。

(3)药品排行榜:指对某时间段内采购药品数量、金额汇总统计并进行排序。可方便对医院药品采购情况分析和有效监督。

(4)药品明细账:从药品进销存数据表中调出任一时段任一药品进销存明细记录。

药品从采购到发给患者有进价、零售价以及设置扣率和加成率参数,这两种价格应由专人负责,根据物价部门的现行调价文件实现全院统一调价,提供自动调价确认和手动调价确认两种方式。

▶▶ 课堂活动

讨论药品会计管理子系统中账务管理的主要业务功能。

五、安全用药管理子系统

安全用药就是根据患者个人的基因、病情、体质、家族遗传病史和药物的成分等做全面情况的检测，准确的选择药物，真正做到"对症下药"，同时以适当的方法、适当的剂量、适当的时间准确用药，并注意该药物的禁忌、不良反应、相互作用等。

据《国家药品不良反应监测年度报告（2017 年）》数据，2017 年共收到药品不良反应/事件报告 142.9 万例，其中新的和严重药品不良反应/事件报告 43.3 万份，占同期报告总数的 30.3%，较 2016 年增长了 0.7 个百分点。"百姓安全用药调查"结果显示，我国不合理用药情况十分严重，约占用药者的 12%～32%。全国每年 5000 多万住院患者中至少有 250 万人与药物不良反应有关，引起死亡约达 19 万人之多。

合理用药是医院药事管理的核心内容之一。安全用药管理子系统可以为医生、患者增加一道生命的安全防火墙。安全用药管理子系统的功能一般包括：

1. 处方监控功能；

2. 药物临床信息咨询功能；

3. 监测结果统计分析功能；

4. 处方评价功能。

系统的处方监控功能可以对处方进行审查，在医生提交处方之前，审查功能将对处方中所涉及药品的配伍、药品的相互作用、剂量等内容进行审核，提前发现不合理的处方行为，提示医生，降低处方中可能存在的不合理用药风险，保证患者的用药安全。同时，系统具有的临床信息咨询功能可以帮助医生、药师及时了解药品的相关信息，特别是一些新药。除此之外，系统还可提供对处方的评价，以及对监测结果的统计分析功能，使药事管理部门快速了解医院处方使用的具体情况。

▶ 课堂活动

讨论安全用药管理子系统对于临床合理用药管理的意义。

六、应用案例分析

药库管理子系统对药品入库、出库、退货、调拨、盘点、报损、调价业务管理，同时实现药库的出入库汇总，进销存报表，产生购药计划等报表和根据用户特点自定义查询，方便药库管理人员及时了解每个药品信息。

1. **药库管理子系统账页维护**　可实现药品信息维护、数据传输、药品查询、显示类型、窗口操作等功能。药库管理子系统账页维护主界面如图 3-15 所示。

2. **药品属性修改**　可以修改的药品属性信息包含三部分。一是最常使用的基本信息，如类型、名称、单位、剂型等；二是价格信息，包含批发价、零售价、自付价、自费价等信息；三是其他属性，包含用法、厂家、OTC、国内编码、国际编码等信息。药品属性修改如图 3-16 所示。

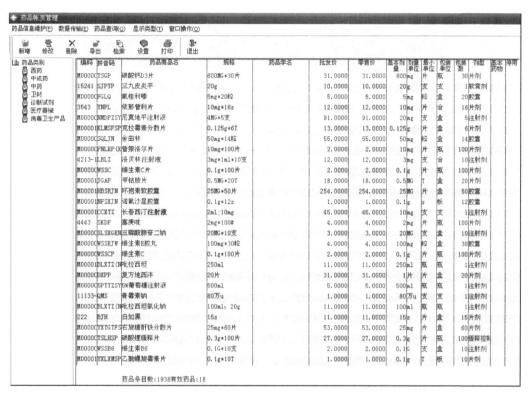

图 3-15　药库管理子系统账页维护主界面

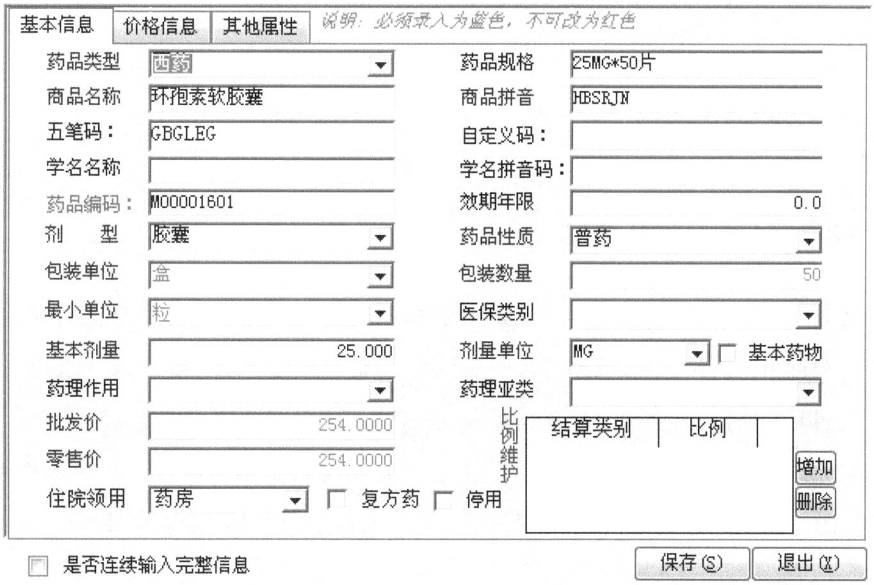

图 3-16　药品属性修改

3. 药品查询　药品账页管理还具备检索等功能,可以根据拼音码和药品编码进行检索。药品查询界面如图 3-17 所示。

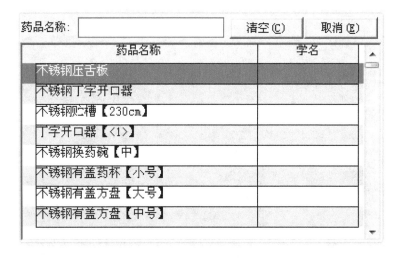

图 3-17 药品查询界面

点滴积累

1. 药品信息管理系统包括药库管理子系统、发药管理子系统、药品会计管理子系统、安全用药管理子系统等。

2. 传统的医院药品管理为三级体系，分别是一级库，就是医院中心药库；二级库，指门急诊药房、住院药房等；三级库，指各发药窗口。

3. 安全用药管理子系统的功能一般包括：处方监控功能、药物临床信息咨询功能、监测结果统计分析功能、处方评价功能。

第四节　住院信息管理系统

一、住院信息管理系统概述

住院患者管理是医院信息管理的核心部分,是医院信息系统为临床服务的最集中体现。住院信息管理系统主要服务于医护人员,辅助规范医疗行为,对住院患者的数据进行较为完整的采集和管理。针对住院患者在医院的医疗活动,采集和管理的数据包含患者的基础信息、医嘱信息、病程描述信息、检查/检验结果(检查检验报告及医学图形图像等)信息和护理信息等。在整个医院信息系统中,住院信息管理系统作为一个核心组成部分,还负责向其他系统提供必需的患者信息和准确的临床信息,辅助管理部门进行医疗管理。

住院信息管理系统的主要目标包括：

1. 为医生和护士服务　实现医生和护士医疗文书的计算机处理,提高医护人员的医疗文书书写效率和质量,规范医疗行为,减少差错事故;通过网络传递各种信息,缩短诊疗周期;提供更为准确完整且方便阅读的诊疗咨询信息,辅助提高医疗质量,并最终形成完整的住院电子病历;为管理层、业务层和患者提供方便,为各种决策提供相应的信息支持。

2.为经济管理服务　实现住院患者费用自动划价功能,做到住院患者按人按日进行费用统计,方便医院进行成本核算。

3.为管理服务　充分利用计算机网络的优越性能,实现住院患者信息共享,有利于过程监控和过程管理,引导质量控制的重心由终末控制向实时环节监督转移;为管理者提供决策所需的动态数据,辅助实现医疗质量提升。

4.为患者服务　在法律规定的范围之内,能够通过某种手段方便患者查询信息。

▶ 课堂活动

讨论医院住院信息管理系统的主要作用和目标。

二、住院信息管理系统流程

住院患者申请住院后,要经过入院、入科、病房诊治、医技辅助诊疗、收费划价结算、病案编目等多道环节。住院信息管理系统用于对住院患者的入院、入科、转科、出院及住院费用进行管理。

1.**入院**　住院患者到住院处办理住院登记,确定住院科室。

2.**入科**　患者根据住院处登记到相应病区办理入科手续,由护士工作站安排床位。

3.**转科**　住院患者根据需要由当前住院科室转往其他科室,包括转出、转入两个对接过程。

4.**出院**　停止医嘱、通知患者出院、进行出院结算、出院。

5.**住院费用管理**　对患者住院所产生的费用进行管理。

住院信息管理系统的根本任务在于:方便患者办理住院手续,支持医保患者就医,提高医院床位周转率,及时准确地为患者和临床医护人员提供费用信息,及时准确地为患者办理出院手续,支持医院经济核算,提供信息共享和减轻工作人员强度。目标是提高诊治质量,实现医院一切以患者为中心的服务宗旨。

▶ 课堂活动

以某患者为例,详细描述其在医院从入院到出院各环节在住院信息管理系统中的业务流程。

三、住院信息管理系统的主要功能

1.**住院信息管理系统的功能结构**　住院信息管理系统主要包括住院患者入、出、转管理子系统和住院收费子系统两个功能模块。住院患者入、出、转管理子系统用于医院住院患者登记管理,包括入院管理、床位管理、住院预交金管理、住院病历管理、出院管理、查询统计等功能。住院收费子系统主要用于住院患者费用管理,包括住院患者费用管理、划价收费、住院财务管理、收费科室工作量统计、查询统计和打印输出等功能。根据上述功能要求,住院信息管理系统的功能结构如图3-18所示。

2.**住院患者入、出、转管理子系统的基本功能**

(1)入院管理:①预约入院登记;②建立病案首页;③病案首页录入;④打印病案首页;⑤支持医

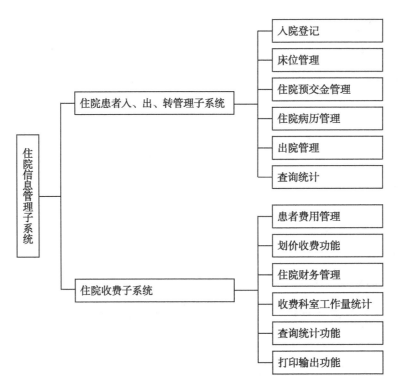

图 3-18　住院信息管理系统功能结构

保患者按医保规定程序办理入院登记。

（2）床位管理：①具有增加、删除、定义床位属性功能；②处理患者选床、转床、转科。

（3）住院预交金管理：①交纳预交金管理，打印预交金收据凭证；②预交金日结并打印清单；③按照不同方式统计预交金并打印清单；④按照不同方式查询预交金并打印清单。

（4）住院病历管理：①为首次住院患者建立住院病历；②病历号维护功能；③检索病历号。

（5）出院管理：①出院登记；②出院召回；③出入院统计。

（6）查询统计：①空床查询、统计：对各部门的空床信息进行查询统计，打印清单；②患者查询：查询患者的住院信息、打印清单；③打印床位日报表。

3. 住院收费子系统的基本功能

（1）患者费用管理：①读取医嘱并计算费用；②患者费用录入：具有单项费用录入和全项费用录入功能选择，可以从检查、诊察、治疗、药房、病房费用发生处录入或集中费用单据由收费处录入；③患者结账：具备患者住院期间的结算和出院总结算，以及患者出院后再召回患者功能；④住院患者预交金管理使用最低限额警告功能；⑤患者费用查询：提供患者/家属查询自己的各种费用使用情况；⑥患者欠费和退费管理功能。

（2）划价收费：包括对药品和诊疗项目自动划价收费。

（3）住院财务管理：①日结账：包括当日患者预交金、入院患者预交费、在院患者各项费用、出院患者结账和退款等统计汇总；②旬、月、季、年结账：包括住院患者预交金、出院患者结账等账务处理；③住院财务分析：应具有住院收费财务管理的月、季、年度和不同年、季、月度的收费经济分析评价功能。

（4）收费科室工作量统计：①月科室工作量统计：完成月科室、病房、药房、检查治疗科室工作量统计和费用汇总工作;②年科室工作量统计:完成年度全院、科室、病房、药房、检查治疗科室工作量统计、费用汇总功能。

(5)查询统计:包括药品、诊疗项目查询、科室收入统计、患者住院信息查询、患者查询、结算查询和住院发票查询。

(6)打印输出:打印各种统计查询内容、各种费用清单、报表等功能。

知识链接

输液监控管理系统

输液监控管理系统采用的是自动扣重原理,应用物联网技术,具有系统集成、高精度、稳定可靠、组网灵活、多项提前预警、统一分配管理等优点,护士在监控室对整个病区的所有病房的输液信息一目了然,从而为患者能够提供及时有效的护理以及为医院的智能化、网络化、规范化的管理提供了极大的保障。

四、应用案例分析

住院信息管理系统可以实现入院管理,包括实现普通、医保、预约、留观患者、新生儿的入院登记,也可以实现患者费用管理,即实现患者的预出院及出院管理。

1. **入院登记** 主要是记录患者的档案信息,便于患者在住院期间及以后患者再次就诊,可方便对患者的管理。住院患者入院登记窗口如图 3-19 所示。

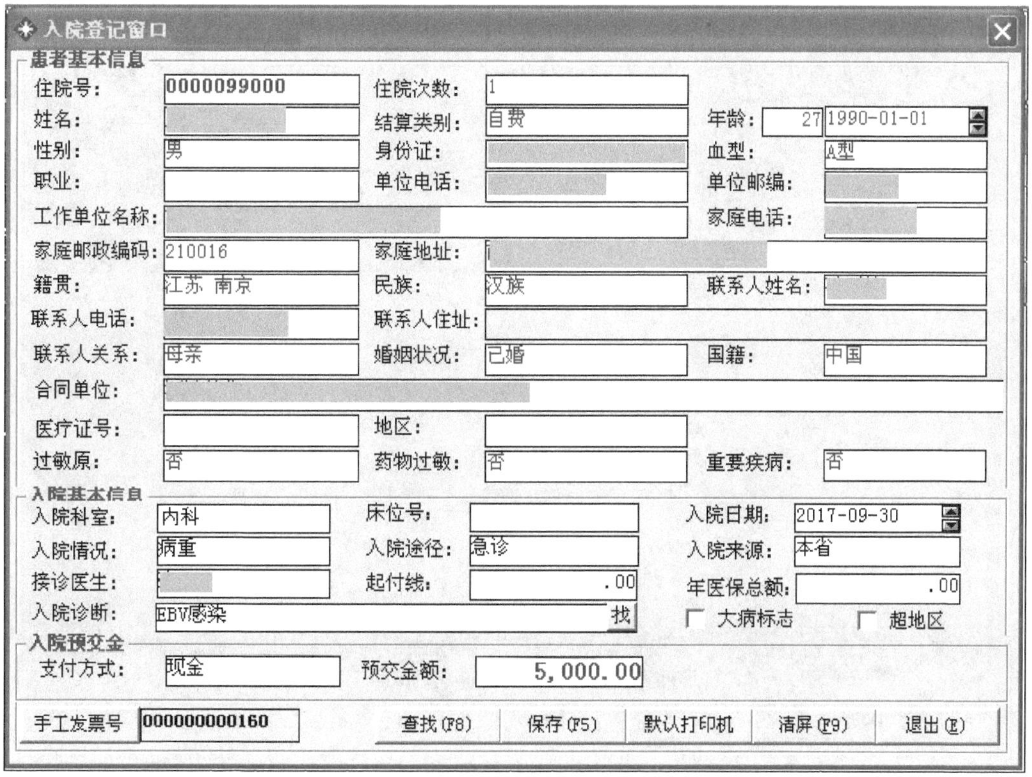

图 3-19 住院患者入院登记窗口

2. 结算管理 结算管理是对患者住院期间的各项费用情况进行管理。包括中途结算、出院结算、结算日结、结算发票查询、非现金结算、住院发票重打等功能。结算管理如图 3-20 所示。

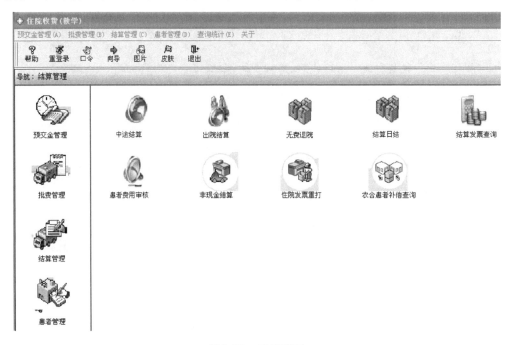

图 3-20 结算管理

3. 出院结算 出院前可以按收费项目对患者的费用情况进行计算,结算后不可以进行划价,发药等操作。住院患者出院结算窗口如图 3-21 所示。

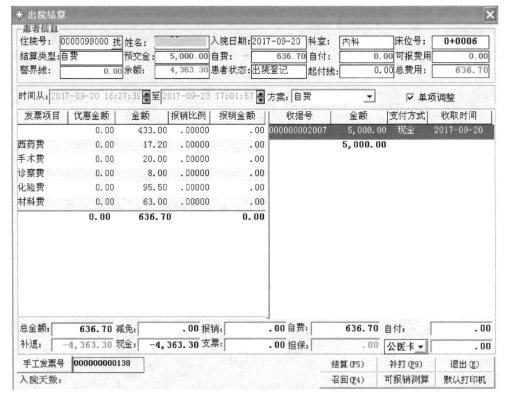

图 3-21 住院患者出院结算

点滴积累

1. 住院信息管理系统用于对住院患者的入院、入科、转科、出院及住院费用进行管理。

2. 住院信息管理系统主要包括住院患者入、出、转管理子系统和住院收费子系统两个功能模块。

第五节 经济核算与职能部门管理

一、经济核算管理

随着医院财务一体化管理和成本核算的提出与应用,财务管理和成本核算信息系统逐渐成为医院信息系统的重要子系统。通过接口程序实现医院预算编审与执行、会计与核算、收支情况汇总、科室收支情况汇总、医院和科室成本核算等功能。财务管理和成本核算信息系统是强化医院经济核算的重要手段,可促进医院增收节支,达到"优质、高效、低耗"的管理目标。

（一）工作流程

医院的经济核算以会计账务与核算账务为核心,通过接口程序提取医院信息系统中收入与物资信息数据,结合工资与账务信息,进行全面的财务管理。在成本核算上经过内置的关联机理和算法,提供工作量分析、成本分析、效益分析等多种分析报表系统。医院财务管理和成本核算信息系统流程如图 3-22 所示。

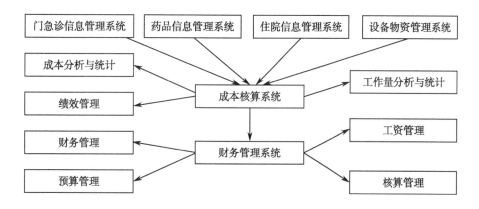

图 3-22 医院财务管理和成本核算信息系统的流程

（二）功能概述

1. **成本核算系统功能** 成本核算系统通过接口与医院信息系统相连,获取用于核算的基础数据。通过与财务管理系统的接口,直接读取与医院财务相关的数据。通过与医院信息系统接口,读取医院信息系统内与费用有关的全部数据。在对信息的处理上,实现各部门费用的收入与支出统计汇总功能,包括门急诊、住院、药品物资等的进一步统计汇总。通过对固定资产统计和折旧计算、房屋面积统计计算、各科室和病房工作量、临床工作人员工作量统计,按不同医院需求实现多种算法的医院成本分摊,实现全院、各科室、病房、各部门的核算与分配功能。

2. 财务管理系统功能 财务管理系统在收入与支出数据的基础上,实现账务处理功能,支持会计服务数据的自动结转和月末分摊,核对来往账目;提供各种会计报表编制与打印功能等。

▶▶ 课堂活动

讨论成本核算系统与财务管理系统在医院信息系统中的意义。

二、职能部门管理

1. 人力资源管理系统 医院人力资源管理系统实现人力资源管理人员、部门主管、普通员工和医院的管理人员在同一个系统平台上工作和沟通,实现数据的集中统一和分布式管理,在整个人力资源管理过程中,使得管理者能够从繁琐的日常行政事务性工作中解脱出来,从事人力资源的获取、整合、保持与激励、控制与调整、开发等方面的工作。

2. 科研与教学管理系统 部分较大型的医院除了疾病诊疗之外,其下属的医学中心还承担着医学教学和科研的任务。医院科研与教学管理系统可以充分利用医院现有的信息,注重人员、团队、项目、成果之间的相互关系,对个人或科室的科研教学实力做出评价,最大限度地提供决策的依据,从而逐步把医院科研管理工作统一规范化,使之能更好地为医院的教育、科研事业服务。

三、应用案例分析

人力资源管理系统可以对医院工作人员进行统一的管理,可以实现人员信息的录入、查询、修改、删除等功能。利用系统可以随时掌握人员的异动情况,为医院人力资源管理提供了全面的解决方案。

1. 档案资料 包括人事档案资料的录入、修改、删除、查看。记录职工的基本情况(如姓名,性别等)、职称及学习、工作经历、培训记录、调动记录、家庭成员、奖惩记录、个人简历等。档案资料管理如图 3-23 所示。

2. 工资调整 调整人员职称、等级、现工资信息。工资调整如图 3-24 所示。

3. 部门调整 可以调整工作人员的部门信息。在人员列表信息中选择某个职工,为其指定新的部门。部门调整如图 3-25 所示。

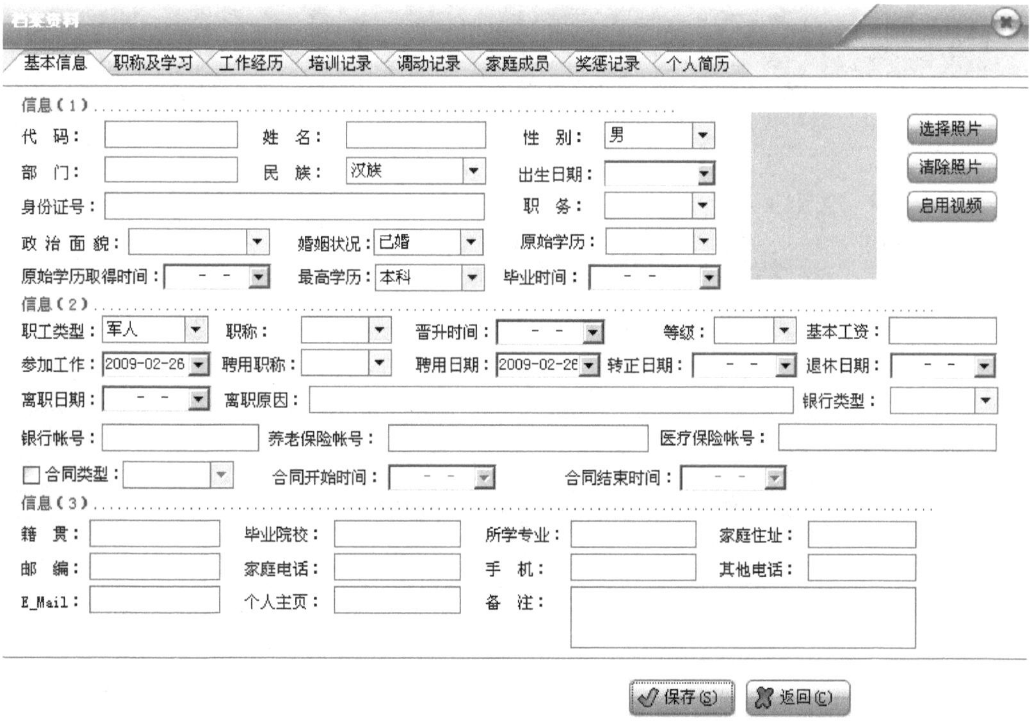

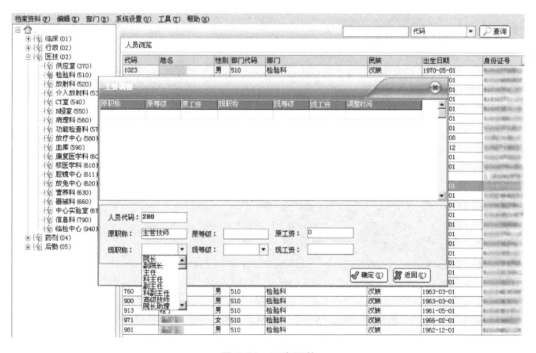

图 3-23　档案资料管理

图 3-24　工资调整

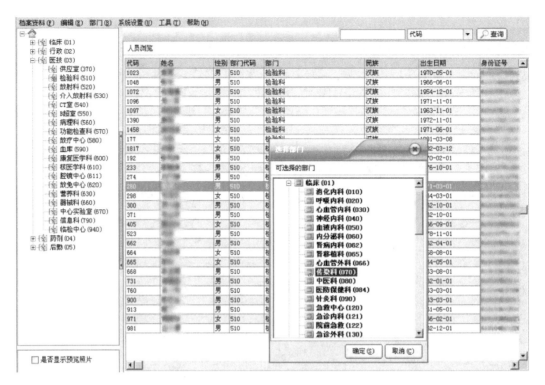

图 3-25　部门调整

点滴积累

1. 医院的经济核算以会计账务与核算账务为核心，通过接口程序提取医院信息系统中收入与物资信息数据，结合工资与账务信息，进行全面的财务管理。

2. 财务管理和成本核算信息系统是强化医院经济核算的重要手段，可促进医院增收节支，达到"优质、高效、低耗"的管理目标。

3. 人力资源管理系统可以对医院工作人员进行统一的管理，可以实现人员信息的录入、查询、修改、删除等功能。

（王晓东）

目标检测

简答题

1. 简述医院信息系统的定义以及功能架构。

2. 简述分级诊疗的定义和模式。

3. 简述药品信息管理系统的模块结构以及主要任务。

4. 简述患者住院的就诊流程。简要说明住院信息管理系统的功能。

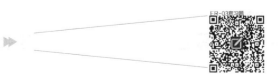

第四章

医护信息系统

学习目标

学习目的

通过本章学习，对医护信息系统的定义、组成、操作使用以及未来的发展方向等要有一个初步的了解，为今后的临床信息管理系统的发展提供必要的理论和实践基础。

知识要求

1. 掌握医生工作站、护士工作站、病案管理系统等在实际工作中的操作与使用，以及对病案管理系统的操作、使用与规范。

2. 熟悉医生工作站、护士工作站的操作规程；以及不同类别医生工作站、护士工作站所承担工作；传统病案管理与现代化病案管理系统的区别；智能床旁服务系统的构成，智慧医疗在移动、远程医疗中的应用模式，智能康复系统的设计思路。

3. 了解医生工作站、护士工作站、病案管理系统的发展、分类及功能，以及未来发展方向；智慧医疗服务的意义及目前应用的医疗领域。

能力要求

能够对医生工作站、护士工作站、病案管理系统进行相关业务实践操作。

第一节　医生工作站

医疗是医院工作的主体，是医院一切活动的中心。而在医疗工作中，医生是各项医疗活动的发起者。医生根据诊断的需要，提出各项辅助检查申请，由检验、检查等辅诊科室配合完成；医生根据治疗的要求，下达观察、用药、护理、治疗等各类医嘱，护士根据医生的医嘱执行观察、治疗等操作，而药房、血库、手术室等部门根据医嘱完成各类医疗物品的供应和准备，划价收费部门则依据医生的医嘱进行计价收费。故医生工作站在医院信息系统中处在中心地位，也是临床信息管理系统功能的最集中体现。

医院的各个部门之间依靠信息的传递而协同工作，医生则依靠从患者、辅诊科室收集得到的信息作出诊断。在这样的信息收集处理链条中，医生既是最主要的信息记录和提供者，也是信息的最主要使用者，医生理应成为医护信息系统关注的焦点。

在信息系统的建设中强调一个原则：信息在发生地采集。缺少医生工作站，就缺少了直接的信息源和服务目标，对信息的获取也只能是间接的、片段式的，医生工作站的应用使医院信息管理由

"扭曲"回归到"自然"。

医生工作站目标是辅助医生规范、有效地完成患者医疗过程中各项医疗信息处理工作;提供临床医疗环节质量管理的提示和警示标志,严格督导医疗行为规范有序的进行;为其他系统和模块提供相关医疗信息;实时掌握患者各种动态信息,产生各种统计报表,方便查询;为医院住院、药品、医技、手术等相关系统和模块提供所必需的输入和输出数据接口。

本节主要介绍医生工作站的分类及基本功能,分析门急诊医生工作站和住院医生工作站的工作流程,并以住院医生工作站为例,分析医嘱处理的过程。

一、医生工作站的分类及功能

医生工作站是协助医生完成日常医疗工作的计算机信息系统。

(一)医生工作站的分类

原卫生部于 2002 年在《医院信息系统基本功能规范》中将医生工作站分成"门急诊医生工作站分系统"和"住院医生工作站分系统"。

在此,按医生工作站职能不同,将其细分为门急诊医生工作站、住院医生工作站、检验医生工作站、影像医生工作站。

除了按不同的职能来分类医生工作站之外,按技术的实现形式,医生工作站可以分为移动式医生工作站、基于 Web 服务的医生工作站、服务器/客户端模式的医生工作站三大类。

(二)医生工作站的功能

医生工作站的功能围绕医生的医疗工作对信息处理的需要而展开。不同类型的医生工作站,因其业务职责的不同,工作站的功能也有所不同,下面围绕患者诊疗过程,来详细分析医生工作站的功能。

医生接诊一名患者,有如下的处理过程:通过患者的主诉及查体,了解患者病情并进行记录,根据需要申请相关的检查检验以获取客观检查信息,综合得到主客观信息做出诊断,下达治疗医嘱,定期观察并记录病情发展和疗效,做出下一步治疗安排,直到患者康复。在这一过程中,医生需要获得病史、检查报告、生命体征变化等主客观数据,需要引用相关的资料(如书本知识、相关病例等),需要将病情的发展过程跟踪记录,需要下达各种诊断治疗医嘱。

围绕这一过程中信息的处理需要,医生工作站的功能一般可以分为以下三个方面:

1. 业务处理功能

(1)医疗文书处理:①支持医疗文书的录入、生成、修正、阅改、定稿、查阅。②支持全部医疗文书的规范处理,包括:住院病历、住院记录、首次病程录、每日病程录、住院医师、主治医师、主任医师查房记录、病史阶段小结、病例讨论或疑难病例讨论、转科录(转出和转入)、会诊记录、各类知情同意书、手术记录(特殊检查创伤性治疗记录)、麻醉记录、出院小结、手术前讨论、手术后小结、科内交接班记录(包括新患者、病情恶化患者、危重患者、当天手术患者等信息)、住院病案首页、门急诊病史记录(主述、体征、检查结果、医嘱)。③支持医疗文书的诊断内容(中医采用国标、西医采用 ICD-10 编码)。④支持上述医疗文书的连续打印和非连续打印。⑤具有所有医疗文书的三级阅改功能,包括：支持阅改权限控制；支持自动记录阅改人、阅改内容、阅改时间；支持"原稿""修改稿"和"打印稿"等不同内容的正确显示，以便追溯阅改责任。

（2）病历自动生成：①支持"术语积木式"病历生成功能，症状文字采集结构化、代码化，为关键词查询提供可能。②支持"节段模版式"病历生成功能，各科室按诊疗常规制作规范的节段式模板，同时支持各级医生进行修改，并支持生成个性化模板。③支持"医疗信息传递式"病历生成功能，系统可从相关文书中，自动获取相关信息，传递至当前的医疗文书，减少重复输入和人为出错。

（3）医嘱生成：①支持医嘱录入、停止、废止；②支持已录入的医嘱自动关联到相应的病程录中；③支持不同属性医嘱的处理功能；④支持医嘱补录：保证在非正常情况下（抢救等），先用药后补录；⑤医嘱录入欠费警示；医嘱录入药物拮抗警示、药物过敏警示。

（4）数据处理：医生工作站必须要通过标准化定义的数据接口与其他系统连通，调用信息和提供信息。通过标准化数据接口，可调用如下信息：①可调用出入院管理模块中患者的基本信息、床位信息；②可调用药品管理模块中的药品信息（适合病房用药特点），包括库存和药价信息，具有"缺药"报警提示功能；③开各种化验单、写检查医嘱时可调用医技检验管理模块中的知识库内容，具有化验、检查项目及相应的收费提示功能；④可方便采集 ICU 监护设备的记录数据，并可进行编辑。

通过标准化数据接口，可提供如下信息：①患者医疗信息可传送到医院病案管理模块；②医生医嘱可传送至护士工作站；③医技医嘱可传送至医技科室管理模块，完成医技检查申请、预约处理；④手术医嘱可传送至手术室及麻醉科管理模块，完成术前准备；⑤向医院其他模块准确提供相关的统计数据。

（5）查询功能：①医疗文书全程或局部查阅；②医嘱查询：长期医嘱、临时医嘱和分类医嘱查询；③病区信息查询：各科、各病区住院人数，各类（危重、一般、当日入院）住院人数，疑难患者和会诊需求的集中查询，分科、分病区的住院患者信息查询；④任务查询：所有住院患者实时任务（重要任务、未完任务、超时任务）跟踪；⑤各类结果查询：放射、检验、病理、手术结果等查询；⑥门急诊待诊、在途、诊治患者的查询。

（6）辅助诊疗：①具有临床症状的采集功能，基于知识库及临床采集的信息，运用一定的算法，提供可能的诊断及治疗方案，供医生参考，并由医生确认；②具有临床诊疗术语规范化处理功能；③具有毒性药物自动提示和报警功能；④具有处方配伍药理审查功能；⑤具有辅助疗效分析功能；⑥具有多媒体病历的制作功能；⑦具有鉴别诊断自动提示功能，包括诊疗适应证、禁忌证的自动提示，手术适应证、禁忌证的自动提示，重要检查、检验阳性结果提示可能出现的疾病。

（7）报表统计：①支持填报管理部门规定的各类统计报告；②支持部分特殊报表的产生。

（8）系统维护：①用户使用说明书和系统说明书的浏览、打印；②修改用户登录口令，增加、删除用户、修改用户属性、用户权限管理；③字典代码库的维护；④参数设置、系统初始化以及数据备份和维护。

2. 综合分析功能

（1）医生工作站以"医嘱""患者住院录""门急诊病历"等相关医疗文书作为信息源，直接获得各种医疗信息，并能自动完成上级主管部门规定的各种统计项目，打印相应的统计表。

（2）系统具有疾病发病率/科别就诊率实时统计功能,并能自动绘制单病种发病/科别就诊趋势图。

（3）提供住院患者的医疗信息,辅助医院管理部门实时掌握住院/门急诊业务动态、业务科室工作量、人员和物品的配备、费用收支的发生情况等。

（4）提供医疗环节质量管理数据,实现全程医疗质量管理考核。

3. 管理控制功能

（1）用户权限控制:①双重身份确认(系统权限和应用层权限双重身份验证);②访问权限设置:由系统管理员统一设置和界定用户允许浏览、生成、修改、打印的文书类型,允许使用的各个功能模块,允许访问的科室范围等;③访问权限的即时确认:在诊疗过程的各环节中动态查询该用户权限,并在需要的环节提示医生输入密码后方能生效,以保证医嘱、医疗文书的有效性、唯一性和可靠性。

（2）医疗文书安全控制:医疗文书生成后,该文书修改、定稿、存档和三级阅改均有严格访问权限。医疗文书的访问权限的控制机制,应符合国家保密制度要求。医疗文书的所有修改和阅改过程,都要留有更改或删除痕迹。医疗文书的保存,必须采取可靠措施防止无意或恶意地被篡改、删除。医疗文书的备份保护,应使用工业级加密保护方式。

（3）医疗质量控制:①具有在人机界面上直观显示当前任务情况的功能;②具有规定时间内必须完成医疗行为的自动提示和报警功能;③发出《病危通知书》后,具有主任医师在规定时间内查房的提示报警功能;④发出手术、创伤性检查和治疗、输血、化疗医嘱后,具有核查是否办理相应的《知情同意书》的功能;⑤发出检验、检查医嘱后,具有核查检验、检查科室是否在规定的时间内提供相应结果报告的功能等。

二、门急诊医生工作站

门急诊医生工作站满足门急诊医生对患者病历电子化的迫切需求,实现从患者挂号开始的门急诊病历、检查化验申请、用药处方等一系列完整过程的电子化录入,实现门急诊医生办公的无纸化。

患者挂号后进入就诊排队状态,由护士对排队的患者进行分诊。患者就诊时医生调出该患者信息,根据患者的症状、患者的历史病历以及检查化验的结果做出诊断,开处方,处方信息自动传到收费处。患者就诊完毕后到收费处缴费然后去药房取药,门急诊医生站的主要诊断流程如图 4-1 所示。

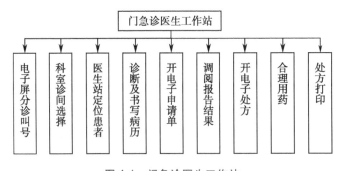

图 4-1　门急诊医生工作站

根据以上工作流程可将门诊医生工作站分为三个子系统:护士分诊、医生工作以及系统管理。

（一）护士分诊子系统

目前国内各大医院比较典型的均是采用以分诊护士台的 PC 工作站为中心,通过网络控制医生工作站、电子显示屏或液晶电视、呼叫终端、同步音响系统、出票机等,来实现患者的自动排队和语音呼叫。计算机之间的通讯采用 TCP/IP 协议和 WINSOCK 主从呼叫模式进行,护士站 PC 机作为 WINSOCK 的服务器端。

护士工作站一般采用 PC 机(也叫虚拟终端)作为 WINSOCK 的客户端。PC 机护士工作站与呼叫终端或 LED 显示屏等之间采用 485 总线的异步方式来实现通讯。候诊区安装大屏幕(一般为 Φ3.7 的单色或双色多行多列 16 字 LED 显示屏),显示所有诊间当前待就诊的患者信息,诊间门口可加装小屏幕(一般为 Φ3.7 的单色单行或双行 4 字 LED 显示屏),用以提示当前诊间的医生和待诊患者信息,也有采用 15 寸以上电视机和液晶屏的方式来显示排队信息。大厅和挂号收费窗口安装大型的电子显示屏,滚动显示当前各诊间医生的姓名、职称、当前剩余号数等信息,方便患者进行专科医师的选择。

分诊功能的具体实现,主要分为两种分诊模式:护士站分诊、挂号处分诊。

1. 护士站分诊模式 患者挂完号后再到候诊区的护士站进行排队刷卡。由护士询问病情后分配到医生诊间,患者再到座位等候,通过大屏幕观察目前的队列情况,估计自己的就诊时间。此种模式,分诊比较准确,护士可以视患者的病情和医生的资历经验给予准确分诊。弊端是患者需要多排一次队伍,特别是患者多而护士站操作不熟练或计算机系统出故障时,会出现护士站前排长队的状况。

2. 挂号处分诊模式 该模式要求在挂号时由收费人员按患者要求选择医生或专科,在挂号单据上打印诊间序号、排队序号、预计就诊时间等,患者进入诊区后无须再次分诊,只需观察大屏幕的提示信息即可,既方便了患者也解放了分诊护士,具有较多的优点。但这种模式存在的问题是如何保证准确分诊。因此,这种分诊方式常见于夜间急诊,科室比较单一的情况。

案例分析

案例

某三甲医院,内科日门诊量约为 400~450 人次。

分析

挂号员在挂号时把患者的详细就诊信息写入挂号细目表的同时,也写入了门诊病人候诊表。 患者或其家属到达候诊区时,刷门诊信息卡报到确认后,就进入自动排队序列。 每位医生在进入医生工作站系统时会自动登记其出诊信息,包括出诊的挂号类别、诊室等,同时只接诊已报到的就诊序号最小的两个患者。 医生每看完一个普通号,自动从候诊表中接诊一个就诊序号最小的患者,让这个医生始终有一个患者在候诊。 通过护士分诊台的大屏幕提示病人到相应的诊室就诊,如此循环,直到所有的患者都就诊完。 对于专家号和专科号,每位医生都是出诊自己的号别,一一对应。 患者分诊的实施环节在候诊区的护士工作站内完成。 这是典型的护士站分诊模式。

（二）医生工作子系统

医生工作子系统主要功能包括：门诊病历的录入、处方录入、检查化验报告阅览、历史病历查询。

1. 门诊病历的录入 包括主诉、现病史、体格检查、辅助检查、诊断、处理意见等，如图 4-2 所示。

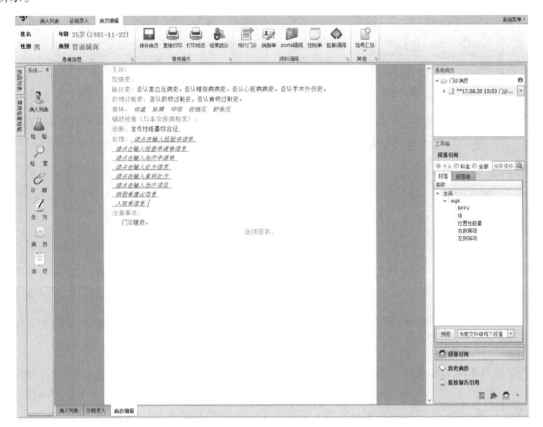

图 4-2 门诊病历录入界面

2. 处方录入 处方录入用于医生编辑患者的处方信息，选择患者进行新处方的录入，包括药品（支持频次、用法、天数等信息的录入，支持医生常用药品、历史处方等的选择）和检查项目；选择患者进行已有处方（未收费）的修改；选择患者打印处方。

处方录入界面，如图 4-3 所示。

3. 检查化验报告阅览 医生在诊疗期间使用门诊医生工作站系统为患者开电子检查/检验申请单，患者交费后，如果化验当时可以做，则患者就直接到检验科室做检验即可。如果是检查项目，在患者交费后，患者的检查信息即发送到检查科室的 RIS 系统中。检查科室技师可以在检查设备控制台上使用 Worklist 功能从 RIS 系统中提取患者信息到检查设备上，患者做完检查后检查图像即传送到 PACS 服务器，门诊医生即可通过门诊医生工作站系统调阅患者的检查图像了。

4. 历史病历查询 历史病历查询一般按挂号序号或按卡号查询，可以附加限定要查询的日期范围的查询条件，然后在挂号序号或者卡号的文本框输入要查询的患者号码，在弹出的患者信息列

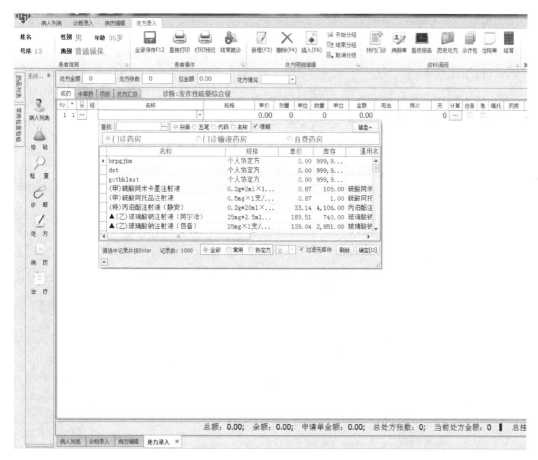

图 4-3　处方录入界面

表框中选中一位要查询的患者,最后点击查询按钮,则可以查询该患者的历史病历。

（三）系统管理子系统

门诊医生工作站的系统管理主要应用范围包括:分诊科室设置、诊间设置、医生排班、协定方管理、常用诊断维护、常用药品项目维护等。

三、住院医生工作站

住院医生工作站是协助医生完成病房日常医疗工作的计算机应用程序。其主要任务是处理诊断、处方、检查、检验、治疗处置、手术、护理、卫生材料以及会诊、转科、出院等信息。

（一）住院医生站工作流程

患者经初步诊断,确定需住院治疗时,应由医生签发住院证。患者或家属持住院证到住院处办理相应住院手续,并缴纳住院保证金及填写登记表格等。

病区护士接收患者入区,按需要安排床位,测量体温、脉搏、呼吸、血压,对能站立的患者测身高、体重并记录,填写住院病历和有关护理表格,通知主管医生诊视患者,必要时协助体检、治疗或抢救。

主管医生开出相应医嘱(药品、检查、检验),病区护士接受医嘱,凭医嘱处方到药房领取药品,按要求执行医嘱,或进行检查、检验、手术的安排。

住院医生工作站主要诊断流程如图4-4所示。

（二）病床管理

病床管理是住院医生工作站与门诊医生站的不同之处,病床管理将显示本病区的一些患者的基本信息,如床位号、具体患者的姓名、患者等级和护理等级等。通过病床管理,能使得住院医师清楚地掌握本病区患者的总体情况,这些信息通过病床映射图可集中显示在一个用户界面中,如图4-5所示。

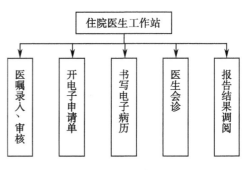

图4-4　住院医生站工作流程

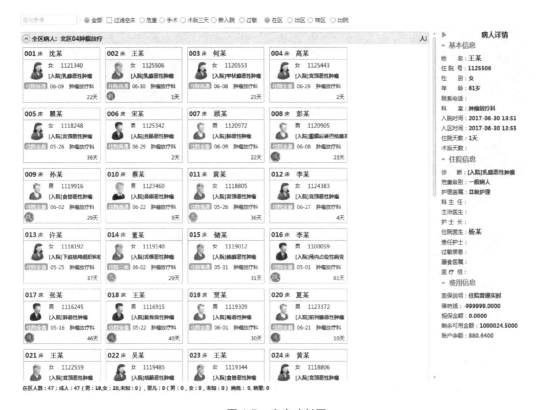

图4-5　病床映射图

四、移动医生工作站

通过无线网络保持与整个信息系统的连接,将患者信息从医生办公室带到患者床旁。移动医生工作站按照患者床旁需求开发,医生可以在患者床旁查阅病历、影像检查检验信息,直接下达医嘱,进行床旁医疗服务,实现移动查房。

1. **床旁下达医嘱**　扫描患者腕带条码完成对患者身份的确认,医生通过PDA在患者床旁实时下达医嘱,通过无线局域网传到医院信息系统完成计价后,护士可以通过移动护士工作站查看到医嘱信息。

2. **患者信息查询**　针对病案首页涉及的患者信息(住址、工作单位、联系方式等)、患者既往住院情况和本次入院情况等进行查询。

3. **业务数据查询**　查询医嘱的执行和未执行情况,包括药品医嘱的具体情况,临床检查检验报告单反馈后的及时查询,可以方便指定下一步诊疗计划。

4. **合理用药提示**　医生开具医嘱时,系统可以根据药物配伍禁忌做出相应的智能提示,包括药物配伍禁忌提示、孕妇提示、肝肾功能损害提示等信息。

▶ 课堂活动

利用移动医生工作站完成对患者基本信息的查询以及临时医嘱的下达。

五、医生工作站操作规程

1. 各临床科室医生使用自己的用户名和密码登录系统进行操作,禁止使用其他医生的用户名和密码进入医生工作站系统。离开计算机时要及时退出医生工作站系统。

2. 医生为患者输入医嘱时要遵守相关规范,特别是需要计价的项目。

3. 病历、病程录入完毕后,应及时打印,归入病历夹。

4. 严格落实三级医生阅读制度,按照系统设定规则,上级医生有权修改下级医生的医疗文书,修改内容用红笔在病历上修改、签名。非设定检诊医生只可查阅或书写有关记录,但是无权修改医疗文书。进修、实习医生在征得带教老师许可后,方可使用医生工作站系统。

5. 预约临床检查项目时,按要求将症状、临时诊断、其他诊断填写完整,供检查科室参考。若有其他特殊情况及要求,可在其他诊断一栏中加以说明。急诊检查结果可在医生工作站中查询,若未见报告,可与检查科室联系。

6. 对新入院或是转科患者,住院医师要在 2 小时内完成首次病程记录,24 小时内完成入院记录,保存后系统给记录者自动签名,书写利用电子病历模板。

7. 严格查对制度,医生下达医嘱后要认真检查、核对、保存。特别在使用套餐医嘱时,若在提交医嘱后发现有误,应及时取消,护士转抄后不能取消时,应与护理组联系及时停止。

8. 患者转科时,应及时将患者资料转抄,以便转入科室能及时收到患者的资料,及时进行治疗。

9. 应在患者出院前一天下达出院医嘱,医嘱下达时间应为实际出院时间。认真填写病案首页中的各个项目,不得漏项。出院前应将患者的所有医疗文档打印、整理好。患者出院后,应及时将患者信息进行提交。

六、住院医生工作站医嘱处理

医学信息化的一个重要核心就是它的实用性,在临床信息系统中只有与临床医疗工作紧密结合才能有效地提高医生的工作效率,成为医疗工作的有效部分。而临床医嘱电子化(CPOE)正是说明临床信息系统实用性的典型例子,使用 CPOE,临床医师就可以通过鼠标选择的方式输入患者的医嘱,比以前人工书写节省了不少时间,同时,通过药品字典及用法模板等功能,规范和优化了患者的临床医嘱,使患者医疗更加人性化。

住院医嘱的定义为:医生为住院患者实施的医疗行为。住院医嘱有长期与临时区分,住院医嘱需要审核、执行。医嘱录入主要包括五大类:药品医嘱、临床医嘱(检查、化验、治疗等)、成套医嘱、手术医嘱、文字医嘱。

住院医嘱录入界面中,顶部医嘱管理选项卡中的切换患者可以进行患者选择,选择某一住院患者后,可增加长期医嘱、临时医嘱和有效长期医嘱。系统中建立有完善的标准的临床医嘱字典,住院医师直接从字典中选择医嘱项目进行标准医嘱录入。新增医嘱项目时,可通过拼音方式等进行索引,并同时有患者过敏信息提示,没有通过检查的医嘱不允许下达,从根本上减少用药可能出现的差错,如图 4-6 所示。

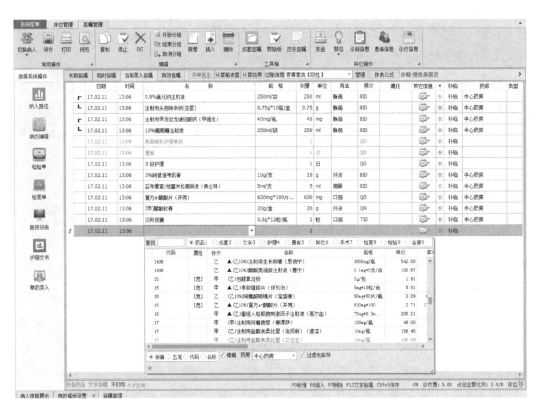

图 4-6　住院患者临床医嘱录入

在医生录入医嘱后,只有通过审核,该医嘱才为有效医嘱,如图 4-7 所示。

系统对整个医嘱流程都有完整的跟踪,从临床医师下达医嘱开始,到护士确认医嘱,以及医嘱信息相继传递到各个执行部门(如药房、检验检查科室),医嘱接受人员执行医嘱并对医嘱信息进行处理,直到最后完成医嘱。医嘱流程中每个节点都有监控和记录,从环节中保证医嘱的质量。

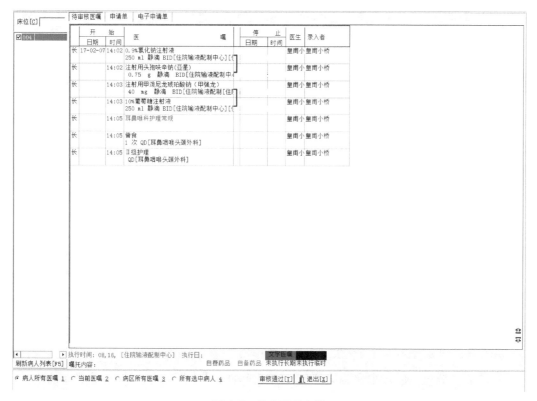

图 4-7 住院医嘱审核

点滴积累 ∨

1. 医生工作站按职能划分为门诊医生工作站、住院医生工作站、检验医生工作站、影像医生工作站。按技术的实现形式，可分为移动式医生工作站、基于 Web 服务的医生工作站、服务器/客户端模式的医生工作站三大类。

2. 医生工作站：登录工作站、收录患者、完成病历录入、医嘱下达、手术日期安排治疗等各项工作。

3. 医嘱下达：长期医嘱和临时医嘱。

第二节 护理信息系统

护理是医院工作不可或缺的部分，护理信息系统是临床信息系统（Clinical Information System，CIS）构成要素之一，其发达程度直接影响着医院乃至社区卫生服务的管理与工作成效。

一、护理信息系统的定义及功能

护理信息系统（Nursing Information System，NIS）是一个由护理人员和计算机组成，能对护理管理和业务技术信息进行收集、存贮和处理的集合，在提高护理质量有效性和辅助护理管理中发挥着重要作用。与 NIS 相伴而生的是护理信息学（Nursing Informatics，NI）。NI 是应用信息科学理论和技术方法研究解决护理工作中问题的一个专门学科，它以护理学理论为基础，以护理管理模式和流程为规范,运用计算机技术加工和交流护理领域的资料和数据,并将研究成果运用于护理工作的实践,以推动护理临床、教学和科研工作的全面发展。

护理信息是指护理人力、物品、财务(包括护理收费、保险类别)、服务单元、临床实务及其记录、护理工作量、病案、差错事故、教学及科研等方面的管理与持续质量改进资料。护理信息只有转化成数据元才能通过计算机进行表达和交流。数据元是可以用一组属性来描述其定义、标识、表示和允许值的数据单元,具有数据元名称、数据类型、数据元值等多个方面的不同属性。由此可见,将数据元的诸多属性根据统一标准进行规范,是实现护理信息共享与交换的必要条件。

二、护理信息系统的发展

据文献报道,计算机最早进入国内临床护理领域是在 1987 年左右,护士开始利用计算机处理医嘱。在全国影响较早、较大的 NIS 是"微型计算机辅助实施责任制护理软件"以辅助实现责任制护理中的"计划护理"。此后,相继开发了"ICU 微机管理系统""营养支持危机管理系统""护理部信息管理系统""临床护士计算机辅助训练系统"。这些 NIS 在查询患者及护理人员信息、辅助治疗、方便管理者有效管理、教学培训等方面发挥了显著的作用。同时在 NIS 也会涉及到体温、血压、体重、护理记录时限、药物过敏信息警示、医嘱签名等,以及有的还使用了无线寻呼和个人数字助理。

(一)护士工作站系统

护士工作站系统是协助护士对患者完成日常的护理工作的计算机应用程序。护士利用系统核对医生下达的长期和临时医嘱,处理对医嘱执行情况的管理,完成护理记录及病区床位管理等日常工作。主要数据是非结构化的,以文本的方式进行录入操作,记录人、财、物的数据,以患者疾病护理治疗为中心。

(二)护理信息系统

NIS 在完成各种护理文档的录入,还要利用已采集的信息,经过分析、处理为护士做出护理诊断、护理计划、护理评估。护理语言趋于规范化,并可以提供护理决策支持。在这个阶段是以解决患者健康问题为中心,以提高护理质量为目的,数据采用结构化数据的录入方式。

三、护理信息系统的应用

(一)护理质量管理信息系统

运用计算机进行护理质量管理的关键是将质控指标体系和原始数据标准化,赋予一定权值,建立字典库,并将护理质量监控小组定期、不定期的检查结果准确、及时地录入计算机,由计算机完成对这些信息的存储、分析和评价。由于信息反馈快,管理者可及时得知各护理单元的护理质量状况,从而很快发现和纠正问题,减少了护理差错事故的发生率,提高患者满意率。目前,国内此类软件的开发处于逐步完善阶段。

(二)护理人力资源管理信息系统

目前护理人力资源管理信息系统主要应用于护理人力资源管理的人员配置、培训、技术档案管理等方面。由于医学模式的改变,整体护理的实施,患者对护理的需求量不断增加,使护理人力资源配置不足的情况更显严峻。护理人力资源管理信息系统的应用有效地解决了由传统护理人员编配方法导致的护理人力资源分配失衡,实现了对人力资源动态、合理的分配,有效地提高了护理质量。

（三）护理成本核算信息系统

医院成本是医院管理的重点,而护理是医院成本支出的很大一部分。如何降低护理成本,实现护理资源的优化配置成为越来越关注的课题。由于目前我国缺乏标准的护理成本核算体系,故这方面的软件开发还在起步阶段。

四、护士工作站

护士工作站是围绕护理工作人员日常工作展开的,通过有效科学的管理,使护理工作能够提高质量和水平。完成医生医嘱的执行情况、患者体征指标的采集、评估等。

（一）病床管理

1. 床位管理　通过病区床位使用情况（可以显示床号、住院号、姓名、性别、年龄、诊断、病情、护理级别、陪护、饮食情况）可以掌握病区的概况信息,如危重患者、手术患者、不同护理等级的患者,以及新患者等。可以利用简卡模式进行浏览。

2. 耗材管理　对病区内所有物资消耗进行查询,领用物资的申请及提交;一次性卫生材料消耗的查询,卫生材料的申请及提交。

（二）医嘱处理

可以查看到该患者所有的医嘱信息,包括目前所有已开的医嘱、当前需要执行的医嘱,以及已经执行过的医嘱记录,如图 4-8 所示。

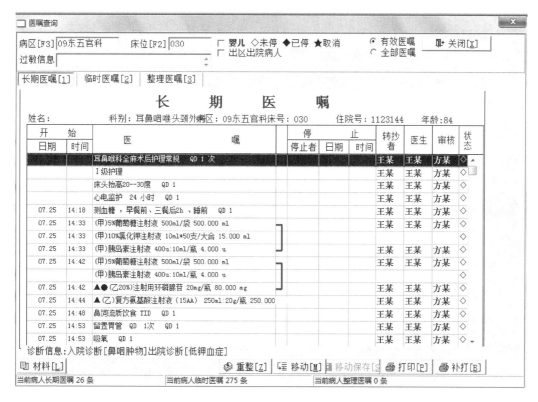

图 4-8　护士工作站-长期医嘱界面

最上方显示患者的基本信息,可以通过医嘱列表查看长期、临时等多种方式,给药方式也可根据多种类型如静滴、静推、肌注等进行,如图4-9所示。

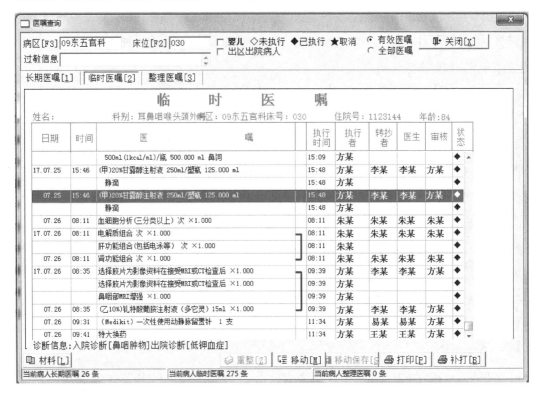

图4-9 护士工作站-临时医嘱界面

具备基本功能如下:①自动调出入院患者信息;②核对确认医嘱;③记录患者生命体征及相关项目;④查询打印病区对药单(领药单),支持对药单分类维护;⑤查询打印病区长期、临时医嘱治疗单(如口服、注射、输液、辅助治疗等),纸质治疗单分类维护,查询打印输液记录卡及瓶签;⑥护士执行医嘱,需要提供床旁给药确认机制以防给药差错;⑦详细记录医嘱执行过程、执行时间、执行结果和执行者等,包括医嘱是否及时执行、执行结果和执行者;⑧填写药品皮试结果;⑨支持检验条码打印;⑩医嘱记录查询、提供医嘱计费。

(三)护理任务

具体包括:护理记录、护理计划、护理操作(如一般护理、特殊护理、手术护理)、护理评估(入院评估、出院评估)。在此以护理记录相关任务为例进行介绍。

1. **标签打印** 为了准确控制用药安全,所有药物都被条码化。除了静配中心以及中心药房生成并打印的条码外,病区还可以根据自己的实际需求打印各种用药方式的条码。

2. **体温单录入** 体温单用于录入患者每天的生命体征数据,这些数据可以反映患者的病情变化,从而为诊断、护理以及治疗提供可靠的依据。病区每天要对患者的生命体征数据定时测量并监控,患者的生命体征信息包括体温、脉搏、呼吸、血压、大小便排出量等。体温单要根据测量结果及时并如实填写,以保证患者生命体征信息的真实性与完整性。符合权限的护理工作人员可以对其修改以及补录缺少的体征值。

3. 执行单打印　护理工作人员可以打印整个病区的所有医嘱执行完成情况,并且可以打印整个病区的医嘱执行结果,结果中包括医嘱执行的开始时间、执行护士、结束时间、结束护士。也可以通过选定指定日期进行执行单的打印。

4. 医嘱变更单　护理工作人员可以通过医嘱变更及时了解病区中所有的医嘱变更,减少和避免药物错配的差错。可以对变更的医嘱批量操作,确认知晓的变更医嘱。

（四）费用管理

具备基本功能如下:①护士站收费(一次性材料、治疗费等),支持模板套餐处理。②停止及作废医嘱退费申请。③病区(患者)退费情况一览表。④住院费用清单(含每日费用清单)查询打印。⑤查询病区欠费患者清单,打印催缴通知单。⑥患者费用预警。

五、移动护理系统

移动护理系统是护士工作站在患者床旁的扩展和延伸,是以医院信息系统为支撑基础,以掌上电脑为硬件平台,以无线局域网为传输交换信息平台,通过条码技术作为患者和药品身份信息识别手段,实现床旁患者信息查询、生命体征录入、医嘱全程跟踪、护理工作量统计、条码扫描,实现了电子病历的移动化。护理工作人员可以在床旁实时采集数据和实时录入数据,提升了护理工作人员的工作效率,杜绝了护理工作人员的医疗差错。

（一）概述

移动护理站通过无线技术、条码技术和移动计算等技术的应用,实现了电子病历的移动化,让护理人员在临床服务中心实时采集数据和实时录入数据,不仅优化了医护流程,提升护理人员工作效率,同时杜绝了护理人员的医疗差错。随着无线网络技术在国内医疗机构内的逐步推广,移动护理系统也发挥出显著的效果。

欧美国家将掌上电脑大量应用于 HIS 的医学大全和药典参考,亦应用于临床的基于 HIS 的患者跟踪系统。美国的 Bicomerica 公司为医生配备的 ReadyScript 解决方案,是一个利用现场无线手持设备开具处方和药物治疗的管理解决方案。医生通过无线手持设备,可以经由 Internet 或其他电子连接将处方以电子方式传送到患者选择的药房,此外 ReadyScript 还为医生提供了一系列可提高他们工作效率与能力的工具和资料,从而使他们能够为患者提供更好的治疗及更大的便利。在国内,PDA 只是在一些大医院开展和应用,医院与某些公司合作开发并试行移动护理信息系统配合 PDA 使用,每个医院根据自己原有的工作习惯,制定适合自己的移动护理信息系统,使护理工作发生革命性变化。

（二）基本功能

1. 基本信息查询　患者入院以后,打印住院号编码的条形码腕带,佩戴于患者腕部作为身份标识。护理工作人员在床旁为患者进行护理、治疗时,通过 PDA 扫描器对患者手腕上的条形码进行扫描,完成对患者身份信息的识别与确认。通过移动护士工作站实现对患者各项信息的实时查询,如姓名、性别、年龄、是否新患者、入科时间、临床科室、诊断、主治医师、是否病危、饮食、是否新生儿、护理级别、是否分娩、体重、身高、手术时间、过敏症状、医保类别等基本信息。患者基本信息来源于患者入院登记时录入的数据,采用中间件技术,进行数据抽取,实现患者基本信息的自动获取。

2. 医嘱信息查询 护理工作人员手持 PDA 上只显示当前班次需要对患者执行的医嘱,并通过提醒设置对需要护理工作人员执行的医嘱进行提醒,对当前班次未能执行或是尚未执行的医嘱可以人工调整为下一班次执行,接班后的医嘱仅为当前班次需要执行的医嘱,从而护理工作人员的工作任务就更加清晰、明确。医生下达医嘱后,相关信息自动就传递到手持 PDA 上,同时提示当班护理工作人员有需要执行的新医嘱到达。可以实时查询患者的医嘱信息,包括有效、停用的药物和其他医嘱信息,支持腕带条码扫描,准确快速定位某患者。

3. 医嘱执行 实时执行患者当前需执行的医嘱,能准确快速定位某患者并显示其需要执行的医嘱。执行医嘱时,护理工作人员可利用 PDA 扫描患者的腕带和输液带上的条码,匹配无误后,执行医嘱,同时将医嘱的执行时间和执行人等相关信息直接记录到后台数据库中。护士长也可以随时查看病区内患者的全天医嘱执行情况,各种护理记录的完成情况,对护理量和护理工作人员的工作量进行统计。

4. 报告查询 实时查询、浏览患者所做的检查检验报告,如 B 超、CT、化验等结果报告单,为医护人员的临床治疗提供了必不可少的支持。

5. 生命体征查询 实时查询患者每天的生命体征信息的记录,如血压、心跳、体重、腹围、大便次数等。在护理工作人员在巡视过程中,可以及时获取患者体征信息,提高了医疗质量和护理工作人员的工作效率。

6. 生命体征录入 PDA 自动提示生命体征信息采集时间,护理工作人员在床旁即可将患者的最新生命体征信息录入手持设备,保存后的信息直接呈现在医生及护士工作站,HIS 即时生成体温单、生命体征观察单、护理记录单等。护理工作人员也可以查询患者的手术安排情况和手术内容,便于宣教或者停止药物医嘱。

知识链接

移动护理推车

目前全国大部分医院已经购置移动护理推车来完成日常查房。 改变了传统的护士工作模式,将护士工作站延伸到患者床旁。 护士通过移动护理车可以完成患者的身份识别、获取患者的基本信息以及对患者的跟踪管理;护士在患者床旁即可完成医嘱核对、医嘱执行、药品核对、护理文书录入、标本采集、健康宣教及交接班记录等工作;护士还可以利用移动护理车对患者开展个性化宣教及康复指导;而且护士可以随时查看患者的检验检查报告及安全用药信息,避免用药差错。 移动护理车不但满足了临床护理的需求,也满足了护理管理的需求。

（三）相关技术

1. 移动计算和 EDA 技术 移动计算技术是采用智能计算终端设备在无线环境下解决多个网络的无线、无缝接入,实现移动计算、数据传输及资源共享,将及时、准确的信息提供给任何时间、任何地点的任何用户。

　　为了满足实际应用的移动性和便捷性的需求,结合移动计算、无线呼叫、VIOP、条码和 RFID 扫描及成像等技术推出比传统移动计算更具功能和使用优势的企业数字助理(enterprise digital assistant,EDA)。具有企业级应用程序操作性能的移动数据终端 EDA 不仅具有传统移动计算设备所具备的功能,而且还支持一、二维条码和 RFID 标签信息采集、灵活的语音和数据通信以及方便的无线局域网(WLAN)同步等功能。

　　2. 无线局域网技术　　无线局域网在医疗机构中的应用可以满足"以人为本"医疗模式的需要,同时无线局域网技术也使得护理业务移动操作得以实现。而医院的特殊性,要求无线局域网不仅能满足普通的覆盖、简单接入等功能,也要求具有全楼宇无缝漫游以及全面安全接入保障等。

　　3. 中间件技术　　医院数据中心包括医院信息系统(HIS)、临床信息系统(CIS)、实验室信息系统(LIS)、影像归档与通信系统(PACS)、管理信息系统(MIS)、输血信息系统(BIS)、手术麻醉信息系统(AIMS)等数据库服务。为了保证移动护理系统的模块化、兼容性和扩展性,采用中间件技术以屏蔽各业务系统的硬件平台的差异性。实现数据中心各子数据库之间的数据交互服务。

　　4. 条码和 RIFD 技术　　在医院诊疗过程中,每天都有大量的患者诊疗信息、药品信息及标本信息等需要检索、录入和识别,同时还会有各种医疗、药品和费用等信息。面对这些数据如果采用人工处理方式,不仅效率低下还容易产生错误的判定。因此利用一、二维条码和 RFID 技术来构架信息主索引,通过条码扫描技术不仅能快速进行信息对应关系的确认,也杜绝了人工判断所造成的差错。

▶ **课堂活动**

　　尝试自行制作二维码或是条码,利用扫描设备进行数据的读取。

六、护士工作站操作规程

　　护士工作站的数据信息,是医护信息系统的重要组成部分,要求工作人员必须做到操作熟练准确,细致认真。

　　1. 住院患者由住院处办理入院登记。通过 HIS 将患者信息转入病区工作站,由病区护士安排床位,录入病区医护工作信息,治疗终结时由病区护士按医嘱停止全部处置,核实费用无误后再做出院处理。

　　2. 每名护士均使用自己的登录用户名和密码登录系统进行相关操作。实习护士不得登录护士工作站,他们的医疗文书需由带教老师审核签字。

　　3. 通过护士工作站,护士要对医生提交的医嘱进行严格的检查、校对、录入、确认、执行。

　　4. 对进入护士工作站的各项医嘱,要查看医生说明,明确后方可执行。若对医生下达的医嘱有疑问,应及时联系医生对医嘱进行修改或校对,不得擅自在护士工作站中修改。

　　5. 按规定时间对患者进行体温、脉搏、呼吸次数等进行测量,并由当班护士进行录入。必要时可进行复测,并再次记录,所有数据不得随意更改。对危重病及转科患者的诊断情况应查看医生的首程,及时调整诊断,确保综合信息的准确。

6. 随时核对患者的医疗费用、住院押金及欠费信息，以免造成医院损失。

7. 提前一天在出院患者一项中做出预计出院。出院日期应准确录入，患者出院前，按医嘱下达时间停止所有医嘱。将医嘱打印出来，请主治医师查看，在长期和临时医嘱单签名后放入病历档案。

点滴积累

1. 护士工作站业务：病床管理、医嘱处理、护理任务、费用管理。
2. 移动护理涉及技术：移动计算、EDA、无线局域网、中间件、条码、RIFD 技术。

第三节 病案管理系统

病案，即病历档案。在我国传统医学中也曾称诊籍、医案或脉案，现代医学中则称为病历、病史等。严格说来，病案与病历、病史等都不是相同概念。病史多指患者疾病的历史，并不指具体的医疗文书或记录。病历是记载了患者疾病历史的医疗记录，但是因患者尚在治疗过程中，或其记录未完成，而未交到病案管理部门进行归档。病案则是指患者治疗完成或告一段落之后，将其治疗过程中所形成的所有相关医疗文书或记录，交到病案管理部门进行整理归档后的医疗记录。因此，病历和病案就像文书与档案一样，是不同时期不同阶段的相同记录。但是由于病历转换为病案的分界线并不明显，且在病历形成的同时病案管理流程已开始介入，故在实际工作中常常以病案相称而未区分其差别。应该说，病案应具备档案的所有特征，是专门档案的一种。关于病案的定义，到目前为止尚无定论，其主要表现为以下几种：

1. 病案是医疗工作的完整记录。病案是疾病诊治全过程的真实反映，并按一定要求将其集中管理而形成的总体。

2. 病案是有关患者健康状况的文件资料。病案包括患者本人或他人对其病情的主观描述，医务人员对患者的客观检查结果及对病情的分析、诊疗过程和转归情况的记录以及与之相关的具有法律意义的文件。

3. 病案是指医务人员在医疗活动过程中形成的文字、符号、图表、影像、切片等资料的总和，包括门（急）诊病历和住院病历。

4. 病案是患者诊疗记录的案卷，比较完整的概念是医务人员对患者的疾病治疗过程所记录的文件。它客观地、完整地、连续地记录了患者的病情变化及诊疗经过，是临床进行科学诊断治疗的基础材料，也是医学科学的原始资料。

根据国家有关行政部门颁布的《中华人民共和国档案法》及《医药卫生档案管理暂行办法》规定，病案属于档案范畴，是医药卫生档案中的医疗档案。因此，我们给病案下这样一个定义：病案是医护技人员通过对患者问诊、查体、辅助检查、诊断、治疗、护理等一系列医疗活动所获得的以文字、符号、图表、影像、切片等形式连续记录的并对其进行归纳、分析、整理后归档保存的医疗信息载体。

一份好的病案应该能够很好地回答谁（who）、什么（what）、为什么（why）、什么时间（when）、什么地点（where）和怎么样（how）等问题，具体地说就是医疗对象是谁，接受治疗的是什么疾病，为什么要这样治疗,医疗操作是在什么时间进行的,医疗操作是在哪里进行的以及医疗活动是如何进行的。病案除了回答上述问题外,记录时还要强调完整性、及时性和准确性。医疗过程中的每一次活动都应该有记录,记录的内容应能够确定患者的身份,支持医生的诊断,评判医疗的合理性。

传统的病案管理局限于病案的收集、装订、编目、登记和保管,忽视了病案质量的好坏以及病案利用率的高低。医院与医院之间、科室与科室之间,病案资料互不交流、共享,从而局限了病案资料的开发和利用,病案的价值没有得到充分的体现。病案管理工作仍以手工操作为主,计算机管理为辅。而对计算机管理的许多功能,例如:病案录入、查询、检索等,没有充分开发和利用,以致检索途径单一,查找资料困难。实施电子病案管理系统能有效解决这些问题。

一、病案管理概述

病案管理是指对病案的物理性质进行一系列的管理过程,包含病案的回收、整理、装订、编号、归档和提供等工作。病案信息管理是在对病案物理性质管理以外还要对病案中记录的内容再次进行加工,从而提取获得有价值的信息,并建立良好的索引系统,对病案资料进一步的进行分类、加工、统计、监控等,向医疗服务人员、医院管理人员提供高质量的卫生信息服务。病案具有备忘、备考、守信、凭证的功能,这些功能在医院发挥着重要的作用。

1. **医疗作用** 没有一名医生可以永久记住一名患者的健康历史。医疗是一个整体行为,医生、护士和医技人员都会直接参与到患者的医疗活动中。认真阅读了解病案记录可以避免对患者提出不必要的问题,以及不必要的检查和治疗,可以减少过度医疗、浪费医疗,甚至错误的医疗行为。也可以使医务人员在短时间内掌握患者的健康史和医疗状况,对患者的病情诊断至关重要。

2. **研究作用** 临床研究主要就是对案例的研究。临床流行病学研究是对案例相关性的研究,是对疾病在家族、在人群中流行和分布的研究,都是通过统计分析,比较观察病历之间的特殊性、关联性获得对疾病发生、发展规律的解释,找出最佳的预防方案和治疗方案。根据患者住院医疗信息对地区疾病的发生和分布进行研究,编制住院患者疾病谱,分析不同地区、不同性别、不同年龄、不同人群中疾病的发生和波动情况,从而预测疾病的发生规律、发展趋势,可以进行疾病的预防与监测。

3. **教学作用** 没有一种疾病的临床表现是完全相同的,不同体质、不同年龄对疾病会有不同的反应。教科书使用的是临床典型病例,而在实际的临床工作中,不典型的病历是很常见的,因此病案的多样性使病案称为活的教材。病案记录了患者的疾病发生、发展、诊疗的所有过程,是可以被反复利用的信息资源。临床医师在带教工作中,可以充分利用已有的典型病历进行教学工作,也可以依据病案数据进行课题研究、论文撰写等。

4. **管理作用** 病案中包含大量的人、财、病症、手术操作信息,通过对病案资料的统计加工,即可了解医疗水平和管理水平,从而提高医院的医疗质量。病案首页的质量可以反映医疗机构的管理质量。病案首页涵盖的各项数据是医院诊疗的原始统计资料,可以提供门诊与出院诊断符合率、术前术后诊断符合率、抢救成功率等一系列有价值的参考数据。

5. **医疗付款作用** 随着我国医疗改革的深入,基本医疗保险制度,商业医疗保险制度在我国的逐步开展,病案在医疗付款中的凭证作用日益彰显。如果医嘱中收了 CT 检查费,则在病案中必须要有 CT 检查报告,否则视为未执行检查拒付检查费。这对病案记录的完整性、保管的完好性等提出了严格的要求。

同时病案首页中还记录了患者详细的医疗消费数据,是确定住院病种标准费用的重要参考依据。结合病案首页中的入院情况、诊断种类、手术情况以及患者的个体化差异指标,为制定和修订不同病种医疗保险费用提供依据。同时为医疗机构对住院疾病进行经济效益分析提供依据,可以更好地了解医疗费用发生、平均住院费用等情况,从而可以科学的、合理的对科室人员和设备进行调整,提高医疗质量,缩短住院天数,降低患者费用。医疗保险机构通过病案首页的患者基本信息、主要诊断及费用信息总额来决定结算方式。此外,对医保患者进行分解,区分出医保患者自付和统筹费用的构成。这有利于科室自觉控制医保患者的费用,达到合理用药,避免过度医疗,减少医保拒付,减轻患者经济负担。

6. 医疗纠纷和医疗法律依据作用　医院为患者提供医疗服务,在该过程中极易出现医疗事故,产生医疗纠纷和法律事件。患者或是患者家属在诊疗过程中,需签署如住院须知、手术同意书、危重病情通知书等,这些具有法律异议的文件都将归档到患者的病案中,与此同时医务人员的整个诊疗过程也都存在于病案记录中。一旦发生医疗纠纷,患者向法院起诉并涉及病案时,医院须向法院提供病案记录,提供医院"无过错"的证据。如果病案记录不恰当、不完整、不准确或是有修改等,在法庭上都将是不利的证据。

7. 历史作用　病案记录了人的健康史,也记录了人类对疾病的抗争史,也能反映出某一历史时期的特定历史事件,同时揭示了一定历史背景下医疗发展情况,如某种传染病的大暴发、天花的消灭等。

二、病案管理系统的组成

病案管理系统主要由基本数据、首页管理、集成报表、数据整合、统计数据五部分组成。

其中,基本数据严格遵循国际国家标准,如国家代码、地区代码、民族代码、血型代码、危重级别、疾病分类、ICD-10 代码、手术代码、特殊治疗等,能够与其他系统实现无缝连接,有利于导出各种报表,在医院内外部实现真正的数据共享。

首页管理功能包括录入、审核、简单查询、借阅、综合查询等功能。其中简单查询指查询条件相对固定的查询,如出院日期、姓名、病案号等,综合查询主要是为了满足用户日常不定要求的查询,是对报表功能的补充,它可以为医院订制各种报表。

集成报表主要提供以下四方面功能:报表模板使用功能,报表模板管理维护功能,报表模板集管理、授权、维护功能,扩展功能。

数据整合主要是针对医院分院、医院信息系统(HIS)、上级主管部门及医院备份设计,方便各级用户导入导出相关病案资料。

统计数据主要对医院就诊患者的各类数据进行不同条件的统计和日志查询。反映出病室的工作动态、床位使用情况、治疗结果、门诊量等。

病案管理系统主要由对病案资料的信息采集、信息整理及管理、信息加工、保管、质量控制、服务作用等几个方面的工作构成。

（一）信息采集

病案第一步是患者信息的采集,一般有两个渠道,分别为门诊病案或住院病案两种。

1. **门诊病案采集**　开始于患者到医院就医,持诊疗卡进行挂号。对于门诊挂号,门诊就诊号不等于病案号,这时就诊信息里只有患者挂号的科别、年龄、姓名等信息。若患者需要建立门诊病案时,需要到病案科,填写基础个人资料,如姓名、性别、年龄、身份证号、地址、工作单位和电话等,这些信息也将作为建立患者姓名索引和病案首页的原始资料。患者拥有了自己的病案后,其在医院的就诊、诊疗资料以及相关的各种检验报告也应及时的归到患者的病案中,也为医生对患者进行下一步的诊疗计划提供依据,更重要的是保存了患者的全部诊疗记录。目前由于我国就医人数庞大,门诊病案并未实现电子化,暂时以门诊病历本的形式保存在患者个人手中,在下次就医时提供给医生做以参考。

2. **住院病案采集**　开始于患者需要入院进行住院治疗,在住院登记时,登记患者个人信息,建立患者姓名索引。在入院诊疗过程中,需要进一步记录患者个人的有关主述、病程记录、医疗操作记录、护理记录、检查化验报告、签字文件以及随诊信件、费用信息等。国家卫生和计划生育委员会要求医疗机构上报住院病案首页数据。

（二）信息整理及管理

国家卫健委《医院等级评审标准》规定:"医院为每一位门诊、急诊、住院患者书写符合《病历书写基本规范》要求的病历,按现行规定保存病历资料,保证可获得性。"

当患者完成在医疗机构的整个诊疗过程后,与其相关的所有诊疗过程中产生的病程记录、医疗操作记录、护理记录、检查化验报告、签字文件等将被回收到医疗机构的病案科,进行审核、整理。从检查病案资料是否完整开始,并按照一定的顺序排列所有资料,最后装订成册。

1. **门诊病案管理**　病案管理人员将滞后的各种检查、检验报告单进行回收、整理和粘贴,并将整理粘贴好的报告单及时归入门诊病案。

(1)对错误或无门诊病案号的检查、检验报告单,应及时核查纠正。通过姓名索引系统及示踪系统,以及检验报告单上登记的患者和科别信息进行判断,如能确定正确病案号,则将检验报告单的病案号进行更正并归入病案。如不能确定,需与开单科室或是检验科室进行沟通,进一步确定患者身份后,再进行归档。

(2)对没有门诊病案的检查、检验报告单,应及时送交门(急)诊检查检验报告管理部门。

(3)对已住院患者的检查、检验报告单,应及时递交该患者的病房主管医生。

(4)暂时无法粘贴归档的检查、检验报告单,一般按病案号顺序排放,并录入计算机系统,以便查询。

2. **住院病案管理**　国家卫健委《病历书写基本规范》第三章第十六条规定:"住院病案内容包括住院病案首页、入院记录、病程记录、手术同意书、麻醉同意书、输血治疗知情同意书、特殊检查(特殊治疗)同意书、病危(重)通知书、医嘱单、辅助检查报告单、体温单、病重(病危)患者护理记录、医学影像检查资料、病理资料等。"

(1)住院病案首页:目前我国使用的全国统一病案首页是国家卫生健康委员会于 2012 年 1 月 1 日下发全国使用的《卫生部关于修订住院病案首页的通知》(卫医政发〔2011〕84 号)中规定的,具体如图 4-10 住院病案首页(正面),图 4-11 住院病案首页(背面)所示。

医疗机构 _____ (组织机构代码:_____)

住 院 病 案 首 页

医疗付款方式:□

健康卡号: 第 次住院 病案号:

姓名 _____ 性别 □ 1.男 2.女 出生日期 _____ 年龄 _____ 国籍 _____

(年龄不足 1 周岁的)年龄 _____ 月 新生儿出生体重 _____ 克 新生儿入院体重 _____ 克

出 生 地 _____ 籍贯 _____ 民族 _____

身份证号 _____ 职业 _____ 婚姻 □ 1.未婚 2.已婚 3.丧偶 4.离婚 5.其他

现 住 址 _____ 电话 _____ 邮编 _____

户口地址 _____ 邮编 _____

工作单位及地址 _____ 单位电话 _____ 邮编 _____

联系人姓名 _____ 关系 _____ 地址 _____ 电话 _____

入院途径 □ 1.急诊 2.门诊 3.其他医疗机构转入 4.其他 住院疑难□ 住院危重□ 住院急症□ 1.是 2.否

入院时间 ____年 ___月 ___日 ___时 病人来源 _____ 入院后确诊日期 ____年 ___月 ___日

入院科别 _____ 病房 _____ 是否特需病人 _____ 转科科别 _____

出院时间 ____年 ___月 ___日 ___时 出院科别 _____ 病房 _____ 实际住院 _____ 天

门(急)诊诊断 _____ 疾病编码 _____

入 诊 诊 断 _____ 疾病编码 _____

出院诊断	疾病编码	入院病情	出院情况	出院诊断	疾病编码	入院病情	出院情况

入院病情:1.有 2.临床未确定 3.情况不明 4.无 出院情况:1.治愈 2.好转 3.未愈 4.死亡 5.其他

损伤、中毒的外部原因 _____ 疾病编码 _____

科主任 _____ 主任(副主任)医师 _____ 主治医师 _____ 住院医师 _____

责任护士 _____ 进修医师 _____ 实习医师 _____ 编 码 员 _____

病案质量□ 1.甲 2.乙 3.丙 质控医师 _____ 质控护士 _____ 质控日期 _____

图 4-10 住院病案首页(正面)

| 手术及操作编码 | 手术及操作日期 | 手术级别 | 手术及操作名称 | 手术及操作医师 | | | 切口愈合等级 | 麻醉方式 | 麻醉医师 |
				术者	Ⅰ助	Ⅱ助			

诊断符合情况 门诊与出院□ 入院与出院□ 术前与术后□ 临床与病理□ 放射与病理□ 0.未做 1.符合 2.不符合 3.不肯

离院方式 □　　1.医嘱离院 2.医嘱转院，拟接收医疗机构名称：＿＿＿＿＿＿＿＿＿＿＿＿＿＿
3.医嘱转社区卫生服务机构/乡镇卫生院，拟接收医疗机构名称：＿＿＿＿＿＿　4.非医嘱离院 5.死亡 6.其他

病理诊断：＿＿＿＿＿＿＿＿＿＿＿＿＿＿＿＿＿　　疾病编码 ＿＿＿＿＿＿＿＿＿
＿＿＿＿＿＿＿＿＿＿＿＿＿＿＿＿＿　　病理号 ＿＿＿＿＿＿＿＿＿

药物过敏 □ 1.无 2.有，过敏药物：＿＿＿＿＿＿＿＿＿＿＿＿　　死亡患者尸检 □ 1.是　2.否

抢救＿＿＿＿次　　　　成功＿＿＿＿次

血型 □　　1.A 2.B 3.O 4.AB 5.不详 6.未查 Rh □　　1.阴 2.阳 3.不详 4.未查　输血反应 □ 1.有　2.无

妊娠梅毒筛查 □　　　新生儿疾病筛查：CH □　PKU □ CAH □　　G6PD □　听力 □
产后出血 □　　　新生儿性别　男 □ 女 □　　　　体重＿＿＿＿＿g

是否有出院31天内再住院计划　□ 1.无 2.有，目的：＿＿＿＿＿＿＿＿＿＿＿＿＿＿＿＿

颅脑损伤病人昏迷时间：入院前＿＿＿＿天 ＿＿＿＿小时 ＿＿＿＿分钟　　入院后＿＿＿＿天 ＿＿＿小时＿＿＿分钟

（凡医院信息系统提供住院费用清单，住院病案首页中可不填写"住院费用"一栏的所有空格）

说明：医疗付款方式：1.城镇职工基本医疗保险；2.城镇居民基本医疗保险；3.新型农村合作医疗；4.贫困救助；5.商业医疗保险；6.全公费；7.全自费；8.其他社会保险；9.其他

图 4-11　住院病案首页（背面）

填写要求如下：

1）医疗机构：指患者住院诊疗所在的医疗机构名称，按照《医疗机构执业许可证》登记的机构名称填写。组织机构代码目前按照 WS 218-2002 卫生机构（组织）分类于代码标准填写，代码由 8 位本体代码、连字符和 1 位校验码组成。

2）医疗付费方式分为：1. 城镇职工医疗保险；2. 城镇居民基本医疗保险；3. 新型农村合作医

疗;4. 贫困救助;5. 商业医疗保险;6. 全公费;7. 全自费;8. 其他社会保险;9. 其他。其他社会保险指生育保险、工伤保险、农民工保险等。

3)健康卡号:在已统一发放"中华人民共和国居民健康卡"的地区填写健康卡号码,未发放"健康卡"的地区填写"就医卡号"或是暂不填写。

4)第 N 次住院:指患者在本医疗机构住院诊疗的次数。

5)病案号:指本医疗机构为患者住院病案设置的唯一性编码。原则上,同一患者在同一医疗机构多次住院应当使用同一病案号。

6)年龄:指患者的实足年龄,为患者出生后按照日历计算的历法年龄。年龄满 1 周岁的,以实足年龄的相应整数填写;年龄不足 1 周岁的,按照实足年龄的月龄填写,以分数形式表示:分数的整数部分代表实足月龄,分数部分分母为 30,分子为不足 1 个月的天数,如"2 15/30 月"代表患儿实足年龄为 2 个月又 15 天。

7)从出生到 28 天为新生儿期:出生日为第 0 天。产妇病历应当填写"新生儿出生体重";新生儿期住院的患儿应当填写"新生儿出生体重""新生儿入院体重"。新生儿出生体重指患儿出生后第一小时内第一次称得的重量,要求精确到 10 克;新生儿入院体重指患儿入院时称得的重量,要求精确到 10 克。

8)出生地:指患者出生时所在地点。

9)籍贯:指患者祖居地或原籍。

10)身份证号:除无身份证号或因其他特殊原因无法采集者外,住院患者入院要如实填写 18 位身份证号。

11)职业:按照国家标准《个人基本信息分类与代码》(GB/T 2261.4)要求填写,共 13 种职业:11. 国家公务员;13. 专业技术人员;17 职员;21. 企业管理人员;24. 工人;27. 农民;31. 学生;37. 现役军人;51. 自由职业者;54. 个体经营者;70. 无业人员;80. 退(离)休人员;90. 其他。依据患者情况,填写相应的职业名称,如:职员。

12)婚姻:指患者在住院时的婚姻状态。可分为:1. 未婚;2. 已婚;3. 丧偶;4. 离婚;9. 其他。应当根据患者婚姻状态在"□"内填写相应阿拉伯数字。

13)现住址:指患者来院前近期的常住地址。

14)户口地址:指患者户籍登记所在地址,按户口所在地填写。

15)工作单位及地址:指患者在就诊前的工作单位及地址。

16)联系人、关系:指联系人与患者之间的关系,参照《家庭关系代码》国家标准(GB/T 4761)填写。可分为:1. 配偶;2. 子;3. 女;4. 孙子、孙女或外孙子、外孙女;5. 父母;6. 祖父母或是外祖父母;7. 兄、弟、姐、妹;8/9. 其他。依据联系人与患者的实际关系情况填写,如:孙子。对于非家庭关系人员,统一使用"其他",并可附加说明,如:同事。

17)入院途径:指患者收治入院治疗的来源,经由本院急诊、门诊诊疗后入院,或经由其他医疗机构诊疗后转诊入院,或其他途径入院。

18)转科科别:如果超过一次以上的转科,用"→"转接表示。

19）实际住院天数：入院日与出院日只计算一天，例如：2017 年 7 月 21 日入院，2017 年 7 月 25 日出院，记住院天数为 4 天。

20）门（急）诊诊断：指患者在住院前，由门（急）诊接诊医师在住院证上填写的门（急）诊诊断。

21）出院诊断：指患者出院时，临床医师根据患者所做的各项检查、治疗、转归以及门（急）诊诊断、手术情况、病理诊断等综合分析得出的最终诊断。

①主要诊断：指患者出院过程中对身体健康危害最大，花费医疗资源最多，住院时间最长的疾病诊断。外科的主要诊断指患者住院接受手术进行治疗的疾病；产科的主要诊断指产科的主要并发症或伴随疾病。

②其他诊断：除主要诊断及医院感染名称（诊断）外的其他诊断，包括并发症和合并症。

22）入院病情：指对患者入院时进行病情评估情况。将"出院诊断"与入院病情进行比较，按照"出院诊断"在患者入院时是否已具有，分为：1. 有；2. 临床未确定；3. 情况不明；4. 无。根据患者具体情况，在每一出院诊断后填写相应的阿拉伯数字。

其中 1. 有：对应本出院诊断在入院时就已明确。例如，患者因"乳腺癌"入院治疗，入院前已经钼靶、针吸细胞学检查明确诊断为"乳腺癌"，术后经病理亦诊断为乳腺癌。

其中 2. 临床未确定：对应本出院诊断在入院时临床未确定，或入院时该诊断为可疑诊断。例如：患者因"乳腺恶性肿瘤不除外"、"乳腺癌？"或"乳腺肿物"入院治疗，因确少病理结果，肿物性质未确定，出院时有病理诊断明确为乳腺癌或乳腺纤维瘤。

其中 3. 情况不明：对应本出院诊断在入院时情况不明。例如：乙型病毒性肝炎的窗口期、社区获得性肺炎的潜伏期，因患者入院时处于窗口期或潜伏期，故入院时未能考虑此诊断或主观上未能明确此诊断。

其中 4. 无：在住院期间新发生的，入院时明确无对应本出院诊断的诊断条目。例如：患者出现围术期心肌梗死。

23）损伤、中毒的外部原因：指造成损伤的外部原因及引起中毒的物质。应当填写损伤、中毒的标准编码。

24）病理诊断：指各种活检、细胞学检查及尸检的诊断，包括术中冰冻的病理结果。病理号：填写病理标本编号。

25）药物过敏：指患者在本次住院治疗以及既往就诊过程中，明确的药物过敏史，并填写引发过敏反应的具体药物。

26）死亡患者尸检：指对死亡患者的机体进行剖检，以明确死亡原因。

27）血型：指在本次住院期间进行血型检查明确，或既往病历资料能够明确的患者血型。根据患者实际情况填写相应的阿拉伯数字：1. A；2. B；3. O；4. AB；5. 不详；6. 未查。如果患者无既往血型资料，本次住院也未进行血型检查，则按照"6. 未查"填写。"Rh"根据患者血型检查结果填写。

28）签名：医师签名要能体现三级医师负责制；责任护士签名为负责该患者整体护理的责任护士；编码员签名为负责病案编目的分类人员；质控医师签名为对病案进行终末质量检查的医师；质控护士签名为对病案进行终末质量检查的护士；质控日期由质控医师填写。

29）手术及操作编码：按照全国统一的 ICD-9-CM-3 编码执行。

30）手术级别：按照《医疗技术临床应用管理办法》（卫医政发〔2009〕18 号）要求，医院建立手术分级管理制度，依据《手术分级目录》对医院所开展的手术进行分级，将划分的手术级别与医院所用的全国统一的 ICD-9-CM-3 编码库相关，便于手术级别的统计。

①一级手术（代码为 1）：指风险较低、过程简单、技术难度低的普通手术；

②二级手术（代码为 2）：指有一定风险、过程复杂程度一般、有一定技术难度的手术；

③三级手术（代码为 3）：指风险较高、过程较复杂、难度较大的手术；

④四级手术（代码为 4）：指风险高、过程复杂、难度大的重大手术。

31）手术及操作名称：指手术及非手术操作名称（包括诊断及治疗性操作，如介入操作）名称。表格中第一行应当填写本次住院的主要手术和操作名称。

32）切口愈合登记，按以下要求填写，图 4-12 为切口愈合等级。

切口分组	切口等级/愈合类别	内涵
0类切口		有手术，但体表无切口或腔镜手术切口
Ⅰ类切口	Ⅰ/甲	无菌切口/切口愈合良好
	Ⅰ/乙	无菌切口/切口愈合欠佳
	Ⅰ/丙	无菌切口/切口化脓
	Ⅰ/其他	无菌切口/出院时切口愈合情况不确定
Ⅱ类切口	Ⅱ/甲	沾染切口/切口愈合良好
	Ⅱ/乙	沾染切口/切口愈合欠佳
	Ⅱ/丙	沾染切口/切口化脓
	Ⅱ/其他	沾染切口/出院时切口愈合情况不确定
Ⅲ类切口	Ⅲ/甲	感染切口/切口愈合良好
	Ⅲ/乙	感染切口/切口愈合欠佳
	Ⅲ/丙	感染切口/切口化脓
	Ⅲ/其他	感染切口/出院时切口愈合情况不确定

图 4-12 切口愈合等级

①0 类切口：指经人体自然腔道进行的手术以及经皮腔镜手术，如经胃腹腔镜手术、经脐单孔腹腔镜手术等。

②愈合等级"其他"：指出院时切口未达到拆线时间，切口未拆线或无需拆线，愈合情况尚未明确的状态。

33）麻醉方式：指为患者进行手术、操作时使用得麻醉方法。如全麻、局麻、硬膜外麻醉等。

34）离院方式：指患者本次住院出院的方式，填写相应的阿拉伯数字。主要包括：

数字 1. 医嘱离院（代码为 1）：指患者本次治疗结束后，按照医嘱要求出院，回到住地进一步康复等情况。

数字 2. 医嘱转院（代码为 2）：指医疗机构根据诊疗需要，将患者转往相应医疗机构进一步诊治，用于统计"双向转诊"开展情况。如果接收患者的医疗机构明确，需要填写转入医疗机构的名称。

数字 3. 医嘱转社区卫生服务机构/乡镇卫生院（代码为 3）：指医疗机构根据患者诊疗情况，将患者转往相应社区卫生服务机构进一步诊疗、康复，用于统计"双向转诊"开展情况。如果接收患者的社区卫生服务机构明确,需要填写社区卫生服务机构/乡镇卫生院名称。

数字 4. 非医嘱离院(代码为 4):指患者未按照医嘱要求而自动离院,如:患者疾病需要住院治疗,但患者出于个人原因要求出院,此种出院并非由医务人员根据患者病情决定,属于非医嘱离院。

数字 5. 死亡(代码为 5)。指患者在住院期间死亡。

数字 6. 其他(代码为 9):指除上述 5 种出院去向之外的其他情况。

35)是否有出院 31 天内再住院计划:指患者本次住院出院后 31 天内是否有因诊疗需要而要再住院的安排。如果有再住院机会,则需要填写目的,如进行二次手术。

36)颅脑损伤患者昏迷时间:指颅脑损伤的患者昏迷的时间合计,按照入院前、入院后分别统计,间断昏迷的填写各段昏迷时间的总和。只有颅脑损伤的患者需要填写昏迷时间。

37)住院费用:总费用指患者住院期间发生的与诊疗有关的所有费用之和。凡是可由医院信息系统提供住院费用清单的,住院病案首页中可不填写。已实现城镇职工、城镇居民基本医疗保险或新农合即时结报的地区,应当填写"自付金额"。

(2)入院记录:是指患者入院后,由经治医师通过问诊、查体、辅助检查获得有关资料。可分为入院记录、再次或多次入院记录、24 小时内入出院记录、24 小时内入院死亡记录。

(3)病程记录:是指继入院记录之后,对患者病情和诊疗过程所进行的连续性记录。

(4)手术同意书:是指手术前,经治医师向患者告知拟实施手术的相关情况,并由患者签署是否同意手术的医学文书。

(5)麻醉同意书:是指麻醉前,麻醉医师向患者告知拟实施麻醉的相关情况,并由患者签署是否同意麻醉意见的医学文书。

(6)输血治疗知情同意书:是指输血前,经治医师向患者告知输血的相关情况,并由患者签署是否同意输血的医学文书。

(7)特殊检查、特殊治疗同意书:是指在实施特殊检查、特殊治疗前,经治医师向患者告知特殊检查、特殊治疗的相关情况,并由患者签署是否同意检查、治疗的医学文书。

(8)病危(重)通知书:是指因患者病情危、重时,由经治医师向患者告知病情,并由患方签名的医疗文书。一式两份,一份交患方保存,另一份归病历中保存。

(9)医嘱:是指医师在医疗活动中下达的医学指令。医嘱单分为长期医嘱单和临时医嘱单。

(10)辅助检查报告单:是指患者住院期间所做的各项检验、检查结果的记录。

(11)体温单为表格式,以护士填写为主。

▶▶ 课堂活动

　　尝试利用病案管理系统,对病案首页进行质控,以及对纸质版病案进行完整性质控。

（三）信息加工

为了能够将病案数据进行统计、分析和比较,就要对病案进行加工,将其中重要的内容转换为数据信息形式。在我国主要是对病案首页的内容进行加工,目前医疗机构几乎均通过结构化电子病历,将病案首页信息录入病案管理系统,其中疾病诊断采用 ICD-10 进行编码,手术操作采用 ICD-9-

CM-3 编码。病案首页是病案中信息最集中、最重要、最核心的部分。2012 年原国家卫生计生委医政医管局将全国三级医院的病案首页信息作为医院医疗质量评价的重要依据,要求三级医院将出院患者的首页信息实时上传,便于国家卫生健康委员会对医院的日常监管与评价。

（四）保管

经过标准化加工后的病案,需要进行入库管理。从环境上,病案库对温度、湿度、防尘、防火、防虫害、防鼠、防光都有一定的要求。对病案的管理也需要一套科学的管理方法,如病案编号系统、病案示踪系统以及病案借阅制度,防盗措施等。

（五）质量控制

早期的医疗质量监控是通过对医师的资格认证、对医师某项医疗准入的授权等方式来实施质量控制。现在的医疗监控是通过对设备及工作方法的标准化来进行的。病案在一定程度上反映了医疗机构的工作流程、医疗效果、工作效率等情况,因此病案已经成为医疗质量监控的资料来源之一。病案质量控制主要由病案管理质量和病案内容质量管理两个部分组成。病案管理质量主要针对病案管理工作中各个流程进行质量检查,如出院病案回收率、疾病分类编码与手术分类编码的准确率等。病案内容质量管理主要是对病案书写质量检查,从格式到医疗合理性等方面进行监控,包括环节质量监控和终末质量监控。

（六）服务作用

除了医师以外,病案还可以提供给其他医务人员、医院管理人员、律师、患者及家属、医疗保险部门使用。可以根据用户的需求提供门诊、急诊或是住院医疗所需要的病案,同时也向医务人员提供所存储的病种信息、管理信息,协助医务人员和管理人员设计研究方案等。患者在转诊时,需要持医疗文件转诊。医保部门进行审核时,需要患者提供病案复印件。

原有的病案管理是建立在纸质病案之上的管理模式,检索困难,费时费力,而且无有效的病案质量监控及病案数据的共享。随着医院信息化的改革中,在已有电子病历系统的基础上如何实现病案数据的存储、审核查询、统计分析等功能,是病案管理系统的主要问题。与电子病历高度集成的病案管理系统架构如图 4-13 所示。

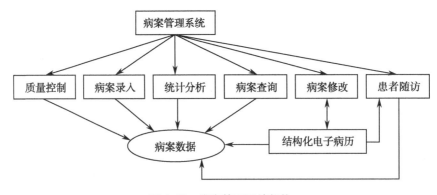

图 4-13　病案管理系统架构

对于提高医疗管理水平,质量控制是病案管理中非常重要的部分。传统病案质控通常由质控科室人员对各科室的病案采取抽查的方式,但这种抽查方式既不全面也不准确。在病案管理系统中,能够采用信息化监控方式,包括:统计终末病案归档日期、住院病案首页检查、运行病历完成时限和质量检查等来提高病历质量和医疗质量。

三、纸质病案归档整理

原国家卫生与计划生育委员会下发的 2013 年《医疗机构病历管理规定》指出:门(急)诊病历由医疗机构保管的,医疗机构应当在收到检查结果后 24 小时内,将检查检验结果归入或者录入门(急)诊病历,并在每次诊疗活动结束后首个工作日内将门(急)诊病历归档。医疗机构应当在收到住院患者检查检验结果和相关资料后 24 小时内归入或者录入住院病历。《等级医院评审标准实施细则》规定:住院患者治疗结束,负责医生应及时完成病案的书写,并在患者出院后 48 小时之内归档,特殊情况下 7 日内归档。

在医院实施了电子病历及病案管理系统之后,对于纸质病案的归档处理,一般采取以下工作流程,进行电子归档:病案下架——编码——首页信息更正——拍摄——归档。

出院病案的整理工作是对接收的病案进行初级质控,将各方面的资料收集起来,按照一定的组织系统及要求进行编排和整理。在整理过程中进行病案资料质和量的检查,并对病案的各个组成部分逐一检查,以确保资料的完整性、准确性。患者管理人员还要对病案的书写质量做出鉴别分析,对不完整、不规范的病案记录,及时督促医务人员提供相关记录。必须逐页逐项检查姓名、病案号,书写的字迹是否清晰、工整,各项检查检验报告是否齐全等。

但随着物联网技术的发展,对于纸质病历可在病案柜中结合射频识别技术(RFID),实现病案远程自动分类统计和智能管理。基于射频技术的智能病案管理系统由数据处理单元、射频阅读器、多天线巡读模块、病案位置指示器、病案标签和病案信息管理模块等几部分组成。当病案管理员查找某一特定病案时,通过数据处理单元向阅读器发送阅读指令,然后检测病案的标签信息,最后通过病案柜上的声光指示装置显示所选病案所在区域。

点滴积累

1. 病案:患者诊疗,医生完成医疗工作的完整记录。
2. 病案管理:涵盖对病案的回收、整理、装订、编号、归档和提供等。
3. 病案管理系统:利用信息化手段对病案资料的信息采集、整理及管理、加工、保管、质量控制、服务与应用等几个方面的应用。

第四节 智慧医疗服务

智慧医疗的核心是在医院信息化的基础上,通过物联网、云计算、移动计算、大数据等新技术应用,实现传统医疗服务的数字化、便捷化、智能化、个性化的过程。

智能化医院服务主要是指在医院范围内部开展的智能化业务,一方面包括方便患者的智能化服务,如患者无线定位、患者智能输液、智能导医、药品自动配发等;另一方面包括方便医护人员的智能化服务,如防盗、视频监控、一卡通、无线巡查、手术示教、护理呼叫等。此外医院间的远程会诊也是智能化医院业务的重要组成部分。

一、智能床旁服务系统

在现有以临床为基础的医院信息管理系统框架下,智能床旁服务是以患者使用为核心的系统,系统具有一定的独立性,需要实现患者端应用、服务端数据管理和安全网络访问。系统也需要具备开放性,获得临床数据,与 HIS/EMR 系统对接,利用平板电脑通过无线的方式访问系统。智能床旁服务系统集计算、存储、软件一体化设计,在保证开放的前提下提供给独立患者智能床旁服务,网络采用有线、无线技术相融合。

智能床旁服务系统是以医院信息化平台为基础,以可移动的便携式电子产品 PAD 为终端,通过接入无线网络将通信、网络、存储、娱乐、智能医疗等多功能进行融合。面向患者想要了解的疾病诊疗信息以及患者在诊疗过程外的心理、精神和社会需求,发挥非基本医疗服务在疾病治疗中的辅助作用。其功能涵盖以下两大模块,十二个方面,如图 4-14 所示。

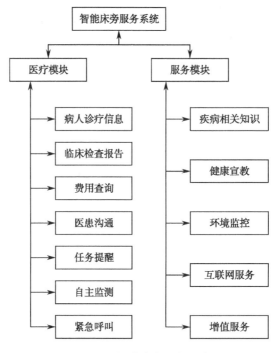

图 4-14 智能床旁服务系统

(一)医疗模块

1. 患者诊疗信息 患者通过智能床旁终端 PAD,可以快速查询到本人的本次以及在该院的历次住院就诊信息。方便查询本次或历次的就诊信息,包括病案首页、医嘱、病程记录、检查检验、手术麻醉、费用等信息。

2. 临床检查报告 患者可以随时查看入院后所做的临床检查报告,以及相关诊断。包括实验室检查的血、尿常规、生化检验的检验报告,影像检查 X 线、CT、磁共振、超声、核医学等检查报告。在第一时间掌握患者本人的化验、检查结果。

3. 费用查询　患者及家属通过床旁 PAD 可以查看此次入院,截止到当前所产生的检查费、药费、护理费、治疗费、床位费、手术费、材料费等具体明细,可以掌握住院花费情况,医保和自付部分的构成情况,并及时进行补款。以保证各项检查、治疗项目可以如期完成。

4. 医患沟通　通过音视频技术,患者可以快捷的与护士进行交流,并能方便与医生进行远程的多方沟通,医患双方可以不受时间地点的约束,随时按照需要建立沟通,赢得患者的配合,使治疗取得较好的效果,使医患关系得以融洽。

5. 任务提醒　有针对性将医嘱涉及的用药量及时间、每天要做的常规护理检查、临床检查项目及时间,进行语音提醒,避免遗漏或延误相关检查。同时患者也可以自主添加相关提醒项目,便于治疗期间对一些自身生活作息指标的监控。

6. 自主监测　通过电子体温计、电子血压计、心电监护等设备,患者可随时或定时进行测量,相关数据通过无线技术由物联网上传到床旁服务平台,并能进行记录和阈值报警。既提高了生命体征监测的智能性,也降低了护士的工作量。

7. 紧急呼叫　当患者在住院期间发生紧急情况,可以向护士站进行紧急呼叫,通知护士以及当班医生对患者进行紧急救治。

（二）服务模块

1. 疾病相关知识　基于疾病分类推送相关疾病与治疗知识,提供该病区所涉及疾病的相关治疗、护理、康复等一系列的知识。患者可以更好地了解自己治疗过程中需要注意的事项。

2. 健康宣教　利用多种形式,如文字、视频、专家播客、讲座等方式,对住院患者进行健康宣教。宣教疾病相关知识、日常保健知识及服药指导,能增强人们维护健康的意识,预防非正常死亡、疾病和残疾的发生,还可以提高患者自我保健的能力。

3. 环境监测　对病房内的光照、温湿度指标进行实时监控,并将超过预警值的相关设备进行自动调节。患者也可以通过床旁 PAD 统一控制房间内灯光、电源、空调、窗帘等各项设施,形成真正智能化的病房。

4. 互联网服务　利用床旁 PAD 通过院内无线网络安全的接入互联网,基于授权使用的 APP 查看影视频道、上网漫游。在住院期间也可以满足患者的上网需求,方便患者在闲暇之余上网浏览新闻、观看电视节目、与家人朋友互动。

5. 增值服务　集成医院餐厅和第三方订餐软件,提供订餐,以及护工预约、雇佣等 APP 的应用。实现与院内、院外服务的对接,方便建立双方的服务连接,并能提供扩展机制实现服务的可扩展。

（三）智能床旁服务系统应用技术

智能医疗是利用先进的网络、通信、计算机以及数字技术,实现医疗信息的智能化采集、转换、存储、传输和后处理,以及各项医疗也为流程的数字化运作。

床旁服务一体机,作为一个通用的业务处理平台,将计算、存储和网络融合到一个机箱内,成为硬件基础平台。内置为具备数据中心特性的交换模块,既可以作为硬件平台内部模块的交换单元,也可以作为中小容量多框集成的汇聚交换机。提供多种软件部署方式,包括远程启动操作系统、远程/本地虚拟光驱、自动配置恢复等。

床旁服务系统平台,可以为患者提供患者诊疗信息、临床检查报告、费用查询、医患沟通、任务提醒、自主监测共计两大类12项的操作、查询、设置等功能。通过设定以及配置,对不同的用户展示不同的信息内容和风格,为用户提供个性化的交互管理服务。系统管理员通过委托授权方式以不同的视角对相应的人员或组群进行授权,实现用户的应用和数据授权。

临床数据采集系统,与医院信息系统进行标准的数据交换。通过标准 Web 服务接口进行患者信息的数据交换。

二、移动医疗

移动医疗,国际医疗卫生会员组织称为"mHealth",是指通过使用移动通信技术,例如掌上电脑、平板电脑、移动电话和卫星通信等移动终端设备来提供医疗服务。为医疗卫生服务提供了一种有效方法,在医疗人力资源短缺、医疗资源分配不均衡的情况下,通过移动医疗可解决部分的医疗问题。

就诊前,患者可以通过智能移动终端设备在移动医疗提供的预约平台中输入个人资料,注册账户后,就可以快速进行预约就诊。当患者来到医院就诊时,可以通过自己的智能移动终端将自己的个人病情信息发送到移动医疗平台。在治疗前,医生和护士可以通过移动医疗平台查看患者病情信息,了解患者的健康状况。患者还可以利用基于地理定位的移动应用程序,快速查看到离自己最近的医院,包括医院的具体位置、平面图、信息介绍等。

就诊中,通过移动医疗可以实现病历的实时记录,随时随地地抓取病历,极大地提高了病历记录效率。患者就医时,也可以通过移动医疗实时掌握现场就医进展情况,家人也能及时地了解患者的诊疗进展。

就诊后,可以通过移动医疗跟踪患者症状、检查指标和生存质量记录等数据,可以实现观察数据的汇总和对比分析,由此实现健康管理跟踪。移动医疗服务应用具体如图4-15所示。

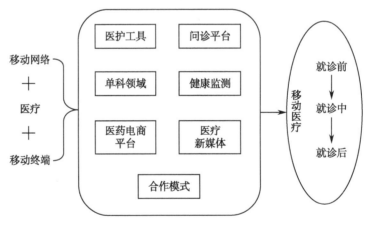

图 4-15　移动医疗服务应用

三、远程会诊

远程会诊是指使用远程通信技术、全息影像技术、新电子技术和计算机多媒体技术发挥大型医学中心医疗技术和设备优势,协助医疗卫生条件较差的及特殊环境的医务人员完成患者病历的分析、病情诊断,进一步确定治疗方案的治疗方式。

在会诊前,确定会诊病例,申请方选择符合申请条件的患者病例。申请方会诊前提出会诊申请,科室主任确认远程会诊上级医院及会诊专家,经所在医疗机构医务主管部门批准后,并征得患者或者其亲属同意的前提下,向会诊医疗机构提出会诊申请。接收方收到会诊请求后,会诊专家首先调阅该患者的病历资料,符合远程会诊要求的确定会诊时间,不符合要求的填写反馈意见,详细说明拒绝理由。若会诊专家临时有事不能参加会诊,应提前通知申请方,征询可否更换其他专家会诊,同意后再更换,若申请不同意,双方约定下次会诊时间。

在会诊中,双方远程会诊中心至少提前 15 分钟进行设备调试,保证网络的畅通及设备的正常运行,以便会诊顺利进行。双方相关医务人员、专家到达各自会诊中心,利用远程会诊系统进行病例的讨论与交流。由主治医师向会诊专家汇报病史,并提出咨询、问题。会诊专家补充询问病史后对患者的诊断及治疗方案提出会诊意见。

在会诊后,会诊专家在系统中填入会诊意见,申请方参考专家意见,结合医疗机构显示情况和患者病情的发展,实施具体诊疗服务,对于无法实施治疗方案的申请转院治疗。双方按照相关规定进行会诊费用结算。具体流程如图 4-16 所示。

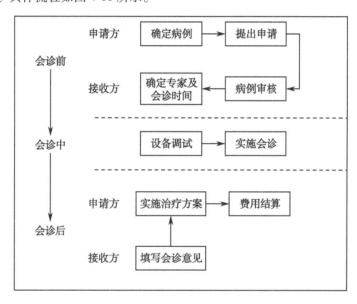

图 4-16 远程会诊流程

▶ **课堂活动**

利用医院中远程会诊中心,了解会诊前的准备、设备的调试,完成一次远程会诊的全过程。

四、远程手术

远程手术是指医生运用远程医疗手段,异地、实时地对远端患者进行手术,包括远程机器人手术、远程手术指导等。实际上是网络技术、计算机辅助技术、虚拟现实技术的必然发展。医生根据远程传过来的现场影像来进行手术,其动作可转化为数字信息传递至远程患者处,控制当地医疗器械的动作。

以远程机器人手术为例,在手术准备阶段,根据实际手术需求,远程手术发起方提出远程手术申请;在接收方确认同意后,发起方将患者标准电子病案与接收方共享;在双方对患者病情资料做出详细分析和研究,了解患者病案后,召开远程会诊,共同讨论患者病情;通过3D技术,对患者身体具体部位进行3D建模,通过信息系统进行模拟手术的规划和预演;经过远程会诊专家讨论,确定具体的手术方案和应急备用方案。

在手术阶段,远程手术发起方除常规手术准备外,还需要确定远程网络连接情况、实时影像系统、实时通信系统和手术台的准备情况。在确认所有环节无误后,完成远程手术准备。主刀医生采取坐姿进行手术操作,通过技术手段遥控位于异地远端站点的机器人来进行手术,通过实时影像系统协助医生共享手术场景,利用实时通信系统获取医生协助。3D高清影像技术为主刀医生提供高清晰、全方位立体式手术视野,从而可以准确地进行组织定位,仿真手腕手术器械通过消除颤动而减低手术风险,机器手可以进行人手不能触及的狭小空间的精细操作,提高手术精度。

五、智能康复

智能康复是指综合运用现代物理运动康复和临床治疗康复方法及数字技术、人工智能和虚拟显示等信息技术,实现康复动态监测、治疗跟踪和结果评估。智能康复技术主要是指以智能康复机器人作为智能康复训练设备进行使用。

以上肢康复机器人为例,康复医师针对不同年龄段、不同伤害阶段、不同性质的患者提供不同的上肢运动训练方案。康复医师将指令及相关信息输入康复机器人系统,包括运动自由度、运动的性质、运动的幅值(度)、运动的时间长短、运动的频率、运动的规律及运动的力量等。患者在机器人的辅助和支持下开始进行康复训练。系统根据输入参数实现患者上肢运动功能康复训练过程的游戏画面,提供一种康复治疗虚拟环境,包括虚拟游戏、训练开始和结束的提示等。机器人系统通过传感器精确测量患者在训练中的参数。通过微型传感器人体运动捕获和三维重建技术对上肢进行实时运动跟踪,获取运动参数(关节弯曲度、位置、速度、加速度等参数),同时记录患者的生理变化参数(血氧浓度、心跳、脉搏等参数)。通过精确的测量,系统对患者的运动功能进行量化评定,并将量化评价数值实时反馈给康复医师和患者,实现评估和训练一体化。具体流程如图4-17所示。

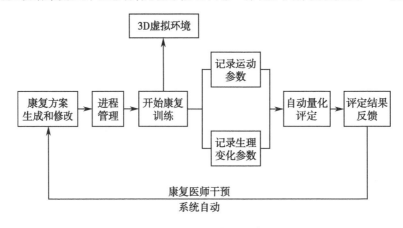

图4-17 智能康复系统

点滴积累

1. 智慧医疗：在信息化基础上，通过物联网、云计算、移动计算、大数据等新技术应用，实现传统医疗服务的数字化、便捷化、智能化、个性化。
2. 智能床旁系统：涵盖医疗和服务两大模块。
3. 智慧医疗应用场景：移动医疗、远程会诊、远程手术、智能康复。

（王　慧）

目标检测

一、简答题

1. 在使用医生工作站时，应注意哪些问题？

2. 简述护理信息系统所具备的功能。

3. 为什么病案管理系统在医护信息管理系统中起到备查的功能？

二、实例分析

1. 利用移动医生工作站，完成对患者的信息查询、医嘱下达。

2. 通过对病案首页进行质控，完成对诊断、手术编码的修正。

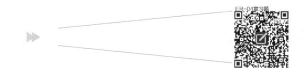

ER-01章习题

第五章

典型临床信息系统

ER-05-PPT

学习目标

学习目的

通过本章学习，对 LIS、PACS/RIS、EMR、ICU/CCU 等典型临床信息系统有比较详细了解，为今后进一步学习和工作奠定必要的基础。

知识要求

1. 掌握 LIS、PACS/RIS、EMR、ICU/CCU 等典型临床信息系统的基本概念和主要功能；

2. 熟悉 LIS、PACS/RIS、EMR、ICU/CCU 等典型临床信息系统的主要应用场景；

3. 了解各典型临床信息系统在医院的使用情况及常见的标准。

能力要求

能够对 LIS、PACS/RIS、EMR、ICU/CCU 等典型临床信息系统有总体的认识，能够分清各种典型临床信息系统的应用科室和场景。

导学情景

情景描述：

随着医院信息化的深入，医院逐步上线各种信息系统。 到医院抽血化验、拍胸片、CT检查等都需要各种信息系统的支撑，从预约、排队、检查到取报告，各种流程基本都实现了信息化。

学前导语：

临床信息系统（Clinical Information System，CIS）是支持医院医护人员的临床活动的信息系统。 临床信息系统有别于 HIS，HIS 是面向医院管理的，是以医院的人、财、物为中心；而 CIS 是面向临床医疗管理的，是以患者为中心。 本章将介绍检验信息系统（LIS）、PACS/RIS、电子病历系统、ICU/CCU 信息系统等典型临床信息管理系统。

第一节　实验室信息系统

一、实验室信息系统简介

LIS（Laboratory Information System）即实验室（检验科）信息系统，是协助检验科完成日常检验工作的计算机应用程序。其主要任务是协助检验医师对检验申请单及标本进行预处理，检验数据的自动采集或直接录入,检验数据处理,检验报告的审核,检验报告的查询、打印等。系统应包括检验仪器、检验项目维护等功能。实验室信息系统可减轻检验医师的工作强度,提高工作效率,并使检验信息存储和管理更加简捷、完善。

LIS 作为医院信息管理系统的一个子系统,管理、组织检验科各实验室日常工作有关的各种数据信息。LIS 是以计算机技术、网络通讯技术为基础,将科学管理、检验医学和信息技术相结合,为检验科工作人员提供服务的信息系统。LIS 以患者的标本流动为主线,以数据处理为中心,以质量控制为核心。

实施 LIS 的主要目标是为检验室开展检验工作提供更加有效的系统支持。LIS 将尽量减少以人工操作的方式来实现信息转移,减少在接收检验项目、报告结果和保存记录等工作中可能会出现的人为误差,为检验结果查询提供更有效的方法,节省了管理信息所需的索引时间和精力。

随着检验设备自动化程度的不断提高、检验手段和方法的飞速发展,同时人们生活水平的日益提高、对健康的逐步重视,医院检验科的工作强度和工作量越来越大。而实验室原始的工作方式和工作流程不但浪费人力、物力,还直接影响对患者的服务质量。再者,由于硬件成本的不断降低和软件功能的日益增强,使数据库技术、网络技术、计算机技术、条形码技术在医学检验领域的应用成为可能。此外,应用软件的日益发展、管理者观念的进步,也都为检验领域的计算机应用带来更成熟的时机。引进先进的网络化、信息化管理模式,提高工作效率和工作质量,从而提高管理水平是建设检验信息系统的根本目的。

LIS 主要解决以下问题:

1. 使检验科由经验管理向科学管理、规范化管理发展,提升管理水平。

2. 从繁琐的手工报告检验结果转向简便的计算机报告结果,提高工作效率。

3. 建立测定过程中质量控制的实时监测、分析、预警系统,提高检验质量。

4. 建立规范统一的报告单,确保不发生分析后误差,提高数据可靠性的需要。

5. 集中管理检验信息,便于查找问题、分析原因、改进工作,加强全过程的质量管理。

6. 加快检验结果向临床的反馈速度,提高对危重患者的救治水平。

7. 建立完整的医院信息系统,实现检验信息全院的实时共享。

二、实验室信息系统功能模块及工作流程

(一) LIS 主要功能

在医疗活动的信息传输中,数据量最大的是实验室与临床科室的信息交流,它所包含的内容不仅是检验科与临床科室间的双向数据交流,还包括与医疗活动紧密相关的质量管理、效益管理及远程咨询服务系统。检验科是医院医技部门的一大分支,大量的理化数据、信息构成了诊疗实施和决策的重要依据。LIS 是 HIS 的重要组成部分,不仅可与 HIS 进行双向数据交换,且可与远程室间质量评价系统进行数据传输和检索,即局域网间、局域网与远程网间进行数据交换,从而为临床提供高效、可靠的诊断数据。

LIS 是促进实验室全面质量管理,实现实验室信息化的重要途径,在提高实验室的工作效率和

工作质量、为临床提供更及时的服务方面有重要作用。LIS 的功能主要体现在下列方面：

1. 实现了检验流程的规范化 借助质量控制机制,监控检验人员的操作及分析仪器的工作状态,保证检验质量,降低检验人员的差错率和劳动强度。

2. 实现检验结果数字化 有利于数据的长期保存,为检验结果的深度处理积累大量的原始数据,加之系统提供多种统计功能,能直接统计处理数据,为科研和教学提供了有力的实践依据。

3. 实现了检验报告的自动打印 不仅规范了检验报告的格式,且可降低医务人员手工填写报告导致交叉感染的风险。

4. 实现了检验结果的网络传输 不仅使检验结果及时的传送给临床医师,且由于信息交换向广域网延伸,标本处理技术与开放式实验室仪器相结合,通过与管理信息系统的集成,使实现实验室自动化成为可能。医生开检验申请时,计算机可打印条形码并自动将条形码贴在试管上,采样后,标本处理和传送全部自动化,检验仪器可依据条形码自动识别检验标本和进行检测,检验的结果则通过网络即时传送给医生工作站,使医生能及时获得结果。

（二）LIS 组成

实验室信息系统网络一般采用以太网,中心设置一台服务器,网络覆盖分子生物学、生化检验、临床检验、生殖遗传检验、临床免疫检验、微生物学检验、门诊检验各实验室和门诊部大厅(专门负责查询各类报告单处)等。

全系统应包括检验系统、质控系统、检索系统、统计系统、用户管理、系统设置、打印机设置和通讯监控等。其中医学检验系统应包括申请单处理、申请单批量修改、标本结果批量输入、项目结果合并、检验结果计算机审核、检验结果按标本号审核、检验结果按项目代号审核及报告单打印。用户管理包括科室定义、员工管理、系统用户管理、授权用户使用仪器等。系统各功能均应为模块化程序设计,可分为标本处理模块、记录查询模块、临床检验模块、库存管理模块、QA/QC 管理模块、科室管理模块、系统管理模块等。客户可选用部分模块或全部模块,并随时增加新的功能模块而不影响系统的正常运转。为便于将来的升级或连接医院其他网络,如连接 HIS,LIS 应可独立于 HIS 而单独存在于检验科内部网络中,又可与 HIS 无缝链接配合成为一个有机的医院信息化组合。

LIS 产品一般包含以下功能模块：

1. 检验工作站 是 LIS 最大的应用模块,是检验技师的主要工作平台。负责日常数据处理工作,包括标本采集、标本数据接收、数据处理、报告审核、报告发布、报告查询等日常功能。

2. 医生工作站 主要用于患者信息浏览、历史数据比较、历史数据查询等功能。使医生在检验结果报告出来之后可第一时间得到患者的病情结果,并可对同一个患者的结果进行比较,并显示其变化曲线。

3. 护士工作站 具有标本接收、生成回执、条码打印、标本分发、报告单查询、打印等功能。

4. 审核工作站 主要的功能是漏费管理的稽查,包括仪器日志查询分析、急诊体检特批等特殊号码的发放及使用情况查询与审核、正常收费信息的管理等功能。该功能可以有效控制人情检查和私收费现象。

5. 血库管理工作站 具有血液的出入库管理,包括报废、返回血站等的处理。输血管理,包括申请单管理、输血常规管理、配血管理、发血管理等功能。

6. 试剂管理工作站 具有试剂入库、试剂出库、试剂报损、采购订单、库存报警、出入库查询等功能。

7. 主任管理工作站 主要用于员工工作监察、员工档案管理、值班安排、考勤管理、工资管理、工作量统计分析、财务趋势分析等。

（三）LIS 工作流程

以国内某公司的 LIS 为例简单说明系统的工作流程与标本采集流程。

▶▶ 课堂活动

医院的检验科对血液、小便、大便等标本进行检验，说说你到医院做过相关的体检吗？ 说说医院的检验流程是怎样的?

住院、门急诊以及检验科检验流程图分别如图 5-1 和图 5-2 所示。

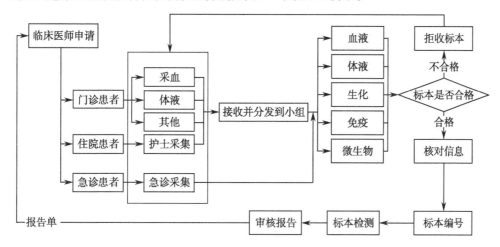

图 5-1　住院、门急诊检验流程图

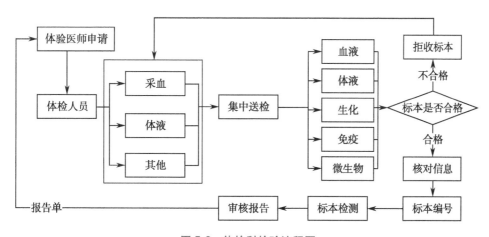

图 5-2　体检科检验流程图

LIS 首先从整体流程上规范各实验室操作人员的行为和数据处理的合理性、科学性，为操作人员减轻工作强度。其次，系统与医院信息管理系统联网，实现系统和其他信息系统的信息共享，临床医师可以通过系统快速查询患者每次的检验结果，检验科操作人员可以通过系统快速获取患者的各种信息。从而提高检验科各部门的管理水平和操作人员的工作效率,对临床医师提出的申请检查做出快速的响应,进而提高医院的服务水平和服务质量。

三、实验室信息系统应用案例

当前,从事 LIS 开发的企业较多,有的遵循了 HL7 等相关标准,有的通过串口直接发送自定义格式数据。各 LIS 厂家的系统架构、功能模块也多有不同,此处仅以某 LIS 为例,具体介绍 LIS 各部分功能模块,如表 5-1 所示。

表 5-1　实验室信息系统功能列表

功能模块	功能描述
申请	完成从医生工作站或护士工作站录入检验申请单;根据录入的检验项目,判定标本类型和数量;打印多种形式的检验申请单
标本采集	完成在采样处打印标签或条码,或在门诊工作站、护士工作站、医生工作站打印标签或条码;查询采样计划,打印采样任务表;记录采样者、采样日期、采样时间、标本描述等。又可分为门诊采集、住院采集等
标本核收	完成按照执行科室、日期、患者标识等条件对比核收检验申请;在标本核收的同时自动通知收费科室计费;显示标本是否收费;记录拒收标本理由并通知申请者
标本检验	具体完成标本检验,计算机自动接收仪器检验结果;同时还能向仪器下载检验任务;自动生成计算项目,判定结果高低状态,标示结果异常状态危机值判断;自动检查错项、漏项、多项;区别常规报告、急诊报告、打印报告、未打印报告
报告审核	完成对检验报告的审核,可单个报告审核,也可批量审核;可以用当前结果与历史结果对比并图形显示;按照设定规则自动审定检验结果。报告又可分为普通报告、细菌报告、血库报告等
报告发布	完成检验报告的发布,自动通过网络向相关科室发送常规、急诊检验报告;自动将异常检验结果通过网络发回申请科室工作站;单个或成批打印检验报告,以人工方式传递;通过网络向患者、护士或医生发布报告;通过互联网向远程用户在线发布报告
查询统计	按病案号、姓名、性别、年龄、科别、病区、病房、病床、检验医师、检验项目等条件进行查询;按单项条件快速查询;按多项条件组合复杂查询
成本验算	进行系统成本核算
智能报表	生成各种分析报表
统计分析	相关分析图如相关直线方程、相关系数、直方图人工比较;正态分布图等;ROC 曲线分析;细菌有分离率统计,阳性率统计等;按照要求生成统计报表、绘制图形等并打印输出
报告打印	负责生成打印检验报告
质量控制	负责完成系统的各项质量控制
检验计费	根据不同的检验报告设置计费方式
科室管理	试剂管理;人员管理;设备管理;文件管理;考勤排班管理、科研项目论文管理、图书文献文件管理、科室大事记录、奖金发放、试剂管理、规章制度管理;质量记录;设备使用记录、维护保养记录、值班记录、交班记录等
系统设置及管理	包括系统设置、密码修改、性能监测等;记录每个进入系统人员的操作内容;多层权限控制,不同组、不同检验医师拥有不同的操作口令;多种权限管理,不同的用户设置不同的操作权力

点滴积累　V

1. LIS（Laboratory Information System）即实验室（检验科）信息系统，是协助检验科完成日常检验工作的。

2. LIS 包含检验工作站、医生工作站、护士工作站、审核工作站、血库管理工作站、试剂管理工作站、主任管理工作站等工作站。

3. LIS 规范各实验室操作人员的行为和数据处理的合理性、科学性，为操作人员减轻工作强度，提高工作效率、服务水平和服务质量。

第二节　PACS/RIS

一、PACS/RIS 简介

（一）PACS/RIS 概念

医学影像归档与通信系统（Picture Archiving and Communication Systems，PACS）是近年来随着数字成像技术、计算机技术和网络技术的进步而迅速发展起来的，旨在全面解决医学影像的获取、显示、存储、传送和管理的综合系统。

放射科信息系统（Radiology Information System，RIS）是优化医院放射科工作流程管理的软件系统，主要功能和应用包括：患者检查预约、影像设备管理与预定、医嘱的输入与管理、患者与设备预约的管理、影像诊断报告和生成与管理、划价、收费等。

第一次提出 PACS 的概念大概是在 20 世纪中期，最早应用于美国军方。随着计算机的普及、网络技术的飞速发展以及相关标准的发布发展并成熟。1997 年开始，系统全面进入世界发达国家与地区的医院。美国、韩国、日本等国家起步较早。20 世纪末，英国、法国、德国、比利时、荷兰等国家的医院也相继起步了 PACS 的建设与普及。在我国一些大城市，特别是北京、上海、广州、沈阳等地区的医院在 20 世纪末逐步引进了 PACS。PACS 在使用过程中渐渐展现其先进性、操作方便、管理方便、降低医疗成本等优势，发展至今已基本在国内多数医院普及。单纯的 PACS 是不能深入到放射科室的实际工作中去的，所以功能发挥十分有限。PACS 必须和 RIS 相结合在一起实现。

（二）PACS 分类

PACS 是一个涉及放射医学、影像医学、数字图像技术（采集和处理）、计算机与通讯的系统。涉及软件工程、图形图像的综合及后处理等多种技术，是一个技术含量高、实践性强的高技术复杂系统。PACS 用于医院的影像科室，最初主要用于放射科，经过近几年的发展，PACS 已经从简单的几台放射影像设备之间的图像存储与通信，扩展至医院所有影像设备乃至不同医院影像之间的相互操作。

在现代医疗行业，医学影像信息系统是指包含了 RIS，以 DICOM 3.0 国际标准设计，以高性能服务器、网络及存储设备构成硬件支持平台,以大型关系型数据库作为数据和图像的存储管理工具,以医疗影像的采集、传输、存储和诊断为核心,是集影像采集传输与存储管理、影像诊断查询与报告管理、综合信息管理等综合应用于一体的综合应用系统。其主要的任务是把医院影像科日常产生的各种医学影像(包括核磁、CT、DR、超声、各种 X 光机等设备产生的图像)通过 DICOM 3.0 国际标准接口(中国市场大多为模拟、DICOM、网络等接口)以数字化的方式海量保存起来,当需要的时候在一定的授权下能够很快的调回使用,同时增加一些辅助诊断管理功能。从规模及复杂性,分为单机工作站(Mini PACS)、科室级 PACS、全院级 PACS、企业级 PACS、区域级 PACS 等。

1. 单机工作站　一般和影像科某台设备配套的 PACS 工作站,数据库和应用程序等都安装在一台工作站上,功能单一。

2. 科室级 PACS　系统覆盖整个科室,一般有独立的数据库服务器或应用服务器,相关影像资料等在科室内共享。

3. 全院级 PACS　系统覆盖整个医院,服务器和存储等由医院信息科统一维护,所有资料全院共享。一般架构上设计二级的存储。在影像科等大数据量的影像科室设置科室库,近线存储三个月到半年的数据,信息科设置大容量的中心库,存储全院的所有影像资料。

4. 企业级 PACS　实现院区、院际间协作,数据及人力资源共享。

5. 区域级 PACS　系统覆盖加入系统的特定医院,由省卫生计生委(原卫生厅)牵头,各医院把患者资料和影像资料等统一上传到省卫生计生委(原卫生厅)服务器。各医院可以在医院内部直接调阅加入系统的患者资料,实现了患者信息的互联互通,减少重复检查。

(三) PACS/RIS 经济效益与社会效益

医院使用 PACS/RIS 的经济效益和社会效益可以从患者和医院管理两个方面来考虑。

1. 从患者的角度考虑　放射性成像使用 PACS,使医生可以直接获得对 DICOM 原始图像的观察,对同一部位的不同组织可以通过图像后处理来进行观察,避免了患者多次拍片,受 X 线照射的身体伤害。对于超声、内镜等影像,因为有录像和图片,也让医生根据这些资料进行会诊,减少了患者被多次长时间进行检查的痛苦。而且 PACS/RIS 的使用,大大缩短了医学影像在院内的传输时间,可以让医生迅速的看到检查结果并根据对检查图像的反复分析,作出诊断,诊断速度和准确率提高了,门诊患者的等候时间减少了,住院患者的住院时间也相对减少,患者的病情可以及早被发现及控制,为患者争取了时间,从而提高了患者的救治成功率,并为患者节约了医疗费用,提高了医疗质量。

2. 从医院管理的角度考虑　PACS 采用计算机的显示器来阅片,可以减少医院冲印胶片的数量,虽然现在的 PACS 使用水平还不能达到完全不使用灯箱和胶片进行阅片,但是医院可以只给患者冲印一份胶片,院内全部采用 PACS 存储系统来保存图像,实现院内的无胶片化管理。院内的无胶片化同时减少了激光相机和洗片机的磨损,延长了设备使用寿命;降低了洗片药水的消耗,有利于保护环境;减少了胶片存储占用的空间,为医院节省了日益宝贵的建筑使用面积。

PACS/RIS 跟医院信息管理系统的紧密结合,使 PACS 所提供的影像能够传送到临床医师工作的地方,在一些高层次的医院这一点显得尤为重要。医学影像能够同时被影像科医师和临床科室的专科医师调阅。临床医师可以看到检查报告,并根据需要调阅医学影像。这将能够解决医院临床医疗中的问题,为医疗质量的提高打下一个坚实基础。同时全院信息化管理,还能够有效地杜绝漏费、事后医嘱等不规范的操作,提高医院的管理水平。

全院级 PACS 的使用,还疏通了院内的工作流程。对于国内医院来说,最重要的是打破科室隔离,实现信息共享。科室的相互隔离、技术和信息的互相保密,独自发展是中国医院最大的一个弊病。借助 PACS 可以有效地改善这种局面,极大地改变了传统影像科与其他科室的关系,它的大范围运用必将对放射学实践产生极其深刻的影响,促进更加专业化的发展,迫使行业内出现更为激烈的竞争。

PACS 中保存了患者的检查图像和报告,还可以作为患者进行诊断的旁证,减少医患纠纷的发生。有 PACS 作为基础,可以开展复合影像诊断、开展多学科会诊,克服时间和地域上的限制,使医护人员能为各类患者提供及时的诊断、治疗和护理。便于影像传递和交流,实现数据共享,发挥教学医院的教学和支持作用,从而在整体上提高医院的诊断质量、效率和教学、科研水平。

建立远程诊断中心,可充分发挥医院专科教学中心的作用。利用院内影像专家进行远程诊断和教学辅导,也可通过电话网络和 Internet 把影像远距离地传送到国内、外大医院进行会诊。

二、PACS/RIS 功能模块及工作流程

(一) PACS/RIS 功能模块

PACS/RIS 系统主要功能模块如下:

1. **影像实时采集子系统** 该系统把各种医疗设备中的图像信息采集到计算机中一般采用数字(DICOM 3.0)、模拟视频和扫描三种采集方式。在数字方式下,本系统实现了不用人工操作的情况下实时自动采集的功能,采集到的基于 DICOM 3.0 图像没有任何损失,图像的显示方式、操作方式也与医疗设备中的一致。在模拟视频采集方式下,电脑实时捕获的影像视频信号,经过转换将医疗设备的模拟图像转换成统一格式的电脑数字图像。在扫描方式下,利用胶片扫描仪把胶片扫描到计算机,再进行患者匹配。

2. **影像存储与管理子系统** 负责影像的存储、归档、管理与通信,主要功能是控制 PACS 影像数据流程,将影像自动发送至临床医师影像诊断工作站,向临床医师提供各种类型的影像查询/提取服务,对影像进行"在线""近线"和"离线"存储管理,支持远程放射,为医学科研和教学提供影像资源服务。存储管理机制包括影像路由机制、影像堆栈机制、存储计时准则、影像预取和病案分类。PACS 服务器是系统可靠、稳定和安全运行的关键,因此对服务器的硬件要求较高,通常由控制器模块、影像存储设备及影像数据库等部分构成。控制器模块主要实现 DICOM 通信服务,如存储类(C-STORE)、查询/取回(Query/Retrieve)等。影像存储包括在线(on-line)、近线(near-line)、离线(off-line)等,它通过对不同存储设备的读、写操作完成上述功能。PACS 的存储设备主要有直接存取存储(Direct Access Storage,DAS),如磁盘阵列(Redundant Array of Inexpensive Disks,RAID);存储区域网络(Storage Area Network,SAN),由高速光纤磁盘阵列和光交换机构成;网络附加存储(Network At-

tached Storage,NAS),是基于 IP 网络通信方式的共享存储;影像数据库一般是根据 DICOM 定义的信息对象(information object)设计,由大型关系数据库(relation database)和文件系统构成,如 Oracle、SQL Server、MySQL 等。存储容量的计算要充分考虑医院影像检查的数量、检查类型、影像存储年限等。

3. 预约登记工作站 预约登记主要负责将预约申请单和检查单录入到 PACS/RIS 数据库中。系统提供的操作有:患者基本信息登记、患者医嘱信息登记、患者影像学检查的预约、患者到检的确认、检查信息的查询及修改、患者备注添加、患者申请单扫描及预约单打印、报告分发。在患者登记时,允许扫描患者检查申请单、上传申请单,可将申请单上传到服务器,与患者的医嘱信息一同保存在服务器上。

4. 影像工作站 影像工作站功能主要包括:支持高分辨率、多屏显示,放射科医师可用其进行数字图像无胶片化诊断;可显示和处理任何医学数字图像(CT、MRI、CR、DR、US、DSA、PET 等);支持 PACS 与 HIS/RIS 集成,可用于图像诊断报告书写与查询,用于处理多模态图像的通信,图像导航、图像处理与进行数据流管理,可使医院放射科进行无胶片、无纸张化操作与管理。其他影像工作站通常使用个人计算机并安装相应软件以显示图像。PACS 的流程如下:首先由成像设备获取图像,由 DICOM 网关发送到 PACS 服务器,再按一定规则发送到图像诊断或图像浏览工作站。发送图像一般有两种模式,一是利用前向存储模式,即利用 DICOM 存储通信服务,图像首先进入 PACS 服务器并进行存储,接着图像被送到图像工作站;二是利用查询/取回模式,即利用 DICOM 查询/提取服务,医生首先从 RIS 或 PACS 获取检查列表,然后从 PACS 服务器或 Web 服务器查询提取图像。影像工作站一般由以下组件构成:DICOM 通信组件、图像数据库组件、图像处理与显示组件及图形用户界面(Graphic User Interface,GUI)组件。最关键性的要求是显示分辨率,按 ACR 标准其显示分辨率要求主要有两类,大矩阵图像(large matrix images,2048×2048×12 bits)适用于 CR、DR 以及胶片数字化仪产生的影像,小矩阵图像(small matrix images,512×512×8 bits)适用于 CT、MRI、RF、US 等影像。

图像浏览与分析工作站用于显示和分析各类医学数字图像,用于临床影像应用、医学教学、医学研究,可支持多种 PACS 网络连接及 Intranet 和 Internet 应用。图像处理包括预设窗处理,窗宽、窗位调节,旋转、翻转,整体放大、缩小,局部放大,漫游,伪彩处理,边缘提取,抗失真、抖动,Gamma 校正,平滑、锐化处理,对比度翻转、伸展、补偿,图像标注,图像信息查看,另存为其他图像格式,DICOM DIR 光盘读取,多帧 DICOM 图像循环播放等。

5. 诊断报告子系统 负责诊断报告信息的编写与管理。诊断医生使用报告管理功能,根据患者影像写诊断报告,诊断报告可作为报告模板保存起来。报告系统能使用模板管理功能,将典型病例、典型诊断的有关信息整理成报告模板保存在 RIS 系统中,供诊断医生随时调用。

在医生写诊断报告时,可调用已有的典型诊断模板,快速生成诊断报告,可以预览报告。生成的诊断报告可以与患者的信息和影像同时保存起来,供门诊和病房医生查询。

统计查询模块,可查询和统计放射科医生已做的负责门诊量、工作量,由放射科主任统计查询各种费用。

6. 临床浏览子系统　通过 Web 方式,查询患者检查记录,浏览患者检查影像,浏览诊断报告等。在本模块所查看的报告应是本系统中已生效状态的报告。通过 Web 浏览器登录报告系统后,连接到报告查询主界面,该界面可分为三部分,即查询面板、查询结果列表、历史检查列表。只要在查询面板输入查询信息即可实现相应查询。

7. 数据交换接口　PACS/RIS 需要从 HIS 获取患者基本信息、从电子病历系统(EMRS)获取住院患者的病程记录、从 LIS 获取检验数据等,因此 PACS/RIS 需要和 HIS、EMRS、LIS 等系统指定接口标准,以便进行数据通讯。

常见的数据交换方式有:

(1)直连方式:系统间通过 DBLink 等方式进行数据库的读取和写入操作。

(2)参数调用方式:通过参数方式发送消息到各软件进行数据通讯。

(3)HL7 接口:通过 HL7 标准来通讯,有 TCP/IP 方式和文件方式发送 HL7 串,目前用的较多的还是 HL7 V2.3 版本。

(4)调用对方 DLL:由企业开发 DLL 给别的企业调用,如电子病历程序编写 DLL 由 PACS/RIS 企业调用显示电子病历并显示。

(5)集成平台:院内的各信息系统的所有数据往集成平台汇总,各系统要用到哪些数据按照平台的标准自行到平台获取。

(二) PACS/RIS 工作流程

▶▶ 课堂活动

医院放射科可以进行 X 线检查、CT 检查、MRI 检查等,你了解这些检查的流程是怎样的吗?

PACS/RIS 工作流程如图 5-3 所示。

1. 患者持检查申请单到登记处登记,包括患者基本资料、检查种类、检查位置等信息,对相关检查类型缴纳费用,并对申请单进行扫描。登记工作站自动分配给患者一个唯一的检查号。

该检查号的定义可以是每次检查一个号,也可一个患者定一个检查号,在系统中区别不同次的检查。有些厂家的系统可通过 HIS 工作站直接发送电子申请单并预约时间,患者无需到检查科室的登记站即可预约和登记(步骤 1)。

2. 患者根据登记处提供的信息,到相应的检查设备前做检查。医疗设备上的登记可通过与 WorkList 直接通信完成(步骤 2),可以省略设备登记这一环节。检查完成后,影像通过 PACS 网络传输到影像采集服务器(步骤 4),再传到影像中心服务器中。患者完成检查,离开检查设备,医生可以操作设备,对下一个患者进行检查。

3. 诊断组当值医生通过诊断医生工作站调阅该患者影像及相关资料(步骤 5~7),通过诊断医生工作站影像后处理功能,进行调整,达到最佳诊断效果,并进行诊断初步报告的编辑,保存后初步报告被保存在 PACS 系统中。

此时的报告还未经过主任的审核,只在影像中心内部流通。

由于门诊患者比住院患者对胶片和报告要求的时间更短,所以通常情况下,系统在患者排序上,

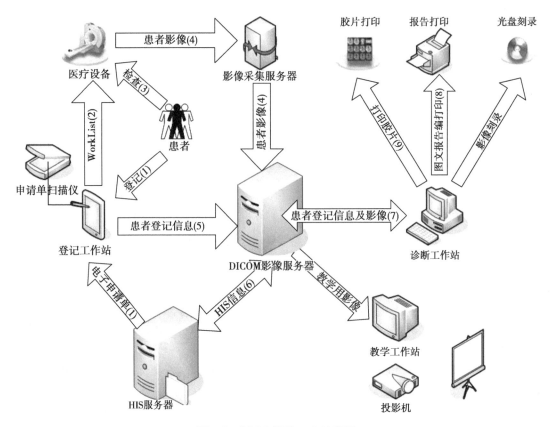

图 5-3 PACS/RIS 工作流程图

门诊患者优先考虑。

4. 诊断组主任医师通过诊断医生工作站可以看到全部患者影像及相关信息,并可调阅由当值医生已保存的初步报告。在此基础上,主任医师对该报告进行审核、修改,最后确认签发报告(步骤8)。该报告为正式诊断结果。

此时 PACS 系统默认报告及患者影像已经可以给其他科室调阅,但影像中心可根据实际情况,截留该患者相关资料,使得该患者资料不在影像中心以外流通。

确认后的报告除签发报告本人和影像中心主任外,其他人无法对报告进行修改。

5. 患者在规定出报告时间后,到登记处领取胶片(步骤9)及报告。至此,一个患者在影像中心的检查流程已完成。

三、PACS/RIS 应用案例

目前国内外对 PACS 的研究可谓百花齐放,企业纷纷推出各自的 PACS 解决方案,就目前来看,多数遵循了 DICOM 3.0 标准,有的集成了 RIS,有的没有,在实现架构上也基本相似,此处以某整合了 RIS 的 PACS 为例加以介绍,其系统架构图如图 5-4 所示。

该系统包括一台 PACS 图像存储服务器和一台 RIS 数据库服务器作为系统核心存储服务器,C/S 工作模式,提供了全面的 Web 访问能力,从影像调阅到报告发布都可以通过 Web 界面实现。PACS/RIS 功能列表如表 5-2 所示。

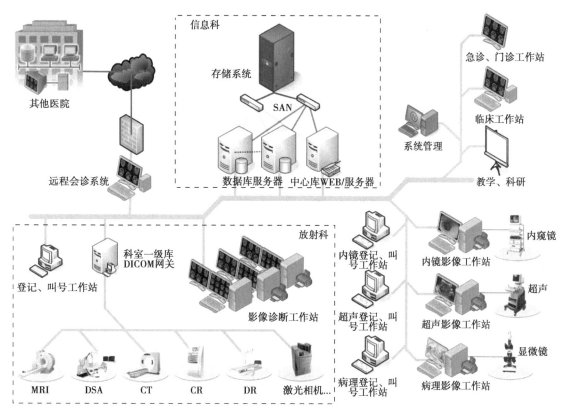

图 5-4　PACS 架构图

表 5-2　PACS/RIS 功能列表

功能模块	功能描述
DICOM 影像存储管理服务器	支持 DICOM 3.0 标准； 登记信息的归档与管理； 影像归档与管理； 患者信息的匹配与管理； 加入容错设计,提供采集时错误检测和错误报告； 操作简便、输出信息清晰； 支持磁盘、光盘、磁带等各种存储介质； 支持 CLUSTER,双机热备份； 离线自动 DVD 备份(双机、双备份)
DICOM 服务器	高速图像传输、传输 CT 图像达到每秒 7 幅的速度； 完全支持 DICOM 3.0 标准,包括 WorkList、Query/Retrieve、C-Store 等； 支持非 DICOM 3.0 标准影像的转换； 根据不同策略对影像进行分类、转发,减轻网络和服务器压力
申请预约工作站	登记预约患者信息、生成检查号； 以检查号等生成打印条形码； 申请单扫描与保存； 从 HIS 接口调用患者信息； 支持条形码和磁卡； 自动生成唯一 ID 号、唯一影像号、唯一条形码； 患者历史检查信息查询显示

续表

功能模块	功能描述
诊断医生工作站	支持录音记录语音报告； 医生收藏夹功能,收藏特殊病例,不受系统在线时间控制,可用于疑难病症诊断的对比及专题教学功能； 检查状态查询,实时查询患者检查状态为预约、已检查、报告情况、已打印胶片等； 限时提醒功能(如门诊 2 小时报告,住院 1 天报告到期前提示)； 报告书写,三级报告审核(医生、主治、主任)、报告痕迹； 支持多屏显示,并能同时阅片和书写报告； 内容丰富的报告诊断模板及多种报告格式定制； 完全符合 DICOM 3.0 标准,显示各种医学影像,如 CR、DR、CT、MRI、DSA、US 等;可显示播放 DICOM 多帧各种动态影像,如超声、DSA 等； 支持窗位快速调节,并可根据检查部位预设窗宽窗位值,自动调阅； 包含丰富的图像操作、标注和测量工具； 图像后处理功能包括:移动、放大镜、整图放大缩小,复原,反片显示,顺、逆时针旋转,上下左右镜像,伪彩等； 标注功能包括:显示标注、鼠标功能、显示测量值、圆形、测量笔、箭头、文字、直线、长方形、多边形、角度； 多幅多屏显示:单幅、1×2 幅、2×2 幅、2×3 幅、3×4 幅、4×6 幅、6×8 幅等； 动态图像回放、支持电影回放,并可调节回放速度,可暂停,可反方向回放； 支持单屏、双屏、横屏、竖屏以及多屏投影输出
技师工作站	影像检查号修改、影像重新匹配、影像删除； 胶片排版、胶片打印； 医生排班及管理； 工作量统计、设备使用情况等统计
科室管理工作站	管理科室用户、各种字典、报告格式等系统内功能的修改； 用户字典管理:角色分配、权限分配； 科室字典维护:更改检查类别、检查组等科室内部维护； 报告模版修改、报告格式修改； 错误修正:科室流程中出现的错号等问题的修改； 系统日志管理及维护
临床医生工作站	按多种条件查询患者信息,调阅患者影像等信息,受权限控制,一般情况下,仅可调阅申请医生所在病区申请的患者； 支持查看患者病历、医嘱等信息(需与 HIS 接口)； 支持报告浏览,并且只能调阅影像科室已确认的报告； 能够显示和操作各种类型的医学图像,如 CR、DR、CT、MRI、DSA、US 等;可显示播放 DICOM 多帧各种动态影像,如超声、DSA 等； 支持窗位快速调节,并可根据检查部位预设窗宽窗位值,自动调阅； 包含丰富的图像操作、标注和测量工具； 图像后处理功能包括:移动、放大镜、整图放大缩小、复原、反片显示、顺、逆时针旋转、上下左右镜像、伪彩等； 标注功能包括:显示标注、鼠标功能、显示测量值、圆形、测量笔、箭头、文字、直线、长方形、多边形、角度

功能模块	功能描述
视频采集工作站	适用于超声、DSA、内窥镜、病理等设备，并提供相应的报告书写工具和报告模板； 支持静态和动态采集，可以转换为 DICOM 格式统一存储； 支持 JPEG 图像或 AVI 存储及调阅； 支持 VHS、RGB 和 S 端子等视频接口； 支持黑白和彩色图像采集； 支持脚踏开关及 USB 采集开关

案例分析

案例

某公司最近中标了一家二甲医院放射科 PACS 系统建设项目，公司项目组成员陈工负责接入放射科的一台 CT 设备。

分析

1. 在项目初始阶段成立项目组，人员由公司和医院工作人员组成，根据招标文件及合同确定项目范围。

2. 上述要接入放射科的一台 CT 设备，由负责的工程师与医院信息科（或设备科）人员沟通如何设置该设备的 DICOM 参数。 一般做法是联系设备厂家，把 PACS 系统 DICOM 服务器的存图服务参数，如 AETitle、IP 地址、端口号等，提供给厂家工程师，让厂家工程师输入到设备的 DICOM 参数列表。 设置默认的图片发送方式。

3. 按照项目范围，是否需要 WorkList 等服务，需要的话，同样需要把相关 DICOM 服务的 AETitle、IP 地址、端口号等写入到 CT 设备。

4. 登记测试患者，在 CT 设备上，从登记患者、检查、发送图像等流程进行测试，观察 PACS 系统 DICOM 服务器的相关响应是否达到预期。

点滴积累

1. 医学影像归档与通信系统英文全称是 Picture Archiving and Communication Systems，简称为 PACS，主要为医院内影像的管理。 放射科信息系统英文全称是 Radiology Information System，简称 RIS，主要为放射科信息管理。

2. PACS 分为单机工作站（Mini PACS）、科室级 PACS、全院级 PACS、企业级 PACS、区域级 PACS 等。

3. PACS/RIS 包含影像实时采集子系统、影像存储与管理子系统、预约登记工作站、影像工作站、诊断报告子系统、临床浏览子系统、数据交换接口等业务子系统。

4. PACS 的意义：信息共享、提高诊断水平、缩短诊治时间，节省了存储胶片的空间和胶片成本、提高了工作效率、为医院提供了原始积累，充分利用本院资源和其他医院资源。

第三节 电子病历系统

一、电子病历系统简介

（一）电子病历与电子病历系统的概念

2009 年的《中共中央国务院关于深化医药卫生体制改革的意见》中明确提出大力推进医药卫生信息化建设。在加强我国卫生信息资源规划和信息标准化基础上，重点推动以人的健康为中心、以居民健康档案为基础的区域卫生信息平台与业务应用系统建设，逐步建立医疗卫生机构之间以及相关部门之间统一高效、互联互通、信息共享的区域卫生协同服务模式。在医疗服务领域，着力推进以医院管理和电子病历为重点的医院信息化建设，充分利用现代管理和信息技术，提高医疗服务质量和效率，预防和减少医疗差错，控制和降低医疗费用，促进解决社会关注的"看病难、看病贵"等问题。

1. 电子病历的概念　电子病历是现代医疗机构开展高效、优质的临床诊疗、科研以及医疗管理工作所必需的重要临床信息资源，也是居民健康档案的主要信息来源。标准化电子病历及以其为核心的新一代医院信息系统建设是实现区域范围以居民个人为主线的临床信息共享和医疗机构互联互通、协同服务的前提基础，不仅能保证居民健康档案"数出有源、数出有据"，还能有助于落实、规范临床路径，实现医疗过程监管，提高医疗救治水平与应急指挥能力。

电子病历（Electronic Medical Record, EMR）是以医学专用软件，医院通过电子病历以电子化方式记录患者就诊的信息，它包括：首页、病程记录、检查检验结果、医嘱、手术记录、护理记录等，其中既有结构化信息，也有非结构化的自由文本，还有图形图像信息。涉及患者信息的采集、存储、传输、质量控制、统计和利用。在医疗中作为主要的信息源，提供超越纸张病历的服务，满足医疗、法律和管理需求。

根据国家卫生计生委印发了《医疗机构病历管理规定（2013 年版）》（国卫医发〔2013〕31 号）的通知精神，其中明确了电子病历与纸质病历具有同等法律效力，电子病历逐渐代替纸质病历是当前我国病案信息管理发展趋势。

2. 电子病历系统的概念　电子病历系统（Electronic Medical Record System, EMRS）是医疗机构内部支持电子病历信息的采集、存储、访问和在线帮助，并围绕提高医疗质量、保障医疗安全、提高医疗效率而提供信息处理和智能化服务功能的计算机信息系统，既包括应用于门（急）诊、病房的临床信息系统，也包括检查检验、病理、影像、心电、超声等医技科室的信息系统，是临床信息系统（Clinical Information System, CIS）的核心部分。

电子病历系统（EMRS）是临床信息系统（CIS）重要系统之一，而临床信息系统又是医院信息系统（Hospital Information System, HIS），他们之间既有联系又有区别。"医院信息系统"是医疗机构日常工作开展所依赖使用的综合性业务应用系统，其信息管理功能涉及临床诊疗、药品管理、物资管理、经济管理、医院统计和综合管理等各类业务活动，是医院综合管理与日常运营的信息系统。电子病历系统重点针对个人在医疗机构接受各类医疗服务的过程中产生的临床诊疗和指导干预信息的数据集成系统,是"医院信息系统"的有机组成部分。

（二）电子病历的特点

电子病历的一个重要特征是数字化,纸质病历电子化是电子病历的初级阶段。真正的电子病历是用计算机、健康卡等电子设备保存、管理、传输和重现的数字化的患者一生的医疗信息记录,为临床医师提供医疗辅助诊断、为管理人员提供决策服务的功能。在信息上,电子病历内容包括纸张病历的所有信息,且不仅指静态病历信息,还包括提供的相关服务。在功能上,电子病历是实现医院诊疗信息共享和医院实现电子化服务的基础,帮助减少医疗错误、提高医疗质量,归结起来还是以人为本,为患者带来切实好处。电子病历与纸质病历比较具有以下特点:

1. **标准化** 电子病历按照国家卫生信息数据标准规范和病历书写规范设计开发,提高了病案质量,实现病案标准化。病历规范化,统一的模板和录入标准,促进了医疗文书的规范。

2. **传输速度快** 传输网络化,可以实时把数据传至所需地点,时效性好;电子病历通过计算机网络实现远程存取读写病案病历,实时就能把数据传输到需要的地方。在门（急）诊时,电子病历中的数据可以及时地查出并显示在医护人员的终端。

3. **共享性好** 资源共享化,临床医师、管理者和科研人员均可以共享和利用患者的医疗信息。电子病历可以实现各个医院的诊治结果共享,提高病历数据价值最大化,病历数据通过医院之间的计算机网络或患者随身携带的健康卡（光卡或 IC 卡）来传输,病历的共享将给医疗带来极大的方便。

4. **存贮容量大** 存储电子化,采用计算机、健康卡等电子设备,存储载体体积小,保存时间长、容量大,记录病历信息较为完整。由于计算机存贮技术,尤其是光盘技术的进步,电子病历系统数据库的存贮容量可以是相当巨大的,而且患者随身携带的健康卡（光卡或 IC 卡）,其容量也是可观的。

5. **使用方便** 管理监控化,通过动态监控病历,提高了医疗质量,改善了临床管理水平。医务人员使用电子病历系统可以方便地存贮、检索和浏览病历,复制也很方便,可以方便、迅速、准确地开展各种科学研究和统计分析工作,大大减少人工收集和录入数据的工作量,极大地提高临床科研水平。

6. **成本低** 电子病历系统一次性投资建成后,使用中可以减低患者的费用和医院的开支。

当然,电子病历也存在一些缺点。例如,需要大量的计算机软硬件投资和人员培训,也有部分医务人员很难适应计算机操作。计算机一旦发生故障,将造成系统停顿,无法进行工作,因此,经常需要保存手工的原始记录。还有在将病历数据输入计算机时经常会出现各种错误（主要是操作失误）,需要严格的检查,以防止发生差错和事故。

（三）电子病历应用发展现状

1. **电子病历国外应用现状** 电子病历的发展始于 20 世纪 70 年代,已经有 40 多年的历史,系统设计开发始于美国和欧洲。近 20 多年来,电子病历在美国、英国、日本、加拿大等国家有了相当程度的研究和应用。

（1）美国:观念超前、全球领先。1960 年美国就有了电子病历概念,主要是自动化门诊病案系统。1992 年发展到电子化健康记录(Electronic Health Record,EHR),同年,美国政府把 HL7(Health Level Seven)作为国家健康信息体系,推广到电子病历。到 2007 年,美国区域卫生信息化组织数量已达到数百家。美国前总统布什高度概括美国电子病历系统的建设目标——"将健康记录计算机化,可以避免严重的医疗事故、降低费用的增长、提高医疗水平"。布什曾在 2004 年时号召,到 2014 年要让大多数美国人享受电子化健康记录。然而美国电子病历普及率并不高,截至 2009 年,仅有 1.5% 的医院采用完善的电子病历系统,7.6% 的医院拥有基本的电子病历系统。奥巴马上任后推行新医改,针对电子病历实施了 270 亿美元的经济刺激计划,并且出台了一系列的法律强制性规范,重金奖励推广电子病历的发展。美国在电子病历理论研究方面最为深入,美国医疗信息与管理系统学会(HIMSS)组织的电子病历评估模型将医院电子病历应用情况从低到高划分为 0~7 级,2011-2012 年美国电子病历的发展趋势显示:3 级水平的医院占比 41.3% 为最多,3 级以下的医院数量在减少,4 级以上水平的医院数量呈增长态势。2012 年 6 月,美国高级法院以 5 比 4 投票,通过奥巴马平价医疗法案,其中许多条例都保证了电子病例快速发展,奥巴马政府想让全美所有的医院在 2014 年都实施电子健康系统(Electronic Health Record,EHR)。但随着特朗普于 2017 年 1 月 20 日开始执政,其在上任第一天,就下令废除了美国"平价医疗法案"。废除了法案还不够,特朗普还要精简 FDA 的法规,目的是让新药能更快上市,这给电子病历系统发展带来不稳定因素。

(2)英国:政府主导、国家推进。英国采取的是完全政府主导的电子病历建立模式,国家投入资金,国家出台标准,国家组织实施。2005 年,英国政府成立"英国医疗服务体系(NHS)"专门机构,负责实施国家医疗规划。随后英国政府与 4 组电子病历系统软件供应商签署了为期 10 年、价值 64 亿英镑的项目合同,供应商建立连接各个医院、诊所的电子病历系统。旨在促进医疗卫生信息化——在全国实现电子医疗记录、网上选择医疗机构和预约服务、电子处方、卫生网络基础设施等。英国的医疗体制非常完善,其医疗服务由卫生部管理的国家医疗服务体系(NHS)下属的医院和家庭医生(GP)诊所提供。从 2000 年到 2010 年,建立整合式 IT 基础架构与系统,可安全有效地传输健康照护资讯。在国家的主导下,英国电子病历研究工作开展得比较全面和深入。

(3)日本:电子病历起步早、政府认可。日本电子病历发展时间较长,应用也比较高。20 世纪 70 年代末,日本的一些大型医院开始研究建立 HIS。1995 年,成立了电子病历开发委员会,当年度投入 2.9 亿日元用于开发电子病历系统。1999 年电子病历被法律允许作为正式的医疗文档。2001 年,政府投入 200 亿日元资助电子病历系统的安装实施。2004 年,设立卫生信息系统互操作性项目,政府投入 15 亿日元支持数据标准化活动。2006 年,厚生省在全国推广静冈县的电子病历系统,政府投入 8800 万日元对该系统进行升级并免费在全国推广。2013 年日本医院用电子病历的普及率约为 31.0%。电子病历在大型医院(超过 400 个床位的医院,共 821 家)中普及率较高,为 69.9%,但今后新采用数量有望增长的是目前普及率还只有 34.0% 的中型医院(100~399 个床位,共 4562 家)。2013 年,小型医院也开始采用电子病历。根据日本市场调查公司 SeedPlanning 目前发布了关于日本电子病历市场和 PACS(医用图像管理系统)市场的预测。预计日本电子病历市场规模到 2018 年将达到 1940 亿日元,比 2013 年增长 673 亿日元,预计医院用电子病历市场将顺利增长。目前日本电子病历系统在各类医院已基本普及,电子病历系统还整合了各种临床信息系统和知识库。

（4）其他：加拿大在2009年为50%的人口建立了电子健康档案，并计划2020年覆盖全部人口。此外，德国、荷兰、丹麦、芬兰等欧洲国家在电子病历应用的广度和深度上均有独到之处，日常使用电子病历的比例高达95%以上。

2. 电子病历国内应用发展现状　在我国香港、台湾地区电子病历应用较为普遍，早在上世纪90年代，香港就开始探索"电子健康记录"系统，也就是内地的"电子病历"。经过多年实践，该系统已存储超过800万名病人的医疗记录、8亿项化验结果、3亿多份处方以及3400万个放射图像；覆盖几乎所有医管局辖下公立医院及诊所提供的临床服务。根据香港特区政府的计划，2013至2014年度将推行全港性的"电子健康记录互通系统"，连接所有公立和私家医院。特区政府食物及卫生局下辖的电子健康记录统筹处估计，未来10年系统建设的总开支约为11.24亿港元，但从长远看则可节省8.6亿港元，因为系统可以尽量避免药物、处方错误，并减少使用纸张病历。2012年底台湾地区70%的诊所和80%的医院建立起电子病历系统。原卫生部自1995年提出"金卫工程"，各地陆续开展了电子病历的研究工作，在这20多年中，国内在电子病历研发和推广过程中积累了很多宝贵的经验，也走了不少的弯路，但总体是向前逐步推进的，取得令人瞩目的成绩。特别是国家在2009年深化医药卫生体制改革过程中，大力推进医药卫生信息化建设。全国各地医疗卫生机构纷纷落实改革意见和配合公立医院改革试点工作，为了规范和促进电子病历的推广和发展，我国陆续出台电子病历相关政策法规，2010年2月，《电子病历基本规范（试行）》（卫医政发〔2010〕24号）发布，对医院电子病历的建立、使用、保存和管理进行规定。2010年10月，原国家卫生计生委发布《电子病历试点工作方案》（卫医政发〔2010〕85号），在北京市等22个省（区、市）部分区域和医院开展电子病历试点工作。我国《电子病历系统功能规范（试行）》（卫医政发〔2010〕114号）自2011年1月1日起实施。

随着我国卫生行政部门与各级各类医疗机构对电子病历的认识和重视程度逐步提高，电子病历的应用环境逐步改善，电子病历市场前景也愈发被看好，市场涌现了一批从事电子病历研发与推广的企业。但是，市场上真正做到标准化、专业化、专家化的电子病历产品却屈指可数，这里面除了研发者要有深厚的医学专业背景外，电子病历较高的技术门槛是一个主要的因素。因为电子病历系统不像传统的HIS，传统的HIS研发没有什么纯技术门槛，只要能把握好业务流程，充分考虑系统的可扩展性、易用性、稳定性和可维护性，研发出来的HIS都应该是经得起市场检验的系统。而电子病历系统则不然，由于它的独特性，使得它对研发者的技术能力和经验要求相当高，需要解决的技术难题也较多，从而提高了电子病历系统的准入门槛。

3. 我国电子病历应用存在问题

（1）应用区域不平衡：与地方相比，军队卫生系统电子病历应用走在了全国前列。1997年军队"军卫一号"工程全面实施，HIS迅速得到推广，至2012年底，经历了总后研发版、广州军区总医院研发版到浙大和仁研发的新版电子病历系统，军队卫生系统正在逐步实现与不同版本系统的相互交互。如PACS、LIS、RIS和CIS等临床系统融合连接到HIS中，逐步形成了医疗业务流程的网络化。地方卫生系统电子病历的应用较为滞后，除了北京、上海、广州、深圳、南京、沈阳等城市的大医院建成了一体化数字化病历,其他地区电子病历的应用仍是参差不齐,尤其我国西部欠发达地区、少数民族地区和东北等区域电子病历应用水平较低,许多地方依然处于手工和半手工纸质病历阶段。

(2)经费投入不足:根据原卫生部统计信息中心的调查。东部经济发达地区的应用普及明显高于中西部地区。电子病历系统是系统的、庞大的工程,硬件和软件需要大量的经费投入,没有足够的经费保障,则无法开展或进一步深层次挖掘其更多功能。

(3)缺乏统一的技术标准:首先是国家缺乏统筹性,没有出台一套在框架结构、技术标准、安全维护等方面的标准,使研发者没有技术参照标准;其次是软件企业各自为政,不严格遵循国际技术标准研发,给系统的后续扩展与融合带来困难。

(四) 电子病历系统的作用

1. 有利于提高医疗质量

(1)电子病历系统是以医护人员为中心,为医护人员提供完整的、实时的、随时随地的患者信息访问,有助于提高医疗质量。电子病历系统为医护人员随时随地提供患者个人基本信息、疾病既往史、病因病况、各种化验结果和放射图片、图像、视频等医学资料,为医护人员准确了解患者健康状况提供科学依据和数据支持,提高了医疗活动针对性和实效性。例如,医技科室的医生在检查患者过程中,通过电子病历系统参照不同检查结果或报告,如做 B 超检查时,可以参考 CT 检查结果或其他化验报告,有利于提高检查质量。

(2)电子病历系统为医护人员提供同类疾病多种有效治疗方案,也可以参考其他医生治疗方案和治疗效果,还可以把不同疾病建立关联性,以疾病和症状来建立知识库,帮助医护人员记忆和比较,为患者选择更好更合适的治疗方案,全面提升医疗质量和疗效。

(3)电子病历系统通过规范化的病历模板、病历知识库、病历质控管理等功能与医院管理制度的配合,让各级管理人员随时掌握病历质量情况,从而便捷地分析病历缺陷情况制定合适的管理措施,促进医疗质量提高。

2. 有利于保障医疗安全

(1)电子病历系统可以对医生不合理的医疗行为进行告警。电子病历系统根据医护人员用药或治疗行为进行识别和跟踪,可以发现医护人员不良治疗行为和违规用药行为,电子病历系统加强对药品之间的相互关联作用,会自动对药品、检验之间的干扰等不符合医疗常规的行为提出警告,避免出现医疗差错,大大减少医疗安全隐患。

(2)电子病历系统为医护人员提供全面、权威、准确的患者信息,为医护人员开展诊治工作提供决策支持,大大提高诊断正确率,减少误诊、漏诊现象,杜绝人为原因导致重大医疗事故,把医护人员风险降到最低,切实保障患者生命安全。

(3)电子病历系统实现全面质量监控,确保医疗质量。电子病历系统除了在医生书写时进行在线的质量监控,还可依据关键节点对病历数据进行自动监测,向病历书写人、科主任、病历质控人员反馈自动质控信息,同时还可结合医院医疗管理要求,向特定的质控人员提供病历抽查功能,通过人工质控与自动质控有机结合,实现全面的医疗质控。

3. 有利于提高医疗效率

(1)有效提高医护人员工作效率。通过使用电子病历系统,可以大大缩短医护人员在临床文书处理上的时间,让医护人员有更多的时间关注于临床服务,有效提供工作效率,更好为患者提供专业化、精细化、标准化医疗服务。例如,医生直接在电子病历系统下达医嘱,护士直接通过电子病历系统自动处理医嘱,生成各种执行单和医嘱单,避免了转抄工作,也避免了一些转抄错误。电子病历系统可以结合医疗知识库的应用,通过交验、告警、提升等手段,可以有效降低医疗差错。

(2)电子病历系统专门为医护人员提供诊疗方案及诊疗活动需要参考的各种联机药品使用、诊疗常规、处方专业数据库,方便医生查询、参考,大大减轻医护人员记忆负担,让他们更快更准确找到合适的诊疗知识,全面提升医疗质量。

(3)电子病历系统可以加快信息传递。通过电子化的信息传输和共享,优化医院内部的工作流程,提高工作效率。医院内部各部分之间依靠信息的传递来协同工作,如医生与护士之间的医嘱传递、病房与药房之间的用药申请传递、病房与医技部门之间的申请传递和结果回报等。传统模式下,这些信息以纸张方式人工传递,不及时且不可靠。电子病历的实现变"人跑"为"电跑",及时可靠。同时可以沿着与辅诊科室进行信息交互的路径去逐个实现,如检验、放射、超声等,实现医生网上的电子申请和电子报告结果。

4. 有利于规范医院管理

(1)电子病历系统以患者为中心。建立患者唯一 ID,加强以患者为中心的诊疗信息集成,实现门急诊、住院的信息集成,实现患者历史信息的集成,实现以患者为中心的信息集中展现。此外,可以合理调配和统筹医院全部医疗资源,把医院的医疗资源合理分配到需要的临床科室,保证医疗资源合理使用,提升医院管理水平。

(2)电子病历系统可以减少院内资源浪费。电子病历系统可以将医院各个临床科室和医技科室的医疗行为、医疗质量和规模、数量进行绩效考核、数据统计、汇总分析,还可以预测将来医疗活动的趋势和需求,避免人为因素导致医疗资源分配不均衡,减少医疗资源少算、错算、漏算等不规范行为,大大提升医院管理和医疗服务水平。

(3)电子病历将医院人、财、物等核心纳入系统编码管理和费用控制,为医院领导管理医院提供科学、准确、权威数据,为领导科学决策提供智能化支持;为医护人员提供权威医疗数据,为医护人员掌握自身工作质量和水平提供科学客观数据;为医院行政后勤人员做好医院辅助工作提供数据支撑。

二、电子病历系统设计思路、结构与功能

(一)电子病历系统的设计思路

电子病历系统设计思路是以《中华人民共和国执业医师法》《医疗机构管理条例》《病历书写基本规范》《电子病历基本规范(试行)》和《电子病历基本架构与数据标准(试行)》等法律、法规和规范性文件为依据,以患者为中心,满足医护人员临床医疗工作需求为核心,规范电子病历管理,明确电子病历系统应当具有的功能,实现医嘱、病历、护理、临床路径和质控等的有机融合,更好地发挥电

子病历系统在医疗工作中的支持作用,同时电子病历系统设计须具有较好的扩展性、易用性、安全性、标准化和智能化。

1. 扩展性 电子病历系统设计要具有良好的功能和性能可扩展性。功能可扩展性是指电子病历系统增加新的功能模块而不会影响旧有的功能,甚至可以做到新模块的热部署。例如,插件式系统架构就很好地体现了模块的可扩展性;多层结构也是为了增加模块的可扩展性,多层结构通过隔离降低了模块的耦合度,提高了电子病历系统可扩展性。性能的可扩展性一般有横向可扩展和纵向可扩展两个方向。横向可扩展指允许通过增加服务器提高系统性能,纵向可扩展指允许通过增加服务器的内存或者 CPU 提高系统性能。良好的电子病历系统设计应该允许两个方向的性能可扩展性。具有良好可扩展性的电子病历系统为医院临床信息化提供统一技术基础平台,在应用扩展、升级改造、安全管理等基础性问题上提供可持续的技术支持,提供系统集成所需的技术支撑,保证临床信息化扩展时与第三方软件、知识库等相关辅助系统的互联互通。

2. 易用性 电子病历系统易用性一是要体现在良好的人机交互界面,操作简单方便、系统一键式操作、智能联想化、符合用户使用习惯。二是要以医嘱为驱动、电子申请单为纽带,实现医嘱、病历、护理、临床路径、质控等医疗环节作业流水化,让医护人员少操作、患者少跑路,要打破传统医嘱与病历孤立存在模式,提供医嘱、病历、检查、检验、治疗一体化数据,让医护人员"所见即所得"。三是要开发基于临床数据仓库(CDR)的临床数据统一管理体系,以患者为中心,实现临床信息的一体化整合和集成展示,让医护人员实时获取患者的相关信息,提供在线决策工具,让医护人员、患者负担降到最小。例如,根据临床业务需求,某公司开发的电子病历系统为医护人员提供 500 多个专科化的病历模板,300 多个临床路径模板;支持医学词汇联想、元素选择、向导化、医学公式等多种方式录入;采用表格式与类 WORD 式病历编辑方式,提高病历书写效率和质量;按照 SOAP 国际诊疗规范组织临床信息,切实考虑临床医护人员的使用需要,方便易用。

3. 安全性 电子病历系统安全性是指对电子病历数据需要长期管理和随机访问,需要通过密码控制、文件传输加密、用户授权、数字签名、控制读写操作等技术,确保数据安全。电子病历必须建立一套安全机制,确保医护人员身份真实性,对临床医师、主治医师和护士等医务人员进行身份认证,确保账户安全,同时有效确保患者的诊疗信息安全。电子病历系统要保护患者的隐私性,系统含有大量的敏感数据,这些信息在医院局域网传输过程中应采用加密手段。同时,电子病历要求一旦经过上级审签后,用户不能对病程、医嘱、诊断、处方等电子病历内容进行篡改。电子病历系统要提供安全认证的环境基础,实现用户的强身份认证,确保电子病历传输的保密性和完整性;采用电子签名技术以及时间戳技术,确保电子病历的可信化管理,从而真正实现了电子病历系统的"进不去、看不到、改不了、赖不掉"。

4. 标准化 电子病历系统设计要遵循国际通用的信息交换标准、国家卫生信息数据交换标准和临床术语标准,卫生信息标准化才能实现无阻碍交流,有利于信息传播和共享。电子病历系统设计一要依据国家《电子病历基本规范(试行)》《电子病历系统功能规范(试行)》《中医医院信息系统基本功能规范》《电子病历基本数据集》《电子病历系统功能应用水平分级评价方法及标准(试行)》《病历书写基本规范》《电子病历基本架构与数据标准(试行)》等规范文件,要满足"医院等级评审"

"临床路径""临床诊疗规范""信息安全三级等保"的要求;二要遵循医疗信息传输标准,例如 HL7(Health Level Seven)、可扩展标记语言(Extensible Markup Language,XML)、临床文档结构(Clinical Document Architecture,CDA);三是遵循临床术语标准,例如国际疾病分类(ICD-10)、医学术语系统命名法(Systematized Nomenclature of Medicine,SNOMED)、观测指标标识符逻辑命名与编码系统(Logical Observation Identifiers Names and Codes,LOINC)、一体化医学语言系统(Unified Medical Language System,UMLS)等;四是遵循医学数字成像与通讯标准,例如医学数字成像与通讯标准 DICOM、MRI、DSA 等。这些标准可以使电子病历信息跨医疗机构、地区、国家之间交流,真正实现电子病历信息共享和网络化服务。

5. 智能化 电子病历系统智能化主要体现在医院临床信息化提供医疗质量控制管理、电子病历数据统计分析与预测、知识库辅助、临床决策支持,为医护人员提供智能化服务和支持。电子病历系统智能化设计要实现自反馈式的医疗质量管理,智能判断医嘱与临床检验结果的合理性、病历质控智能评分与评估,自动生成首程、病案首页、手术记录、护理记录、交接班记录等内容,支持自动生成慢病、死亡、肿瘤、传染病等报卡,能够自动统计和生成电子病历数据报表,可自定义查询、编辑、比对、筛选、识别与预测未来趋势。

(二)电子病历系统结构

电子病历系统主要由网络结构、系统结构和软件结构三部分组成。电子病历系统网络结构一般指电子病历系统部署网络拓扑(综合布线、网络交换设备设施、网络互联设备等)、电子病历系统服务器、数据存储中心及医护人员终端等,如图 5-5 所示。

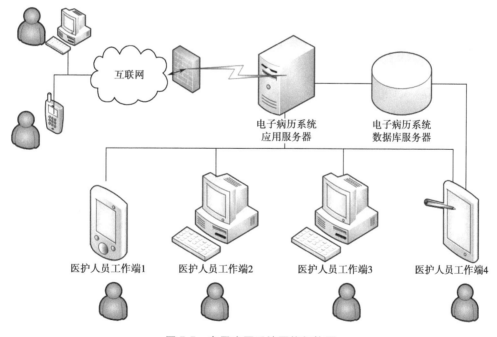

图 5-5 电子病历系统网络架构图

电子病历系统结构一般有 C/S 结构(Client/Server,客户端/服务器模式)和 B/S 结构(Browser/Server,浏览器/服务器模式)两种模式。

C/S 结构将整个应用划分为三层:用户界面层、业务逻辑层和数据库层。用户界面层负责处理用户的输入和向用户输出结果;业务逻辑层用来建立实际的数据库连接,将用户的请求生成 SQL 语句检索或更新数据库,并把结果返回给客户端;数据库层负责实际的数据存储和检索应用。C/S 结构模式服务器通常采用高性能的 PC、工作站或小型机,并采用大型数据库系统,如 Oracle、Sybase、Informix 或 SQL Server。客户端需要安装专用的客户端软件。

B/S 结构是 Web 兴起后的一种网络结构模式,Web 浏览器是客户端最主要的应用软件。这种模式统一了客户端,将系统功能实现的核心部分集中到服务器上,简化了系统的开发、维护和使用。客户机上只要安装一个浏览器(Browser),如 Netscape Navigator 或 Internet Explorer,服务器安装 SQL Server、Oracle、MYSQL 等数据库。浏览器通过 Web Server 同数据库进行数据交互。

软件产品结构是指电子病历系统本身的架构设计,根据医疗信息系统集成(Integrating the Healthcare Enterprise,IHE)定义的数字化医院框架:基于电子病历的医院信息系统在 HL7 和 DICOM 3.0 的支持下,连接各种临床信息系统,构成一个面向临床医师和患者的信息服务系统。

电子病历是居民健康档案的主要信息来源和重要组成部分。电子病历系统是承载和支撑电子病历信息采集、存储、处理和输出的媒介,电子病历系统架构是健康档案的时序三维空间概念架构在医疗服务领域的具体体现。健康档案是电子病历在概念上的延伸和扩展。理论上一份完整的电子病历是由人的整个生命过程中,在医疗机构历次就诊所产生和被记录的所有临床信息数据集构成。

电子病历系统可以分为医生、护士、医技、管理四大执行角色。电子病历系统汇集和汇聚了包括医生诊断记录(包括患者主诉、疾病史和药物过敏史)、医生治疗记录、医技检查/监护结果与报告、护士护理记录、护士处置记录和各种管理记录等临床业务有关数据。电子病历系统支持病历信息的采集、存储、访问和在线帮助,并围绕提高医疗质量、保障医疗安全、提高医疗效率而提供信息处理和智能化服务功能的计算机信息系统,通过与医生工作站、护士工作站以及 RIS、LIS、PACS、手术麻醉、合理用药、内镜、病理、防疠方、超声系统的整合,提供全面的一体化应用,让临床服务更简单。电子病历系统体现了以患者为中心,以临床为核心,以医嘱为轴线,实现了医嘱信息、病历信息、护理信息、临床路径和电子病历质控的有机融合。电子病历系统遵循国家最新标准与规范,秉承一体化、规范化、智能化、人性化的设计理念,基于 CDR 和治疗智能知识库辅助实现临床信息的整合利用、决策科学化,带给医护工作者更为专业、安全、高效、实用的最佳体验,患者得到更为专业、精细周到和全面优质服务。电子病历系统体系架构如图 5-6 所示。

电子病历系统从逻辑结构上可以分为数据定义层、运行维护层、业务处理层、扩展层和外部接口层。数据定义层包括数据库、数据字典、表结构、系统初始化参数和业务模型定义。运行维护层包括系统用户配置、管理权限分配、功能模块与操作权限的定义、系统运行和数据库日志设置、系统故障恢复及备份等。业务处理层主要包括门(急)诊、住院、医生护士工作站、PACS、LIS、超声、内镜、病案、病理和合理用药等业务处理系统,覆盖从患者挂号到最后离院结账的全过程业务。扩展层包括医院业务运营的业务系统,例如医保、药品管理、绩效管理、行政决策、健康管理、财务、人事管理、卫生服务、医学信息查询等方面业务。外部接口层主要提供与其他第三方软件的接口,例如银联支付、微信、支付宝系统接口和商业保险系统的接口等。如图 5-7 所示。

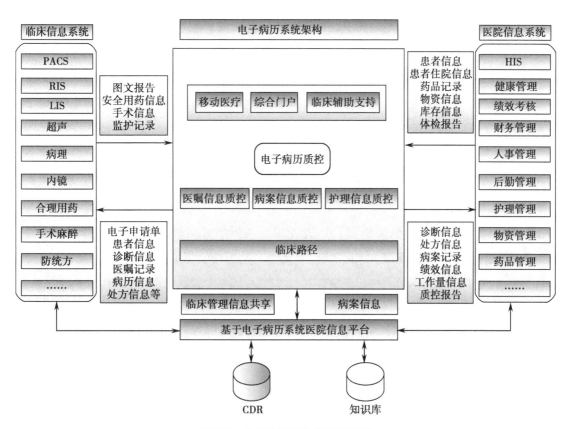

图 5-6 电子病历系统体系架构图

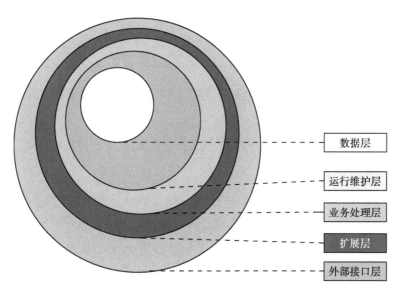

图 5-7 电子病历系统逻辑结构示意图

（三）电子病历系统功能

根据原卫生部《电子病历基本架构与数据标准（试行）》（卫办发〔2009〕130 号）、《电子病历基本规范（试行）》（卫医政发〔2010〕24 号）、《电子病历系统功能规范（试行）》（卫医政发〔2010〕114 号）和《广东省电子病历书写规范》（2013 年版）等有关文件规范，电子病历系统功能可以划分为必需、推荐和可选三个等级。其中必需功能为各地区各级各类医疗机构电子病历系统必须具有的功能；推荐功能是指电子病历系统目前可以暂不具备,但在下一步发展中应当重点扩展的功能;可选功能是指为进一步完善电子病历系统,医疗机构根据实际情况选择实现的功能。

总体上电子病历系统可以划分为:系统基础管理、电子病历创建、患者既往诊疗信息管理、住院病历管理、医嘱管理、检查检验报告管理、电子病历展现、临床知识库、医疗质量管理与控制、电子病历系统扩展和其他等11个功能模块。

1. 系统基础管理功能 包括系统用户授权与认证、系统行为审计、数据存储与管理、患者个人信息安全及隐私保护和字典数据管理等。例如,用户授权与认证功能要系统实现创建、撤销用户角色和工作组、分配角色及权限,创建、修改电子病历访问规则,提供系统修改运行日志等。

2. 电子病历创建功能 包括电子病历主索引创建、电子病历查重合并功能。例如,系统必须具有为患者创建电子病历并赋予统一编码的唯一标识号码功能,通过该标识号码可查阅患者的电子病历相关信息,创建唯一的主索引,并记录患者基本信息(应当至少包括患者姓名、性别、出生日期、常驻地地址等),并能够对患者基本信息进行必要的修改、补充和完善。

3. 患者既往诊疗信息管理功能 包括既往疾病史管理、药物过敏史和不良反应史管理和完整展现患者既往疾病史、药物过敏史和不良反应史、门诊和住院诊疗信息的功能。例如,既往疾病史管理功能,即电子病历系统具有患者既往疾病诊断(或主诉)和治疗情况等记录内容进行增加、修改、删除等操作的功能,记录内容应当至少包括疾病(主诉)描述、诊断、诊断医生、诊断日期等。

4. 住院病历管理功能 包括住院病历创建、住院病历录入与编辑、住院病历记录修改功能、病历模板管理、护理记录管理等。例如,电子病历系统住院病历创建功能要实现按照国家卫生计生委(原卫生部)《病历书写基本规范》和《电子病历基本规范(试行)》的要求,创建住院病历各组成部分病历资料的功能,并自动记录创建时间(年、月、日、时、分)、创建者、病历组成部分名称,提供住院病历创建信息补记、修改等操作功能,对操作者应当进行身份识别、保存历次操作印痕、标记准确的操作时间和操作者信息等。

5. 医嘱管理功能 包括医嘱录入、下达、传递和执行管理,药物治疗医嘱[含门(急)诊处方]录入、检查检验类医嘱录入和处理、医嘱处理与执行、医嘱模板管理等。例如,医嘱录入功能应当支持临床所有类型医嘱及其内容的录入,医嘱内容至少应当包括长期医嘱起始日期和时间、长期医嘱内容、停止日期和时间、临时医嘱时间、临时医嘱内容、医生签名、执行时间、执行护士签名等;在所有医嘱录入和处理界面的明显部位显示患者信息的功能,患者信息应当至少包括患者唯一标识号码、姓名、性别、年龄等;提供医生级别与处方权相匹配的提示功能;提供医嘱模板辅助录入功能和成组医嘱录入功能;提供医嘱补录入功能;自动记录医嘱录入时间和录入医生信息的功能;提供医嘱双签名功能,当由实习医生、试用期医务人员和通过认定的进修医务人员按照上级医生要求下达医嘱时,应当经过本医疗机构注册的医生审阅、修改、确认后生效,并保留书写者与审阅者的双签名等。

6. 检查检验报告管理功能 包括检查检验报告修改、告知、内容展现、外院检查检验报告管理等。例如,外院检查检验报告管理功能就是要求系统实现能将外院的电子检查报告导入系统,或将外院的纸质检查报告扫描后归集到本系统集中管理和展现。

7. 电子病历展现功能　包括病历资料的整理、查询、浏览、展现、电子病历的打印、输出等功能。例如,电子病历的打印、输出功能即电子病历系统要具有电子病历中的各类医疗记录进行纸张打印的功能,打印格式符合卫生行政部门对纸质病历的相关要求;提供电子病历记录按照最终内容(不含修改痕迹)打印的功能;提供电子病历打印预览、接续打印功能。

8. 临床知识库功能　包括临床路径管理知识库、临床诊疗指南知识库、临床资料库、合理用药知识库、医疗保险政策知识库、对知识库提示执行情况记录等功能。例如,对知识库提示执行情况记录功能可以提供用户根据患者病情自主选择是否按照系统提示执行的功能,允许用户不按照系统给出的提示、警告、建议执行相关操作。

9. 医疗质量管理与控制功能　包括病历质量管理与控制、合理用药监控、医院感染监测、医疗费用监控和高值耗材监控等功能。例如,合理用药监控功能提供药师在药品调配时对患者处方或医嘱进行合理用药自动和人工审查,将发现的问题进行记录并反馈给责任医生的功能。

10. 电子病历系统扩展功能　包括电子病历系统接口和电子病历系统对接功能。例如,电子病历系统接口功能实现临床科室与药事管理、检查检验、医疗设备管理、收费管理等部门之间建立数据接口,逐步实现院内数据共享,优化工作流程,提高工作效率。

11. 其他功能模块是指用户特殊需求以外的功能。

三、电子病历系统应用案例

以某省的医疗机构病历管理管理系统为例,该系统实现了日志录入、日志查询、首页录入、综合查询、报表统计、归档及借阅、数据上传、字典设置、系统管理等功能,能够满足医院的统计和管理需求,具有准确、方便、快捷、高效、灵活的特点。

（一）功能简介

1. 日志录入　主要完成门诊日志和住院日志的录入、导入工作,是门诊医技和住院部分报表的重要数据来源,反映病室工作动态、床位使用情况、治疗结果、门诊量、收入效益分析等。

2. 日志查询　从现有的日志中查询出符合要求的记录,查询各类医生的工作量。

3. 报表统计　综合病案首页数据和各类日志数据,汇总产出日报、月报、季报、年报、非正式报表、院内用表、增减表、台账、一览表等,提供动态图表展示、病案首页核查、平衡及核查数据、检查报表平衡关系等功能。

4. 病案首页　完成病案首页资料的录入,以及完成对病案的查询、维护和打印。

5. 归档及借阅　完成病案的归档、借阅、归还等管理工作。

6. 数据上传　医院根据省级卫生行政管理部门的要求,把病案首页数据和报表数据上传到市级和省级卫生行政管理部门。

7. 字典设置　完成对科室、ICD 码、手术码、单病种、医生和首页标准编码等各种字典数据的维护。

8. 系统管理　主要完成系统初始参数、用户权限、用户组分配、扩展字段、查询显示模板的设置以及数据导入导出的管理。

（二）系统特色

1. 自由拖放的个性化操作界面　操作界面完全个性化,用户可自定义首页界面、字体颜色。操作界面非常灵活,可任意拖动标签,摆放到指定窗口。每个操作界面设有放大、缩小按钮,可自由缩放窗口。操作界面友好、直观,模块化程度高,一个模块中聚合多种功能,而且每个模块操作方法都基本相同,用户只要掌握了一个功能模块的操作,其他的模块操作都能融会贯通。

2. 完整、统一的字典编码　系统设计过程中对所有的基础字典进行了标准编码,对职业、关系、组织机构分类代码、出生地、国别、民族等基础数据采用标准的字典编码,统一了全省病案首页的格式和编码标准,同时考虑了中医院和肿瘤医院的特色,增加了中医编码和肿瘤分期等内容。

3. 方便、快捷的首页录入　快捷键实现了全键盘的首页录入操作,悬浮提示框提供了编码、助记词、名称等多种录入方式,更加方便、快捷。预留的扩展字段,使医院可在标准首页的基础上根据自身需求自定义首页录入和查询项目,很好地满足了医院个性化管理需求。首页同时支持多页和单页两种录入方式,翻阅更加方便,转科记录、其他诊断、院内感染、并发症、手术信息录入条目不受限制。全面的逻辑验证,使录入的数据更加准确,验证规则可定制,扩展方便。

4. 强大的综合查询功能　综合查询条件选择支持自定义,查询条件可任意组合,提供的可选条件丰富、全面。综合查询结果显示支持自定义,综合查询结果导出,具有所见所得的功能,导出内容可随显示内容变化而变化。

5. 树形结构的科室设置　科室字典库采用树型结构存储,方便实现科室的拆分和合并,维护科室设置后不影响查询、汇总及报表对比等。

6. 简单、实用的单病种管理　实现单病种的自定义配置,以诊断、手术、科室为自定义病种的三大要素,各要素条件可任意灵活组合,很好地满足医院单病种管理的需求。

7. 表格式的快速日志录入　所有工作日志,均提供表格录入方式,加快了日志录入的速度。提供多种输入界面,如按日期输入、按科室输入、直接输入,用户可以根据个人习惯选择输入方式。部分字段无须输入,由系统自动加载。所有工作日志,均可直接导入相应的 Excel 文件,大大减少统计人员录入工作量。

8. 多线程并发的报表汇总　任意类型的报表不需要接收首页资料到统计再汇总,不需要在相应的月报存在的前提下可直接汇总季、年、非正式报表。院内用表真正实现了任意时间段的统计,更好地满足了医院的统计需求。报表汇总操作方便,支持多线程并发,可全部同时汇总,速度更快。导出报表支持 DBF、XLS、HTML、PDF、XML 等格式。为防止报表反复汇总,引起数据不一致的问题,提供加锁和解锁功能,加锁后,报表不能重新汇总。

9. 全面、开放的 HIS 数据接口　所有原始数据(含首页和门诊日志),都可接收 HIS 数据,极大减少了录入人员的工作量。

10. 无缝集成的数据上传接口　系统可通过 Internet 与卫生行政部门的统计病案汇总分析平台无缝集成,简化首页和报表数据上报和接收的流程,提高全省的卫生统计工作效率。

点滴积累 ∨
···

1. 电子病历（Electronic Medical Record，EMR）是以医学专用软件，医院通过电子病历以电子化方式记录患者就诊的信息，它包括：首页、病程记录、检查检验结果、医嘱、手术记录、护理记录等。
2. 电子病历具有标准化、传输速度快、共享性好、存贮容量大、使用方便、成本低等特点。
3. 电子病历系统有利于提高医疗质量、保障医疗安全、提高医疗效率、规范医院管理等。
4. 电子病历系统设计须具有较好的扩展性、易用性、安全性、标准化和智能化。

第四节　ICU/CCU 信息系统

一、ICU/CCU 信息系统简介

（一）ICU/CCU 简介

重症监护单元(Intensive Care Unit,ICU)是重症患者加强监护病房的简称,是专为重症患者设立的观察病房,提供深切治疗和护理。目前,医院中的 ICU 病房存在两种模式,即综合 ICU 和专科 ICU。综合 ICU 是完全独立的科室,由专门的 ICU 医师负责重症患者的日常治疗,但同时又要与专科医师进行广泛和密切的联系。专科 ICU 是附属于某一专科,对本专科问题有较强的处理能力,冠心病重症护理病房(Coronary Heart Disease Care Unit,CCU)是专科 ICU 的一种,是专门对重症冠心病患者而设的。

ICU 是各类危重患者集中治疗、监护的特殊场所,工作量大,治疗手段繁多,操作技术复杂,知识更新快,设备现代化,其组织结构和管理有其特殊性,对护理人员的配置要求明显高于其他科室,护理人员的配备是否合理直接关系到护理质量。

ICU 是由受过专门培训的医护人员,在先进监护设备和急救设备下治疗危重症的专业科室,是医疗仪器在计算机技术支撑下监护功能得到强化的高科技成果体现。ICU 是一个仪器装备、人员配备非常特殊的科室,代表着医院的最高综合抢救能力和护理水平。ICU 仪器配备上一般应具备完整的急救设备及必备的心功能多参数监护仪、血气监测仪、中心监护系统等,有条件的可配备手术室常用监护装置。

目前 ICU 由分散型和集中型两类组成。分散型 ICU 设在各个专科病区,因此也称专科型 ICU,因此常叫分散专科型 ICU。分散专科型 ICU 越多,医院的经营成本越高,人力资源使用率越大,设备利用率越低。集中型 ICU 又称为综合型 ICU,更体现针对危重症病的对象,对其生命重要体征的维持和抢救,同时还可以带动急救医学和推动其他专科医学的发展,提高综合抢救的成功率。集中综合型 ICU 整体素质较高,人员使用各种机器熟练程度高,集中抢救优势明显。但集中综合型 ICU 一定要有强大的协调功能和权威支撑,这样才能处于一个良性运转状态之中。

（二）ICU/CCU 信息系统

传统方式下,ICU/CCU 的护士需对患者的体征参数及所采取的护理措施进行手工描记,形成各

种护理记录单,不仅工作量很大,而且也很难保证数据的完整准确。加之ICU/CCU是一个比较特殊的医疗现场,医生需要经常出入了解患者的情况,容易发生感染。

近年来计算机信息处理技术为监护病房的信息获取与管理提供了更有效的手段,如监护仪、呼吸机等床旁监护设备的数据自动采集记录,相关科室信息共享等。医疗监测信息网络化,不仅使值班医生可随时动态地、系统地观察患者各类参数变化,亦可随时进行远程专家会诊,缩短了诊断和治疗时间,给患者更大安全保障。再者,传统医学影像仪器及各类检验仪器网络化后直接相接,图像和数据即刻储存并传输至不同科室并按需显示,结合ICU监护系统综合信息,远程会诊中及时调整各类诊疗方案,大大地提高了医院的工作效率和医疗质量。这是ICU必然趋势,也是现代化医院管理的必然趋势。

ICU/CCU信息系统采用计算机和通信技术,可以实现术中监护设备输出数据的自动采集,实现信息高度共享,在一定程度上减轻医生和护士书写医疗文书的压力,可以准确及时了解患者的全部情况。

ICU/CCU信息系统针对ICU/CCU开发,用于管理与重症监护相关的信息,实现患者体征数据的自动采集、护理记录单的自动生成和病历的电子化,是医院信息系统的重要组成部分,它由监护设备数据采集系统和重症监护临床信息系统两个部分组成。

(三)ICU/CCU系统目标

ICU/CCU信息系统要实现如下目标:

1. **医疗过程规范化** 临床数据的收集和全程管理,确保医疗质量易监控、可控制,医疗文档规范统一。

2. 医学数字化 患者体征等数据实时监护及数字化显示、存储。

3. **繁杂文档作业高效化** 患者信息自动采集、转记、各种计算的自动进行。患者出入ICU/CCU记录、重症体温表、护理记录、医嘱实施记录等自动生成。

4. **对医学统计、科学研究的支持** 可对所有临床数据进行检索,临床信息全程详尽收集,按需检索。

5. **临床信息数字化、网络化** 查房便捷,会诊易行。

6. **与外部数据交换** 按照信息交换标准与HIS交换患者属性、医嘱等临床信息;实时读取外部仪器数据,如从外部医疗仪器读取脉搏、血压等临床信息;按需读取化验检查数据,如从化验检查系统读取临床化验检查信息。

二、ICU/CCU信息系统功能模块及工作流程

ICU/CCU信息系统分为三大模块:ICU医生站、ICU护士站、数据采集网关。ICU/CCU系统架构如图5-8所示。

(一)ICU医生站

ICU医生站使用的对象是ICU医师,系统通过采集床旁设备的各类数据(心率、血压、体温、血氧等)为ICU医师提供详细的体征趋势变化图,使医生全面了解患者体征情况。还能自动完成补液平衡计算,进行危重评分等业务。根据患者术后的恢复情况,协助医生制定最佳治疗方案。系统在自动分析补液平衡、护理治疗措施的基础上,辅助和优化相关的临床决策。系统还应支持科研统计,为

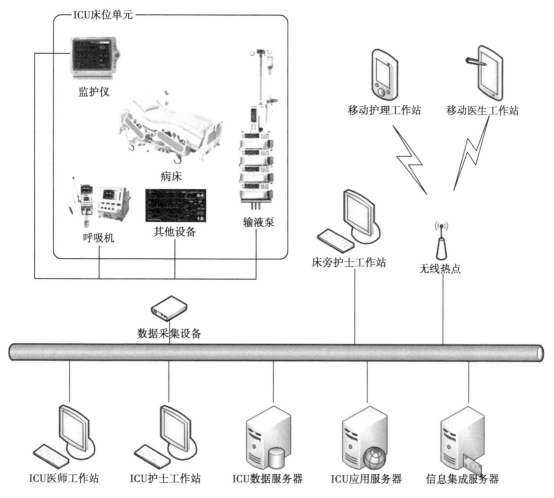

图 5-8　ICU/CCU 系统架构图

循证医学和重症监护医学发展提供第一手资料。

（二）ICU 护士站

ICU 护士站使用对象是 ICU 的护士，系统自动按分类（膳食类、输液类、服药类、注射类、治疗类等）提取、转抄 ICU 医师下达的医嘱，自动采集床旁监护设备的体征数据，提取护士的护理数据，并整合、分析监测项目、出入量、病情及用药等数据，生成医嘱执行单、生命体征观察单、危重患者记录单、特护单、基础护理观察单等护理文书。系统同时记录护理记录、护理措施、护理提示等护理数据。系统开发采用了护理知识库的方式，减少了护士抄写和录入护理文档的工作量，方便护士监护患者。根据护士的护理操作自动生成符合院内规范的特护记录单，减小护士工作量。

（三）数据采集网关

1. 信息系统接口　为了实现数据共享，系统需要与医院信息系统（HIS）、实验室信息系统（LIS）、影像归档和通信系统（PACS）、电子病历系统（EMRS）等做好接口。ICU/CCU 信息系统服务器根据业务发生的过程，实时把监护数据回写到 HIS 服务器中。合理设计 ICU 医师、护士的工作流程和 ICU 的管理流程，与医院现有的信息系统无缝连接，实现患者入出转信息、检验信息、影像信息以及各种报告资料的共享。

2. 监护设备接口　监护设备接口集成系统使用采集程序,将 ICU 具有的监护仪、呼吸机、血气分析仪、输液泵等设备的监护数据输出至 ICU 专用的采集电脑上,重新提炼、整理、分析、整合成符合要求的医疗文书及科室管理的基础数据源。

采集方法有一对一采集和中央采集(一对多采集)。一对一采集是一台计算机采集一台床旁监护设备数据,适用于 ICU 的呼吸机、输液泵等设备数据采集。中央采集是一台计算机接收监护仪中央站转发数据,实现集中采集存储,适用于具备且开放数据输出功能的中央站;或者一台计算机并发采集多台监护仪数据,适用于监护仪位置相对固定,不随意移动的应用情况。

三、ICU/CCU 信息系统应用案例

ICU/CCU 信息系统能够成功采集 ICU/CCU 重症监护设备和生命支持设备的海量数据,通过网络数据实时传输,实现中央监护和远程监护,在网络终端完整呈现患者各种生命体征数据和波形图像,使得医生可以在异地随时监控重症患者的情况,而不必长期守候在医疗仪器前。整合危重监护医学中的各种评分模型于信息化医疗系统中,分析和评估病情的走势,极大地优化了传统医院的诊疗方法,事后成功再现患者主要生命体征的变化情况,为医学研究与病例讨论提供了直观的依据。主要应包括数据采集、实时监护、趋势分析、智能评分、历史数据查阅等功能。

ICU/CCU 信息系统是整个医院信息系统中非常重要的一个部分。它是相对于面向管理的信息系统而言的,指以患者信息的采集、存储、展现、处理为中心,为临床医护人员和医技科室的医疗工作服务的信息系统。

重症监护临床信息系统就是专为重症监护病房设计的临床信息管理系统,系统覆盖了和重症监护相关的各个临床工作环节,能够将重症监护病房的日常工作标准化、流程化和自动化,极大地降低了医护人员的工作负担,提高了整个工作流程的效率,为真正实现以患者为中心的医护过程,提高医疗水平和临床科研奠定了坚实的基础。

1. 规范了重症医疗护理的工作流程　系统以危重患者的临床护理过程为主线,利用全方位的医疗护理管理信息,实现对危重患者的标准化、规范化、流程化的全程监护,科学管理 ICU 临床信息。

2. 提高了处理繁杂文档的工作效率　患者信息(如患者生命体征值、平衡出入量等)自动采集、转记,各种液体营养出入量自动计算,患者出入 ICU 记录、重症体温表、护理记录、医嘱/护嘱实施记录等自动生成,减轻了 ICU 护士记录患者体征参数和书写医疗文书的压力,使护士能够集中精力在患者的护理、治疗操作本身。

3. 完善了医疗科研、护理管理的统计查询　系统可根据临床诊断、用药、体征和生理参数、住院时间等患者信息进行按需检索。系统根据完整记录的患者医疗数据,可以对患者的医疗效果进行评价,对生命体征变化趋势和用药相关性进行分析,对相同诊断不同患者的恢复效果进行比较。系统设置了患者查询、病案查询、补液平衡计算、患者流动统计、出入室统计、设备使用情况、典型病历分析等功能,通过统计分析医疗数据,指导临床治疗和护理、教学、科研,提高 ICU 业务水平。

4. 实现了各种报告资料的信息共享　系统可与医院其他网络信息系统进行通讯,集成 HIS、LIS、PACS 等患者信息,实现了患者入出转信息、检查检验信息、麻醉手术信息以及各种报告资料的

共享,保证了数据的完整准确,极大地方便了临床医护人员。

5. 加强了科室事务的正规管理 系统可以辅助科主任、护士长完成科室事务管理,比如 ICU 人员流动出勤管理、护士长排班、护士交接班、ICU 人员出勤统计等,量化考核和管理医护人员。

下面以列表形式展示某公司 ICU/CCU 产品的功能点,如表 5-3 所示。

表 5-3 ICU/CCU 信息系统功能列表

功能模块	功能描述
患者出/入院管理	患者入院/出院登记表的生成,患者出入院时进行操作
患者床位交换/临时出室	对于临时退床的患者进行临时退床,当患者要回到原病床时可以进行返回操作。患者床位交换操作等。
住院患者一览/出院患者一览	可完成患者入科、出科、临时出科、转科、数据保存等管理功能。同时,在患者一览表上打开医疗仪器按钮,可对每位患者所接续的医疗仪器进行设定
临时出室患者一览	管理临时出科患者信息
保存患者信息	出院患者数据保存,保存患者信息
临床数据管理	重症体温表,包含呼吸、血压、脉搏、体温的曲线记录图,呼吸机监测结果,微泵用药,液体出入量平衡,TPN 用药,体检化验数据,重症评分等。可根据临床信息采样的疏密进行 8 小时、12 小时、24 小时变幅,也可根据临床事件的多少添减信息项目
临床路径管理	护理记录、医嘱执行表,详细记录对患者的护理及治疗过程
重症评分表	评估病情并对以后作出预测的评分方法,能把握危重患者病情的严重程度,从而选择正确的治疗方法
检索	临床信息检索的子系统,该子系统可对绝大部分的临床数据进行检索,并按 Excel 文件形式输出保存,供用户加工使用
各种表格打印	打印各种临床信息的表格,如入院记录表、重症体温表、护理记录表、医嘱执行表、重症评价表
HIS 数据交换	患者基本信息数据、医嘱(处方)通过系统服务器按照 HIS 开发商提供的交换标准与 HIS 交换数据。内容包括患者基本属性、医嘱等临床信息
监护仪数据读取	实时体征值、呼吸参数等,系统按照 HL7 标准通过中央监护仪或网关实时读取麻醉仪、床旁监护仪、呼吸仪等外部仪器的药剂投入量、血压、心率、呼吸、血氧、脉搏、无创血压、有创血压、体温、中心静脉平均压、潮气量、心排量、气道压峰值、呼吸比等多种麻醉及监护临床信息

点滴积累

1. 重症监护单元(Intensive Care Unit,ICU)专为重症患者设立的观察病房,提供深切治疗和护理。

2. ICU 由分散型和集中型两类组成。 分散型 ICU 常叫分散专科型 ICU;集中型 ICU 又称为集中型综合型 ICU。

3. ICU/CCU 信息系统分为三大模块:ICU 医生站、ICU 护士站、数据采集网关。

(梁炳进)

目标检测

简答题

1. PACS 系统建设意义是什么？

2. 电子病历系统从体系架构上分为哪几层？

3. ICU/CCU 信息系统分为几个模块，分别是什么？

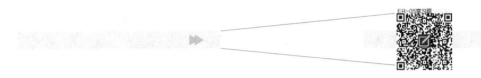

第六章

ER-06-PPT

临床信息管理系统集成技术

学习目标 ▽

学习目的

通过学习临床信息管理系统集成技术，充分认识信息系统集成在临床信息管理过程中的重要性和必要性，掌握临床信息管理系统集成的通用技术，熟悉主流的集成平台技术。 本章既是前面医院信息管理系统、医护信息管理系统以及典型临床信息系统等章节相应内容的综合应用，又为后续临床信息管理系统规划与分析、临床信息管理系统设计与开发等章节的学习奠定了相应的技术基础。

知识要求

1. 掌握系统集成概念、系统集成的基本原则，集成基本技术的特点；

2. 熟悉系统集成的意义与价值、信息系统集成的四个层面、各层面核心内容及核心价值，常用的集成基本技术，Rhapsody 接口适配器；

3. 了解 Rhapsody 的总体架构、运行平台、开发平台、管理平台、监控平台以及数据存储，Rhapsody 的基本功能和性能。

能力要求

面对数据孤岛、信息孤岛，具有基本的解决策略的指导方针；面对具体集成需求或问题，具有甄选最佳技术的能力。

导学情景 ▽

情景描述：

某家医院的各个业务部门已基本实现数字化，为了进一步提高管理效率，达到快速、高效、全面、综合的获取全院的业务信息。 要求各业务信息系统（如 HIS、LIS 等）共通共融，数据、信息以及应用能够充分共享、共用。 这就要将医院信息化提升到了信息系统集成的层面。

学前导语：

临床信息管理系统集成，是信息系统集成技术在临床信息管理系统上了具体应用。 系统集成一般分为网络集成、数据集成、应用集成和用户集成四个层面，通过本章学习系统集成的理论，各个集成层面的不同技术，熟悉各种集成产品及开发工具。 本章我们将结合案例，认知临床信息系统集成技术以及思路，包括系统的框架设计及安全策略。

第一节　系统集成技术概述

随着医院数字化建设的不断加速和深化,一方面临床信息系统不断渗入到临床业务的各个角落,另一方面这些原本相对独立的业务系统面临着系统集成的发展趋势。

一、系统集成概念

集成即集合、组合、一体化,以有机组合、协调工作、提高效率和创造效益为目的的将各个部分组合成为全新功能的、高效的和统一的有机整体。系统集成是指在系统工程科学方法的指导下,根据用户需求,优选各种技术和产品。提出系统性的应用方案,并按方案对组成系统的各个部件或者子系统进行综合集成。

系统集成是为了解决单个(孤立)业务系统出现的"数据孤岛""应用孤岛"的问题,有利于人们综合应用各类信息,有助于全局决策和管理。早在1979年,哈佛大学教授查德·诺兰提出的著名的信息系统进化六阶段理论模型就预示了系统集成是计算机时代进入信息时代的必然历程。其模型如图6-1所示。

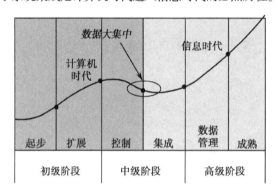

图6-1　诺兰信息系统进化六阶模型

系统集成的动因主要有:

(1)信息孤岛问题

即信息交换、共享的问题。需求不到位、标准不统一、管理体制问题等原因,使得信息难以交换、无法共享,从而造成了信息孤岛不断产生。

(2)应用孤岛问题

即管理软件如何实施、应用的问题。由于基础架构的先天不足,现有的信息系统,大多是孤岛型的应用,即业务功能模块的简单累加。这些孤岛系统,相互之间是孤立封闭的。

(3)IT黑洞问题

即管理软件如何设计、开发和维护的问题。现有信息系统的建设,是在底层的技术平台上直接构建业务系统。这种低层次的软件开发模式,使信息系统的开发、维护和扩展困难重重。换言之,事前没有进行恰当的IT规划是其中一个关键的原因。

二、信息系统集成的四个层面

系统集成不是简单地将几个系统的功能叠加起来变成一个系统,不是简单的功能组合。系统集成需要在系统工程科学方法的指导下开展,要有利于人们综合应用各类信息,有助于全局决策和管理。

根据系统论,信息系统集成可分为网络集成、数据集成、应用集成以及用户集成四个层面,同时另需构建安全平台贯穿始终,如图6-2所示。

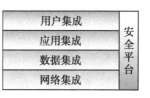

图6-2 信息系统集成结构

（一）网络集成

网络集成用来提供系统运行的硬件环境,支持网络系统的互联。它是系统软件运行的物质基础。最基本的网络集成方式为集中星型(Hub and Spoke)和总线型(Bus Based Approach)。

1. **集中星型** 所有的应用程序通过中心服务器或引擎发送和接收数据,适配器从源应用程序提取数据,并把数据发送给引擎(broker)。中心引擎按照引擎中预先定义的规则,转换数据并把数据路由到目标应用程序。其模型如图6-3所示。

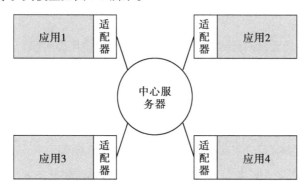

图6-3 集中星型网络集成模型

集中星型具有结构较简单的优点,应用程序端的编程工作相对较少,转换和路由规则由中心服务器维护。但是,中心代理对整个系统的影响大,并可能成为性能瓶颈,容易产生单点失效。所以应用部门未必愿意把所有的应用都连接到某个特定的中心,通过该中心完成整合。

2. **总线型** 每个应用配有一个适配器,通过适配器连接到总线上。源应用发布数据到总线上,宿应用从总线上取得数据。数据的收、发均经由适配器完成转换、交换及路由等操作。其模型如图6-4所示。

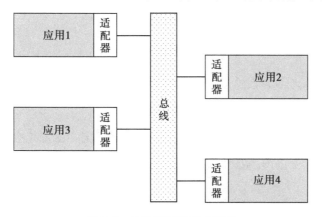

图6-4 总线型网络集成模型

总线型避免了孤立的故障点,在总线型中每个节点都是平等的,任何两个节点都可以交换信息,结构更加开放,无论增加多少个目标应用程序,原应用都不需要做任何改变。但是,缺点为需要为每个应用程序定制开发一个适配器,因此,适用于应用程序的类型和数量比较少的情况,每个节点都需要记录大量的路由信息,失去可管理性。

集中星型和总线型,只是网络集成的两种最基本结构。在实际应用中,往往要复杂得多,可能是多层的混合结构。

（二）数据集成

多年来分散开发或引进的信息系统,相互之间不能信息共享,业务不能顺利执行和有效控制。原始数据分布在不同的物理位置、不同的信息系统中,并以不同的格式表示和不同的介质存储,继而形成了"信息孤岛"。数据集成是信息集成建设中最核心的工作,中心任务是将互相关联的分布式异构数据源集成到一起使用户能够以透明的方式访问这些数据源。数据集成要解决异构性、分布性、自治性三个难点。

异构性:被集成的数据源通常是独立开发的。如相同语义数据的表达形式不同,数据源的使用环境有差异。

分布性:数据源是异地分布的,导致网络传输的性能和安全性等问题。

自治性:各个数据源有很强的自治性,它们可以在不通知集成系统的前提下改变自身的数据结构和数据,给数据集成系统的鲁棒性提出了挑战。

数据集成不是简单的数据集合,整个过程包括数据采集、数据传输、数据表示、数据转换、数据存储、数据访问、数据展示和数据应用。每个阶段均有不同的具体实现技术与方法。比如,采集阶段,数据采集的方式包括人工采集、WiFi 与以太网数据采集设备、传感器数据采集设备(如血压传感器、葡萄糖传感器)、RFID(射频识别)数据采集、条形码采集、摄像头采集、麦克风语音采集等。数据表示与转换阶段,目前普遍采用的方法是可扩展标记语言(eXtensible Markup Language,XML)及其相关技术解决数据异构问题,即统一数据的表示和转换的方式;或是 ETL(Extract Transform Load),即数据的抽取、转换与装载,是从异构的数据源抽取数据并进行转换,最后加载到数据仓库。在存储与访问阶段,主要的解决方法有:统一数据模型、联邦数据库、数据库拆分、异构数据库相互转化、数据库中间件、数据仓库等。

（三）应用集成

应用集成是将截然不同的、基于各种不同平台用不同方案建立的应用软件和系统,有机地集成到一个无缝的、并列的、易于访问的单一系统中,并使它们犹如一个整体,进行业务处理和信息共享。应用集成的主要目的是为了实现应用的互联。应用软件集成技术包括中间件技术、分布对象技术、消息中间件技术、Web Service 技术等。

（四）用户集成

目前的用户集成仅是用户管理数据的集成,将来在智能信息系统成熟应用后,特别是以用户服务为核心的智能系统,将面临用户级的集成问题。

（五）安全平台

集成的信息系统异构性强、开放性强,与单一的系统相比,存在更多的安全漏洞和隐患。要保证系统的安全性,集成系统还要进行安全性的防护体系的设计,该设计将涉及集成工作的各个层次内容。

信息系统集成的四个层面地位各不相同,网络集成是系统集成的基础,数据基础是系统集成的核心,应用集成是系统集成的动力,用户集成是系统集成的目标。如图 6-5 所示。

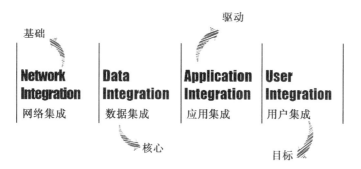

图 6-5　四个层面在系统集成的地位

三、信息系统集成的原则

系统生命期中与用户利益始终保持一致的服务是系统集成的目标。其方法是,先进的理论+先进的技术+先进的手段+先进的管理。集成的对象包括计算机及通信的硬件+计算机软件(系统软件和应用软件)+系统集成的用户+管理。其关键在于系统整体优化,即所有部件和成分合成后不只是能工作,而且全系统是低成本的、高效率的、性能匀称的、可扩充性和可维护性好的系统。

信息系统在集成过程中应遵守开放性、实用性、先进性、稳定性、可靠性、灵活性、可扩展性等原则。

（一）开放性

"开放性"和"标准性"是同义词,是当今计算机应用的共同呼声和迫切愿望,是计算机技术发展的必然趋势。在系统集成当中,产品选型、设备选型、软件选型、软件工具的开发等一系列工作应采用国际流行标准,特别是工业标准。系统开放性好的系统肯定是一个有生命的系统、应用软件可移植性好的系统。

（二）实用性

实用有效是最主要的设计目标,设计结果应能满足需求,且切实有效。

（三）先进性

设计上确保思想先进、信息系统结构先进、系统硬件设备先进、开发工具先进。

（四）稳定性

稳定可靠、安全地运作是系统设计的基本出发点。技术指标按 MTBF(平均无故障时间)和 MTBR(平均无故障率)衡定。重要信息系统应采用容错设计,支持故障检测和恢复。

（五）可靠性

安全措施有效可信,能够在软、硬件多个层次上实现安全控制。

（六）灵活性

系统集成配置灵活,提供备用和可选方案。

（七）可扩展性

能够在规模和性能两个方面进行扩展,使其性能有大幅度提升,以适应应用和技术发展的需要。

四、临床信息系统集成需求

医学领域应用的任一单一业务系统都有被集成的需求,这种需求可能发生在医院内部,如 HIS

与 LIS 的集成;可能发生在医院之间,如多家医院的电子病历中心;可能发生在地区内各种类型业务系统,如医院的健康档案管理系统同社区公共卫生管理系统集成;也可能发生在各个行业之间,如社保系统同 HIS、健康信息系统集成,组建成一个区域医疗系统;再大范围,可能集成为一个国家卫生系统,包含医疗、公共卫生、疾控、社保、医疗器械、保险等。

临床信息系统集成汇总如图 6-6 所示。

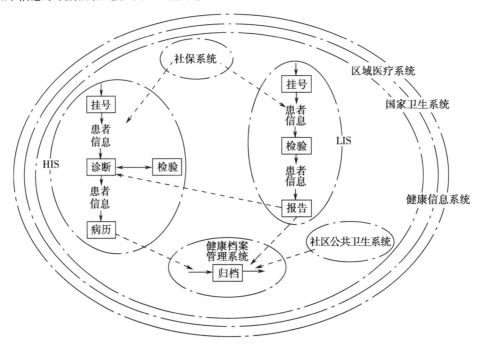

图 6-6　临床信息系统集成示意图

点滴积累 ∨

1. 系统集成的动因:信息孤岛问题、应用孤岛问题、IT 黑洞问题。

2. 集成系统框架组成:网络集成层、数据集成层、应用集成层、用户集成层,以及安全平台。

3. 系统集成原则:开放性、实用性、先进性、稳定性、可靠性、灵活性、可扩展性等。

第二节　集成基本技术

目前,可用来解决信息系统集成的基本技术有中间件技术、中间库技术、XML 技术、DLL 技术、分布式对象技术、消息中间件技术、Web Service 技术以及集成平台技术等。

一、中间件技术

中间件(middleware)是基础软件的一大类,属于可复用软件的范畴。它位于系统软件和应用软件之间,起承上启下的作用。中间件是一种独立的系统软件或服务程序。分布式应用软件借助这种软件在不同的技术之间共享资源。中间件位于客户机/服务器的操作系统之上,应用程序可以工作于多平台或 OS 环境相连接的系统,即使它们具有不同的接口,但通过中间件相互之间仍能交换信息。中间件模型如图 6-7 所示。

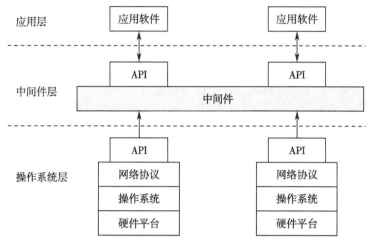

图 6-7　中间件模型

按照互联网数据中心(Internet Data Center,IDC)的分法,分为五类:

(1)数据库中间件:适用于应用程序与数据源之间的互操作。如 ODBC、JDBC、OLE DB、ADO 等。

(2)远程过程调用中间件:远程调用机制是首先使用远程过程调用中间件的接口定义语言(Interface Definition Language,IDL)定义调用顺序,然后用 IDL 编译器对此定义进行编译,从而生成支持客户端和服务器进行通信的管道 STUB(末梢网络)。像本地一样调用远程过程,启动远程过程,并将结果返回本地程序,还可以将程序的控制传递给远端的服务器,具有跨平台性,同步通信,仅适合小型应用。

(3)消息中间件:在客户与服务之间提供同步或异步的连接,随时可将消息进行传送或者存储转发,但是不支持程序控制的传递,适用于多进程、分布式环境。

(4)对象中间件:它与远程过程调用有些相似,不过它可以包含比远程过程调用和消息中间件更复杂的信息,并且可以适用非结构化或非关系型的数据。

(5)事务处理中间件:它是提供事务处理所需的通信、并发访问控制、事务控制、资源管理和其他必要的服务的中间件。通常包括事务服务器、工作流服务器、表现服务器三层。

二、中间库技术

中间库是典型的中间件技术,中间库技术主要用来解决数据集成层面的问题,它的实现方式最为直接简单,易用性强,但安全性一般。它在被集成的系统间(如 HIS 与 LIS 系统集成)建立一个第三方数据库(中间数据库),用来相对独立地存储和管理系统间的交互数据。系统间的数据异构问题是通过建立数据字典对照来解决的。因此,它最适合结构化数据,在非结构化和半结构化数据的异构问题上,解决能力较差。中间库技术来做数据集成,其本质是将被集成的信息系统的底层数据结构提供给了第三方——中间库(中间库担当了"翻译"的角色),这就注定了中间库技术在集成上数据安全性较弱。

（一）中间库集成基本工作原理

以 HIS 与 LIS 集成为例，集成需求为：患者在 HIS 里通过挂号操作产生患者基本信息，在 HIS 的医生工作站产生检验项目信息，在 LIS 工作站上产生的检验结果信息，上述信息 HIS 与 LIS 可以交互共享。

采用中间库方案，即将 HIS、LIS 服务器与接口服务器（即中间库）互联并实现数据交换，这样 HIS、LIS 间需要交互的数据就被同时存储在了中间库上，HIS、LIS 工作站可以直接访问中间库得到对方的数据。如图 6-8 所示。

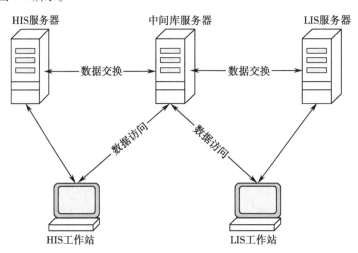

图 6-8　HIS 与 LIS 通过中间库集成

（二）数据异构消除方法

HIS 与 LIS 之间的数据异构问题由接口服务器来解决。解决的方法为将 HIS 与 LIS 的数据字典拷贝到中间库上，并将彼此的数据字典——数据表建立映射关系，保证每个数据对象的每个属性都有在对方字典里对应。当然，当某一方某属性缺失时，可以用有的一方的属性来补充，并保持一致的数据类型和格式。如图 6-9 所示。

（三）数据交互

患者在 HIS 里通过挂号操作产生患者基本信息，在 HIS 的医生工作站产生检验项目信息；患者基本信息与检验项目信息由 HIS 服务器提交给接口服务器；LIS 工作站执行检验业务所需的患者基本信息与检验项目信息直接从接口服务器上提取；LIS 工作站执行检验操作后的检验结果数据由 LIS 服务器提交给接口服务器；HIS 工作站可直接从接口服务器上读取检验结果及患者信息。如图 6-10 所示。

三、XML 技术

解决数据异构就是统一数据的表示和转换的方式，目前普遍采用的方法是可扩展标记语言（eXtensible Markup Language，XML）及其相关技术。XML 文件成为了当前最为常用的用于系统集成数据交互的一种方式，它能够很好地将结构化数据、半结构化数据统一格式，或者重新描述非结构化数

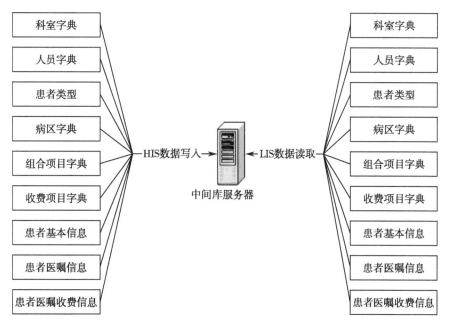

图 6-9　中间库上 HIS 与 LIS 的字典对照

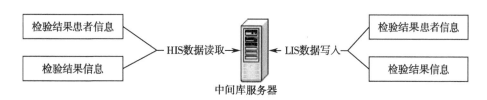

图 6-10　HIS 与 LIS 通过中间库交互数据

据,达到消除数据异构的目标。在集成平台或是 Web Service 中不可或缺。

(一) XML 的特点

XML 是一种可以用于 Web 上的标准的、结构化的、可扩展的数据格式描述语言。它可以描述各种各样的结构的信息,并且由于数据内容独立性原则和可解释性,使得用它表示的数据信息可以很方便地被不同的数据使用者使用。

1. 兼容性强　XML 文档格式的管理信息可以很容易地通过 HTTP 协议传输,由于 HTTP 是建立在 TCP 之上的,故管理数据能够可靠传输。XML 还支持访问 XML 文档的标准应用程序编程接口(API),如 DOM、SAX、XSLT、Xpath 等。

2. 统一数据格式　XML 能够以灵活有效的方式定义管理信息的结构。以 XML 格式存储的数据具有良好的内在结构,易于进行数据交流和开发。现有网络管理标准如 TMN、SNMP 等的管理信息库规范决定了网管数据符合层次结构和面向对象原则,这使得以 XML 格式存储网管数据也非常自然,易于实现。

3. 支持异构系统间数据的共享　只要定义一套描述各项管理数据和管理功能的 XML 语言,并且共享这些数据的系统的 XML 文档遵从这些统一规范,那么管理数据和管理功能就可以在多个应用系统之间共享和交互。

4. 数据可读性强　如果协议在数据表示时都采用 XML 格式进行描述,这样网络之间传递的都是简单的字符流,可以通过相同的 XML 解析器进行解析,然后根据不同的 XML 标记,对数据的不同部分进行区分处理,使底层数据更具可读性。

（二）XML 的结构

XML 由 3 个部分构成,它们分别是:文档类型定义(Document Type Definition,DTD),即 XML 的布局语言;可扩展的样式语言(Extensible Style Language,XSL),即 XML 的样式表语言;可扩展链接语言(Extensible Link Language,XLL)。

1. DTD　DTD 规定了文档的逻辑结构。它可定义文档的语法,而文档的语法反过来也能够让 XML 语法分析程序确认页面标记使用的合法性。DTD 定义了页面的元素、元素的属性及元素和属性间的关系。元素与元素间用起始标记和结束标记来定界,对于空元素,用一个空元素标记来分隔。每一个元素都有一个用名字标识的类型,也称为它的通用标识符,并且它还可以有一个属性说明集。每个属性说明都有一个名字和一个值。理想定义应该面向描述与应用程序相关的数据结构,而不是如何显示数据。就是说,应该把一个元素定义为一个标题行,之后让样式表和脚本定义显示标题行。

DTD 不具强制性。对于简单的应用程序来说,开发商不需建立自己的 DTD,可以使用预先定义的公共 DTD 或不使用。即使某个文档已经有 DTD,只要文档组织是良好的,语法分析程序也不必对照 DTD 来检验文档的合法性。服务器可能已执行了检查,所以检验的时间和带宽将得以大幅度节省。

2. XSL　XSL 是用来规定 XML 文档样式的语言。XSL 能使 Web 浏览器改变原有文档的表示法,例如改变数据的显示顺序,不必再与服务器进行交互通信。通过样式表的变换,同一文档可以显示得更大,或经过折叠只显示外面的一层,或者变为打印格式。

XSL 凭借其本身的可扩展性,能够控制无穷无尽的标记,而且控制每个标记的方式也是无穷尽的,这也给 Web 提供了高级的布局特性,如文本的旋转、多列和独立区域。就如同 XML 介于 HTML 和 SGML 之间一样,XSL 标准是介于 CSS 和 SGMI 的文档样式语义和规范语言之间的。

3. XLL　XLL 支持 Web 上已有的简单链接,而且将进一步扩展链接,包括终结死链接的间接链接及可从服务器中只查询某个元素的相关部分链接等。在为 XML 所设想的真正超文本系统中,所有典型的超文本链接机制全部将得到支持,包括:与位置无关命名、双向链接、可在文档外规定和管理的链接、元超链接(如环路、多个窗口)、集合链接(多来源)、Transclusion(链接目标文档是链接源文档的一部分)、链接属性(链接类型),所有这些可通过 XLL 来实现。

（三）XML 的应用

XML 技术在临床信息系统集成中得到了广泛应用,是数据交换的主要格式。临床信息系统中涉及的信息按格式分为数值、文档、报表、图形、图像等,首先将这些数据格式化、规范化,以统一的形式存入 XML 文档库,然后通过接口组件实现信息的查询、浏览和数据共享。

1. 信息重构　针对不同类型信息的特点,医院信息的 XML 描述与数据库记录有各自的适用范围,它们将共同存在。C/S 结构的子系统采用关系数据库,采用关系模式构建其数据,B/S 结构的子系统采用 XML 构建数据,构建依据是数据转换时生成的 Schema 中定义好的规则。需要数据共享时根据数据转换规则进行数据间转换,信息重构模型如图 6-11 所示。

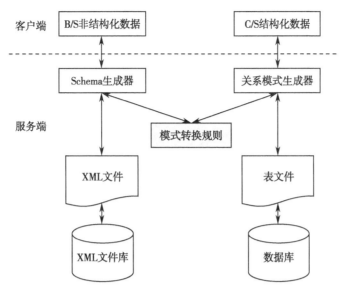

图 6-11　信息重构模型

2. 数据转换　不同 XML 文档的结构、元素(标记)、数据类型、属性等信息都是在 Schema 中定义的,这些 Schema 模式的具体内容各不相同。利用 XML 文档内容受其 Schema 模式约束的特性,给出所有医院应用系统间要交换信息的 XML Schema 模式标准描述,作为信息集成时,数据转换结构的定义,就可以 XML 文档作为数据共享的媒介,就能保证 HIS 中各子系统间、HIS 与外部实体间进行交流的 XML 数据文件都有标准的、统一的数据结构形式。首先建立各 Schema 与不同数据源间的映射关系,作为数据结构间的对应关系。应用系统数据到标准结构 XML 文档的转换模式如图 6-12所示。

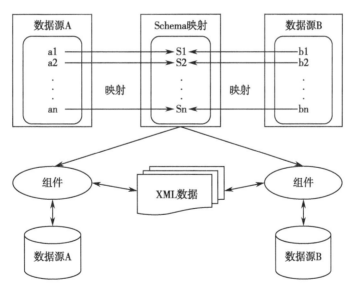

图 6-12　数据转换模型

用 XML 作为数据交换的中介,用统一的 XML 格式呈现数据,给系统的实现带来了极大的灵活性。基于 XML 的异构医院信息集成方案充分利用 XML 易于扩展、交互性好等特点,但直接单一采用 XML 集成,数据信息的安全性较差。

四、DLL 技术

动态链结库（Dynamic Link Library，DLL）是一种可执行文件，它允许程序共享执行特殊任务所必需的代码和其他资源。在 Windows 中，许多应用程序并不是一个完整的可执行文件，它们被分割成一些相对独立的 DLL 文件，放置于系统中。

（一）DLL 技术特点

当我们执行某一个程序时，相应的 DLL 文件就会被调用。一个应用程序可有多个 DLL 文件，一个 DLL 文件也可能被几个应用程序所共用，DLL 具有很强的共线性。DLL 是一个封装的文件，它的安全性较高。DLL 的调用会消耗内存空间，当调用频繁或数量过多时会造成系统资源的浪费。另外 DLL 的每次修改重建都必须调整编译所有源代码，增加了编译过程的复杂性，也不利于阶段性的单元测试。

（二）DLL 调用方式

DLL 的调用方式分为静态调用和动态调用。**静态调用**：由编译系统完成对 DLL 的加载和应用程序结束时 DLL 卸载的编码，直到所有相关程序都结束对该 DLL 的使用时才释放它，简单实用，但不够灵活，只能满足一般要求。**动态调用**：由编程者用 API 函数加载和卸载 DLL 来达到调用 DLL 的目的，使用上较复杂，但能更加有效地使用内存，是编制大型应用程序时的重要方式。

（三）DLL 的应用

以 HIS 与医保系统集成为例，医院 HIS 通过调用嵌入式 DLL 完成医保业务的办理。HIS 在做二次开发时不需考虑相关系统交互细节，需要根据 DLL 要求传入相关参数信息，然后根据返回信息完成相关业务。如图 6-13 所示。

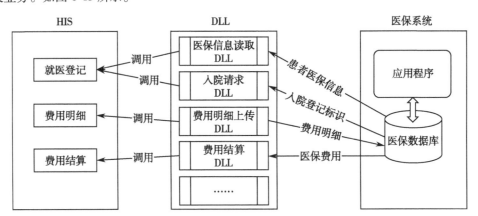

图 6-13 HIS 与医保系统通过 DLL 集成

1. 就医登记 参保患者住院登记时在 HIS 中录入就医登记信息，通过调用 DLL，获取医保系统中的患者信息；HIS 中读入患者信息，办理入院请求，传出入院科室、诊断、日期等信息；医保系统获取入院请求后返回此次入院登记的唯一标识给 HIS，HIS 保存唯一标识，完成入院登记。

2. 费用明细上传 HIS 中录入参保患者费用明细后，通过调用 DLL，将费用明细上传到医保中心。

3. 费用结算　在参保患者出院结算时,先调用 DLL,计算出该患者的个人自费金额、个人自付金额、本次统筹支付金额、本次大病支付金额等,医院根据调用 DLL 计算的返回结果打印收费发票。

通过 DLL 的调用或共享,可以实现系统间的数据交互与方法共享。所以 DLL 技术可以应用在数据集成和应用集成。DLL 文件在被系统使用时是以拷贝的形式,且是分散的,这一点不利于后期的集中维护。

五、分布式对象技术

分布式对象技术是将分布式计算技术和面向对象思想相结合起来的一种技术,它主要解决位于分布式环境中的对象间的调用问题。一个对象客户能够通过定义在分布对象模型上的接口来访问分布系统的可用对象。对象实现是指对象功能的具体实现,它将数据和施加在数据上的操作捆绑在一起,封装在对象中。如图 6-14 所示。

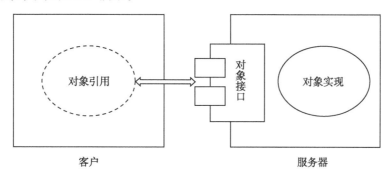

图 6-14　分布式对象模型

分布式对象常用的技术有:

(1)COM(Component Object Model,组件对象模型):用于进程间的通信以及当作组件式软件开发的平台(桌面应用)。它具备了软件集成所需要的面向对象、C/S 计算模式、语言无关性、进程透明性、可复用性等特征。一个组件其实就是一个接口的集合,COM 通过接口对外提供所有的功能。

(2)DCOM(Distributed COM,分布式 COM):它扩展了 COM 技术,支持各种网络通信,应用程序可以在位置上达到分布式。DCOM 具有位置独立性的特征,这极大地简化了应用程序组件的分布化的工作。

(3)RMI(Remote Method Invocation,远程方法调用):RMI 是 Java 的远程调用机制,它为 Java 应用之间提供通信。有面向对象、移动、安全、分布式垃圾收集、互操作等特性。

(4)OMA(Object Management Architecture,对象管理体系结构):OMA 由对象模型(object model)和参考模型(reference model)组成。对象模型主要定义了如何描述在异构环境中的分布式对象;参考模型则刻画了对象之间的交互。

(5)CORBA(Common Object Request Broker Architecture,公共对象请求代理体系结构):它是 OMA 的一种实现方案。它允许应用系统之间相互通信,而不管它们存在于哪里以及是谁设计的。主要由 IDL(Interface Define Language,接口定义语言)、ORB 以及 ORB 之间的互操作协议组成。CORBA 的核心思想是采用标准的接口定义语言将软件接口与软件实现部分相分离。

六、消息中间件技术

消息中间件（Message Oriented Middleware，MOM）是利用可靠高效的消息传送机制帮助分布式应用进行数据交流的系统软件。主要应用于应用系统的集成。如图 6-15 所示。

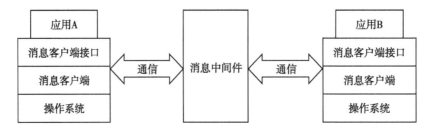

图 6-15　消息中间件模型

消息中间件模型又包括点对点模型、发布/订阅模型和消息队列模型。

（1）点对点模型：允许多个发送者同时向一个接收者发送消息，但消息只能发给一个接收者。消息发送到接收者的消息接收队列中，接收者在需要时从队列中读取消息。如图 6-16 所示。

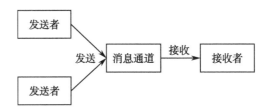

图 6-16　消息中间件点对点模型

（2）发布/订阅模型：是一种匿名的通信方式，它允许一个或多个发送者同时向多个接收者发送消息。消息传递由发布服务器来处理，发布方将消息交给发布服务器，发布服务器根据订阅信息，把消息发送给每一位订阅者。如图 6-17 所示。

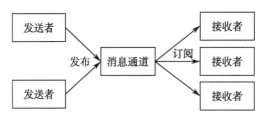

图 6-17　消息中间件发布/订阅模型

（3）消息队列模型：是一种程序之间的非直接的通信模式。它允许程序通过消息队列进行通信。队列管理器将收到的消息放入相应的队列（通常基于内存或硬盘），再由它直接或按顺序传送给接收方。如图 6-18 所示。

消息中间件主流方案有 IBM 的 Web Service、JMS（Java Message Service）等。

七、Web Service 技术

Web Service 是一个平台独立的、低耦合的、自包含的、基于可编程的 Web 的应用程序，可使用开

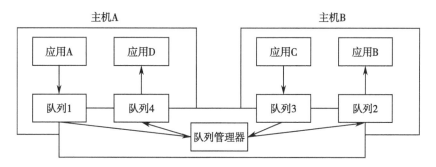

图 6-18　消息中间件消息队列模型

放的 XML(标准通用标记语言下的一个子集)标准来描述、发布、发现、协调和配置这些应用程序,用于开发分布式的互操作的应用程序。

(一) Web Service 的特点

Web Service 技术在集成功能上与 DLL 技术很相似,但它的服务是集中的,在维护上很方便;在系统机构上,Web Service 与中间库有相似之处,它的服务依赖于第三方,安全性不够高。Web Service 是一个软件系统,用以支持网络间不同机器的互动操作,提出了面向服务的分布式计算模式。它具有完好的封装性、松散的耦合性、使用协约的规范性、使用标准协约规范和高度可集成性等特征。

(二) Web Service 的组成

Web Service 的组成可以用公式表示为:Web Service = SOAP + HTTP + WSDL

其中,简单对象访问协议(Simple Object Access Protocol,SOAP)是 Web Service 的主体,它通过 HTTP 或者简单邮件传输协议(Simple Message Transfer Protocol,SMTP)等应用层协议进行通信,自身使用 XML 文件来描述程序的函数方法和参数信息,从而完成不同主机的异构系统间的技术服务处理。Web Service 描述语言(Web Services Description Language,WSDL)也是一个 XML 文档,它通过 HTTP 向公众发布,公告客户端程序关于某个具体的 Web Service 服务的统一资源定位符(Uniform Resource Locator,URL)信息,方法的命名、参数、返回值等。Web Service 的核心技术主要有 XML/XML Schema、SOAP、WSDL、UDDI、HTTP 等。其模型如图 6-19 所示。

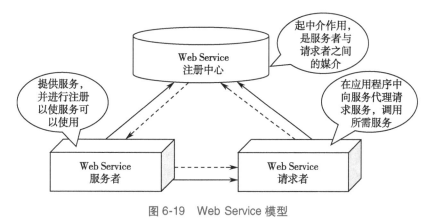

图 6-19　Web Service 模型

(三) Web Service 的应用

利用 Web Service 的跨平台及和语言无关的特点,Web Service 能将现有的临床信息系统功能进行封装,然后将他们部署到平台上,提供给其他系统进行调用。医院的数据具有复杂性,而且分布于医院的各个子系统中,因此需要将各个子系统中的数据以 Web 服务的形式展现出来,供给有需要的系统。Web 服务以 XML 的参数形式进行传递,而在 .NET 技术中,创建和调用 Web 服务是非常容易实现的。

例如,在医院中 HIS、LIS、PACS/RIS、EMR 通过 Web Service 的集成,如图 6-20 所示。

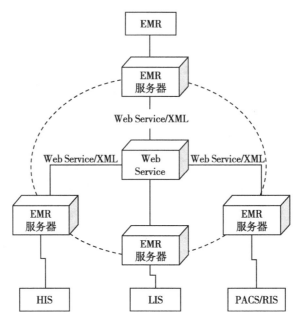

图 6-20　医院信息系统 Web Service 集成框架

各个信息系统之间利用 XML 和 Web Service 技术,无论 Web Service 是用什么工具、哪种语言开发的,只要客户端使用简单对象访问协议(Simple Object Access Protocol,SOAP)通过 HTTP(Hyper Text Transfer Protocol,超文本传输协议)来调用它即可。不管是 HIS,还是其他医疗信息系统,都只需要阅读 WSDL(Web Services Description Language,网络服务描述语言)文档,来调用这个 Web Service 服务。客户根据文档生成 XML 格式的请求消息,Web 服务器收到请求消息后会把这些请求发给 Web Service 请求处理器。Web Service 请求处理器会把请求消息发送给相应的信息系统,然后把信息系统返回的消息再发送给客户端。

八、集成平台技术

集成平台属于系统服务软件,在操作系统层和应用层之间工作。它连接两个或更多的应用程序,为其提供连接和协同工作的功能。各种形式的集成平台都是用来简化不同软件应用系统之间通信的,集成平台的支持对于集成至关重要。

（一）集成平台基本模型

集成平台的工作原理相似于中间件,但它比中间件功能更综合,通常它除了具备应用功能外,还会提供开发功能。它可以灵活应对集成需求的差异,维护起来也更方便。被集成的各个子系统以集成平台为核心,各个系统只与集成平台做接口,系统之间交互的信息都传到集成平台,再由集成平台转发出去。例如 A 与 B、C 集成,那么消息将由 A 到集成平台,经过集成平台处理后再分别路由到 B 和 C。其基本模型如图 6-21 所示。

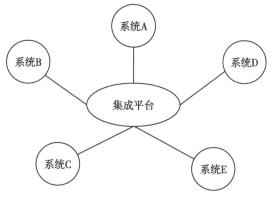

图 6-21 集成平台基本模型

（二）集成平台的功能

1. 应用程序接口 医院里面有多种信息系统,各个系统所能提供的接口不一样,所以集成平台应该能支持多种通讯协议和消息协议。通讯协议方面例如 COM、Web Service、CORBA、数据库表或视图、存储过程、FTP、TCP/IP 等;消息协议方面有 HL7,还有一些企业自己定义的固定格式的文本,例如定制化的 XML。

2. 消息路由 消息路由是指把一个消息从源系统路由到正确的目标系统。由于集成的系统比较多,系统之间交互的消息类型相应也会很多,这就需要一个消息路由模块,来处理系统之间的消息路由。

3. 数据处理 数据处理模块包括数据缓存、数据格式化、数据过滤、数据映射、数据转换、数据丰富、集成监控、集成配置等模块。

（1）数据缓存:数据在有的场合并不需要实时地更新,可以通过数据缓存模块,把从应用 A 传过来的数据暂时存储在集成平台中,等到需要的时候再一次性地把数据传到应用 B。这样就可以支持异步操作,可以减少集成中间件与网络的交互次数,提高集成平台的性能。数据缓存的另外一个作用是把消息存起来方便日后的问题定位以及纠错处理。

（2）数据格式化:数据格式化模块是对数据进行格式化处理,以便某系统的数据能被另一个系统识别。由于系统千差万别,数据格式又有很多种,集成平台为了能跟不同的系统打交道,有必要对数据进行格式化处理。数据从外部系统流入集成平台时需要格式化,以便集成平台能处理;数据从集成平台流出到外部系统也需要格式化,以便外部系统能识别。

（3）数据过滤:数据过滤模块的功能是从一个应用输出来的数据中,根据一定的规则,过滤出另一个应用所需要的数据。这是因为在实际的很多情景下,应用 A 往往根据自己的业务逻辑,有条件地选取另一个应用 B 的数据。例如,对于门诊患者的医嘱,RIS 只需要在 HIS 中已交费的医嘱信息,而不理会未交费的医嘱信息。

（4）数据映射:数据映射模块的功能是在不同应用的数据模型之间建立起对应关系。因为一般来说,各个系统数据模型的字段不一样,要想把应用 A 的数据传到应用 B,就需要在这两个应用的数据模型之间建立起对应关系。例如,患者 ID 在 HIS 中的字段名为 pat_id,在 RIS 中的字段名为 PatientID,这时候需要在 pat_id 和 PatientID 之间建立好映射关系。

(5)数据转换:数据转换模块的功能包括数据修改、数据合并与分离。应用 A 的数据可能要经过一定的修改才能被应用 B 所接受。例如,患者性别在 HIS 中的表示为 M 和 F,在 RIS 的表示为男和女,当数据从 HIS 传到 RIS 的时候,需要把 M 改成男,把 F 改成女。某些数据行和列的合并或者分离。例如,在 HIS 中的地址是城市名称、街道名称、门牌号这三个字段表示的,而在 RIS 中只有一个地址字段。因此必须将 A 中的那三个字段合并为一个字段才能传到应用 B。

(6)数据丰富:有时候需要在应用 A 传过来的数据进行一下扩展,增加一些字段,才能传到应用 B。例如,在把医嘱从 HIS 传到 RIS 时,有时候医生未填开立时间,这样医嘱开立时间为空,需要集成平台把医嘱开立时间为空的补为系统当前时间,再传给 RIS。

(7)集成监控:集成监控的作用是提供图形化用户界面,使医院工作人员能够观察到当前系统中各个消息的状态,能够查看到消息的执行过程,包括执行时间、参与的外部系统、所传送的数据,还有出错时的异常信息等。

(8)集成配置:也是通过图形化用户界面,使医院工作人员能方便地配置好各个系统之间的消息路由和数据处理。

（三）集成平台的优势

1. 降低了系统耦合度 由于应用系统只需要与集成平台集成,从而减少集成应用系统之间的耦合水平,可以将某一个应用系统的部分或全部进行替换而不影响其他应用系统。

2. 集成简单化 集成平台提供了配置工具,可以轻易配置好系统之间的集成。此外,它定义了多种接口、多种通讯协议和消息协议,使得各种异构系统之间的连接更加简单,降低了开发的工作量,减少重复开发。

3. 连接标准化 集成平台支持 HL7。HL7 标准是由美国 HL7 委员会制定,是建立在 OSI 模型应用层(第 7 层)上的标准,其目标是为医疗信息系统提供统一的接口标准,实现医疗系统之间的信息交换。集成平台支持企业之间的 HL7 集成,使之更加符合国际标准。

4. 提高了系统集成的可维护性 一方面由于接口数量减少了,维护起来相对容易;另一方面由于集成平台提供了监控工具,可以追踪系统里的每一个消息,可以及时发现问题并纠错,维护更加方便,这也提高了集成的质量。

5. 方便医院管理 由于所有系统都通过集成平台来集成,医院只要管理好集成平台与应用系统之间的关系,不用再协调各企业之间的关系。

（四）集成平台的应用

以 HIS、LIS、RIS 通过集成平台集成为例,集成的流程如下(如图 6-22 所示):

1. HIS 在开完医嘱后,把患者信息和医嘱信息发送到集成平台。

2. 集成平台经过数据处理后,根据医嘱类型分别把消息路由到 RIS 或 LIS,在 RIS 或 LIS 的登记队列就能看到相关的患者信息和医嘱信息。

3. RIS 或 LIS 工作站上的更新检查状态,如预约、取消预约、到检、取消到检、完成检查等都回传给集成平台,集成平台再把这些状态信息回传给 HIS。在 HIS 的医生工作站就可以看到检查当前的状态。

4. 医生在 RIS 或 LIS 报告工作站上审核完报告后,集成平台把报告消息传回给 HIS。HIS 医生工作站就可以查看到报告的内容。

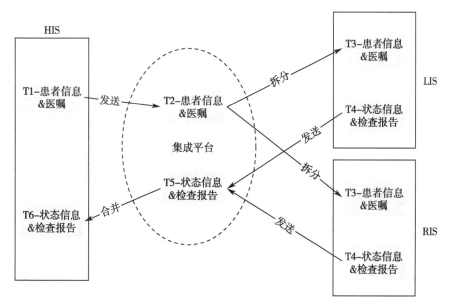

图 6-22　HIS、LIS、RIS 通过集成平台集成

注:图中 T1、T2 分别为步骤 1、步骤 2

目前,常见的医学信息系统的集成平台有 Orion 的 Rhapsody、Inter Systems 的 Ensemble、西门子的 Open Link、甲骨文的 SOA。

点滴积累 ∨

1. IDC 中间件分类:数据库中间件、远程过程调用中间件、消息中间件、对象中间件、事务处理中间件。

2. XML 的特点:兼容性强、统一数据格式、支持异构系统间数据的共享、数据可读性强。

3. DLL 的调用方式:静态调用、动态调用。

4. 分布式对象常用技术:COM（Component Object Model，组件对象模型）、DCOM（Distributed COM，分布式 COM）、RMI（Remote Method Invocation，远程方法调用）、OMA（Object Management Architecture，对象管理体系结构）、CORBA（Common Object Request Broker Architecture，公共对象请求代理体系结构）。

5. 消息中间件模型:点对点模型、发布/订阅模型、消息队列模型。

6. Web Service 的组成:Web Service ＝ SOAP ＋HTTP ＋WSDL。

7. 集成平台功能:应用程序接口、消息路由、数据处理。

8. 集成平台的优势:降低了系统耦合度 、集成简单化、连接标准化、提高了系统集成的可维护性、方便医院管理。

第三节 集成平台 Rhapsody

Rhapsody 集成引擎是首屈一指的医疗领域专用集成中心,在全球 30 多个国家的医疗系统中安装使用。它是一个支持医疗信息交换标准 HL7 和快速医疗互操作性资源标准 FHIR 的工具,支持各种医疗信息系统间的互操作性,不受技术和标准的限制。Rhapsody 的可靠技术能够兼容不同的系统,跨越不同的部门,无缝地连接传统的和下一代的医疗系统。Rhapsody 可以在医院内、院区间和公共卫生部门之间进行快速、可靠的连接和数据共享。

一、Rhapsody 的总体架构

Rhapsody 集成平台主要由 Rhapsody 引擎(Engine)、Rhapsody IDE(Integrated Development Environment,集成开发环境)、Rhapsody 管理控制台(Management Console)三个架构组成。此外,还有两个选装项 Rhapsody 移动应用和 Rhapsody 仪表盘。如图 6-23 所示。

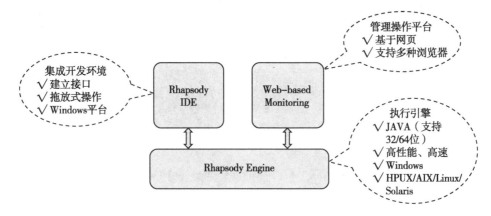

图 6-23 Rhapsody 总体架构

(一) Rhapsody 引擎

它是整个集成平台的核心和提供快速服务的关键。它保证了数据的内部交换、不同格式的映射以及逻辑性的消息路由。它支持基于 Web Services 的服务封装、安全与服务调用;支持最新的 Web Services 标准,包括 XML、XPATH、XSLT、SOAP;同时支持基于数据转换引擎的数据转换功能,包括 XML、HL7、X12、ASTM、EDIFACT 的数据转换、解析与映射;支持丰富的传输访问协议,包括 HTTP/HTTPS、TCP/IP、FTP/File、Socket、SMTP、SOAP/HTTP、SQL。

(二) Rhapsody IDE

Rhapsody IDE 是一个基于 Windows 操作系统的图形化配置及设计工具,它连接到 Rhapsody 引擎并指示引擎展开各项数据处理工作。IDE 具有良好且直观的图形配置界面方便实施人员对通讯点、过滤器和路由进行设置。其特点包括可视化的接口开发、内置的单元测试功能、单一文档的配置迁移、设计文档的自动生成、映射及数据格式互换,此外,它还具有内置线下帮助文档和接口报警的通知规则设定功能。

（三）Rhapsody 管理控制台

Rhapsody 的管理控制台可以在任何带浏览器的设备上访问,随时提供引擎监控界面,通过精确的事务位图索引实现对业务的监控、审计与管理,并在必要时发送通知和警告。管理控制台提供端到端的管理,包括可视化的快速故障诊断与消息检测、监测整个系统及关键指标的行为与状态,并能自动生成相应的监测报告。

主要的功能有:

（1）阅览、编辑、修改并重发消息。

（2）查看在各个阶段的消息的转换情况。

（3）内置强大的搜索能力。

（4）提供性能统计报告。

（5）提供等待状态报告。

（6）提供审计追踪。

（7）提供配置监视列表。

（8）反馈浏览信息。

（9）设置通知方式。

（10）备份,对 Rhapsody 的配置和消息存储的全备份和增量备份。

二、接口适配器

在 Rhapsody 里接口通过 3 种构建连接起来:通讯点（Communication Point）、路由（Routes）、过滤器（Filters）。

通讯点,又叫链接点,就是 Rhapsody 对外对内的关键接口适配器。它可以被设置成输入、输出或双模式。每个通讯点是实施不同协议以连接不同系统的节点,Rhapsody 支持的大量通讯点用以连通新旧医疗系统。

路由是由多个通讯点及过滤器组成的通路,或者叫路径。数据包会按照路由指定的方向流动,配合接口适配器,达到传输信息的目的。通常路由会由输入模式流向输出模式的通讯点。

过滤器可以被认为是另外一种接口适配器,它可以让管理员或分析师对流动的数据包进行整理、归类、提取、删除、过滤、检验及开发。另外,过滤器也支持 JavaScript,提供更多更灵活的数据接口处理。

Rhapsody 的外部接口是一个集成引擎的最重要的功能,它是对内外传输和消息发送的基本接触点。在 Rhapsody 集成开发环境里,外部接口又被称为通讯点。Rhapsody 内置的标准通讯点有:

（1）数据库（Database）:用于数据库的处理,允许读、写及存储不同的数据库。

（2）目录（Directory）:基于文件方面,用于批处理文件的读写和后续处理。

（3）TCP 客户或服务器端:TCP 客户或服务器通讯点可用于连接到远程或本地 TCP 服务器。远程服务由提供商提供一个 TCP 端号,Rhapsody 就能通过它访问数据。本地服务由 Rhapsody 提供 IP 及 TCP 端号,供外部系统接入。

(4)网络主机服务:提供一种或多种网络连接服务到服务主机。

(5)文档网络服务客户端:对于远程文档类的服务主机提供连接支持。

(6)RPC 网络服务客户端:专用于外部 RPC 类的服务连接。

(7)数据库插入:一个易用的 Rhapsody 数据库处理通讯点,用于对数据库表的添加、插入、更改及删除。为只展开有限数据库运用用户提供高效的解决方案。

(8)电子邮件客户端:不管是电子邮件里的一段信息或是附件,Rhapsody 都可以如常处理。

(9)执行命令:用户可指定一个应用程序或脚本去处理数据包或 Rhapsody 获取的信息。

(10)FTP 客户端:可使 Rhapsody 连接到一个 FTP 服务器去获取文件然后进行后续处理。

(11)SFTP 客户端:提供加密 FTP 的连接请求,保证医疗信息在一个保密通道上传输。

(12)HTTP 客户或服务器端:超文本传输协议(HTTP)的客户及服务器端通讯点,Rhapsody 可以很方便地给它们提供支持。

(13)HylaFAX 客户端:电子传真协议的客户端,对于传真给予相同的处理能力。

(14)JavaScript TCP 客户或服务器端:一个革新的通讯点,Rhapsody 使 JavaScript 可以应用在底层 TCP 传输上。

(15)JMS 客户端(JAVA Message Service Client):用于从 JMS 队列中提取信息以作进一步的处理。

(16)打印:支持纯文本和 PostScript 文档的打印消息,Rhapsody 会从中提取资料或整批处理。

(17)定时器(Timer):用于在一定时间内激活 Rhapsody 内一个事件。

(18)Rhapsody 连接器:用于两个 Rhapsody 引擎间的保密和保证送达消息。

(19)等待或静止计算通知(Waiting and Idle Count Notifier):这个输入模式的通讯点通常用于计算一个路由或指定的通讯点进入静止或停止状态的总时间以让管理员做出正确的判断。

(20)方案通知(Scheme Notifier):方案通知通讯点会按照指定的通知服务制造一个可路由的消息用于激活 Rhapsody 内的通知服务。

(21)Kermit 串行 RS232 端口:使 Kermit 协议能在串行传输中到达 Rhapsody。

(22)打包串行 RS232 端口:用于串行 RS232 端口信息传输,数据包会被重新打包加上特定信息。

(23)串行 X/Y 模式(X/Y Model Over Serial):专用于 X/Y 模式的调制解调器于串行端号传输。

(24)ZModem Serial RS232 端口:使 ZModem 协议能通过串行端口被 Rhapsody 处理。

得益于 Rhapsody 集成平台提供的嵌入、嵌出式的操作模式,系统管理员可以实时地修改引擎的内外接口以及通讯点而不会影响引擎的正常后台操作,真正实现系统平台零中断。

三、运行平台

集成平台不是一个单独的概念,它是由多个部件及节点合力完成系统整合的要求。Rhapsody 的管理和监控平台属于 Rhapsody 集成引擎的一部分。启动引擎会同时触发管理和监控平台,共同提供服务。

Rhapsody 集成引擎可安装运行于在各种主流操作系统上,并同时支持 32 及 64 位操作平台,包括:

(1)IBM AIX®, 5.x, 6.x;

(2)HP-UX, 11+ (PA-RISC/Itanium);

（3）Linux®（x86/x64）；

（4）Sun Solaris 9（SPARC）；

（5）Microsoft® Windows® 2003 Server（x86/x64）；

（6）Microsoft® Windows® 2008 Server（x86/x64）。

四、开发平台

Rhapsody IDE（Integrated Development Environment，集成开发环境）应用程序集合 Rhapsody 的开发、设计及管理功能于一体，用于连接引擎并指引实施要求的命令。

IDE 建立于 C++技术并应用于微软的 Windows 操作系统。IDE 实现于广泛应用的微软 Windows 视窗操作系统，提供图形化界面来添加、配置及管理 Rhapsody 引擎的各项功能。只要 IDE 成功登录引擎，当前配置就会被下载供管理员进行处理。引擎的运行不但不会被中断，管理员还能同时进行嵌入式测试。

五、管理平台

Rhapsody 集成平台附带的管理平台独立于开发平台，提供一个方便的途径来进行简单的引擎设置并同时获取实时服务器数据。支持主流网络浏览器并提供快捷的网站式界面。管理平台可对以下的组件进行简捷的管理设置：

（1）路由/路径（Routes）；

（2）通讯点（Communication Point）；

（3）网络服务（Web Services）；

（4）总线服务；

（5）集成查询表；

（6）全局参数/变量。

用户可使用相同的方法访问监控平台来观察管理平台设置的实际效果并做出对应的修改。对于细微的调控则可在开发平台上完成。

六、监控平台

Rhapsody 监控平台同样是一个基于网络浏览器的应用平台并同时支持 Fire Fox（火狐）及微软的 Internet Explorer 浏览器。这个无差别的功能使基本上现代任何操作系统都可以连接到这个监控平台进行监测，包括引擎及 IDE 的所有实时信息都能及时的从监控平台上看到。

监控平台主要用于显示：

（1）系统高端状态；

（2）每个路由的运行情况（运行或停止中）；

（3）当前错误和暂停队列的情况和问题数据包的内容；

（4）搜索出入的数据包；

（5）Rhapsody 引擎的性能数据；

（6）Rhapsody 整体日志；

（7）系统当前设置；

（8）全景数据。

七、数据存储

数据库处理是 Rhapsody 的另外一个强项。只要此数据库提供 JDBC（JAVA 数据库连接）接口，Rhapsody 皆提供支持。以下是几个支持的主流应用数据库，但 Rhapsody 绝不限于这些：

（1）Microsoft® 微软 SQL 系列；

（2）Microsoft® 微软 Access；

（3）Oracle 甲骨文系列；

（4）MySQL。

Rhapsody 不仅可以实时存取数据库并且可对多个不同数据库列表做出调用及修改以适应在不同背景系统下的复杂应用。而 Rhapsody 集成平台本身不需依托任何数据库就能独立运行，完成整合任务。

Rhapsody 独立于操作平台的特性意味着 Rhapsody 集成平台本身不带有任何数据库。但对于数据库的支持却是没有任何限制的。只要此数据库提供 JDBC 接口，Rhapsody 就能整合到平台里进行集成。现在主流的数据库如 Oracle（甲骨文）、MS SQL（微软 SQL）、MySQL 或 MS Access（微软 Access）对 Rhapsody 都能完美地进行数据集成。

八、Rhapsody 的应用案例

以 HIS 连接 Rhapsody，配置接口、查看和管理交换数据为例。

（一）配置前置机

启动 Orion health 服务，打开 IDE，新建前置库（如"医疗前置库_中医院"）。前置库是数据交换的输入节点。双击打开可以看到相关服务器的配置信息，如图 6-24 所示。

点击，切换到"Configuration"页，其中"Database"为数据库的类型，这里我们选择的是"Microsoft SQL Server"；"Host"为服务器地址；"Port"为端口；"Database Name"为数据库名；"Username"为数据库用户名；"Password"为数据库密码。

点击"Configuration Edit"可以编辑 SQL 语句，如图 6-25 所示。

在前置库有两个需要注意的地方：①rhapsody_changes 存储过程，这个存储过程是数据交换的启动工具，另外还计算所需要交换的表中的数据。②rhapsody_change_tables 表，用来存放所需要交换的表的表名等信息。

数据交换中的参数都是封装成 XML 格式传递，所以封装的格式一定要一致：/messgage/change/record/...

图 6-25 所示将所需要交换的表名，以及表的主键值查询出来，传递到下一个节点，并将这条记录的 SCZT 改成 1，表明正在上传。

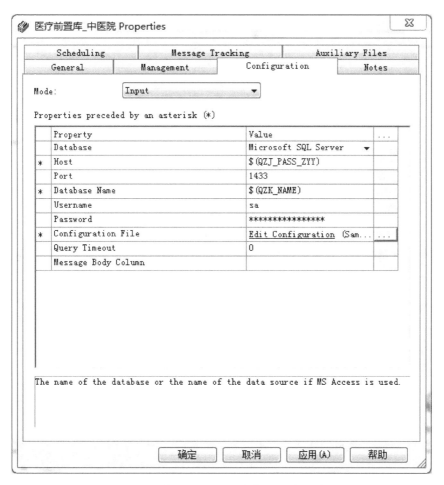

图 6-24　前置库——"医疗前置库_中医院"

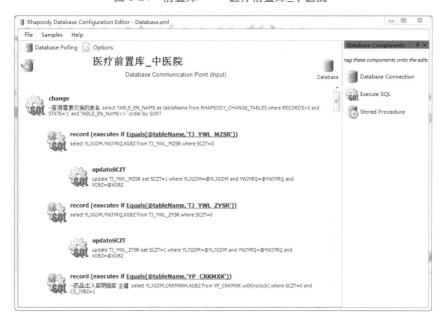

图 6-25　前置库"Configuration Edit"中的 SQL 语句

SCZT 的值：

0：表示还未上传的数据。

1：表示进入 Orion health 程序开始上传的数据。

2：表示上传成功的数据。

3：表示上传失败的数据。

（二）消息操作

1. 定义消息源表 创建"消息源表"，该节点的主要作用是将查询出来的表名定义并取值，配置语句很简单，例如里面内容如下：

Var next = output. append（input［0］）；

Var tableName = net. getField（"/message/change/tableName"）；

next. setProperty（"tableName"，tableName）；

……

2. 分发消息 在"消息源表"上，创建"分发消息"，该节点的主要作用是将进入路由的消息分发成一个一个的小消息，一条记录一个小消息。

3. 还原 XML 格式 创建"还原 XML 格式"，该节点的作用是将对应表的主键值取值并定义。其具体内容如图 6-26 所示。

```
002 // Create the output message
003 var next = output.append(input[0]);
004
005 var body = input[0].text;
006 /*还原消息格式*/
007 var tableName = next.getProperty("tableName");
008 next.text = '<message><change><tableName>' + tableName + '</tableName>' + body + '</change></message>';
009
010
011 /*表主键加入消息属性*/
012 if(tableName=="YP_CRKMXK")
013 {
014     /*如果每张表都有此项 可以单独提出来作为公用*/
015     var YLJGDM = next.getField("/message/change/record/YLJGDM");
016     var CRKMXXH = next.getField("/message/change/record/CRKMXXH");
017     var XGBZ = next.getField("/message/change/record/XGBZ");
018     next.setProperty("YLJGDM", YLJGDM);
019     next.setProperty("CRKMXXH", CRKMXXH);
020     next.setProperty("XGBZ", XGBZ);
021 }
```

图 6-26 前置库还原 XML 格式代码

（三）数据交换操作

1. 查询医疗业务数据 该节点用于查询对应表对应主键值的记录。配置的信息跟前置库的信息一样，SQL 语句如图 6-27 所示。

从上图可以看出 SQL 语句所在的节点与之前的是对应的"/message/change/record"，"Equals（tableName，'TJ_YWL_MZSR'）"用来匹配对应的表。

2. 插入交换库医疗 该节点是将查询节点查询出来的字段的值插入到对应表的对应字段中，配置信息是中心端的信息。如图 6-28 所示。

值得注意的地方是插入语句的格式，都是跟前面对应起来的。

（四）数据交换监控

数据监控界面能够清楚地看到数据在数据交换程序中各个节点的详细情况，并且能及时反映出错误信息，有助于我们观察数据交换。打开 Rhapsody 集成平台附带的管理平台，图 6-29 是数据监控的主界面。

可以通过界面观察到通讯点、路由以及其他的一些详细信息，并且操作通讯点和路由的启动和停止。

图 6-30 是对通讯点和路由的操作。点击查看输入消息存档可以看到消息在路由中各个节点的情况。

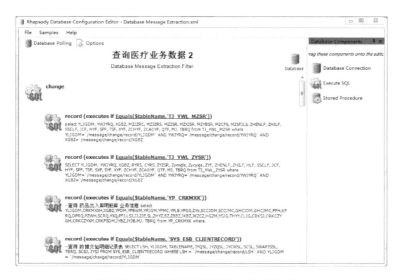

图 6-27　查询医疗业务数据中的 SQL 语句

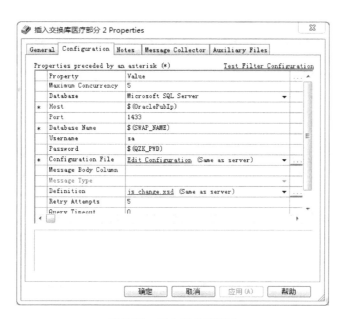

图 6-28　插入交换库配置

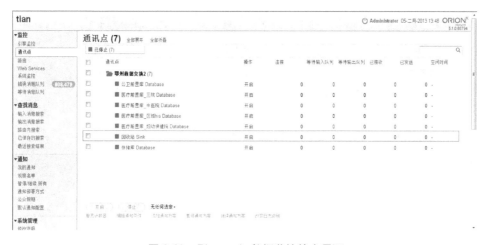

图 6-29　Rhapsody 数据监控的主界面

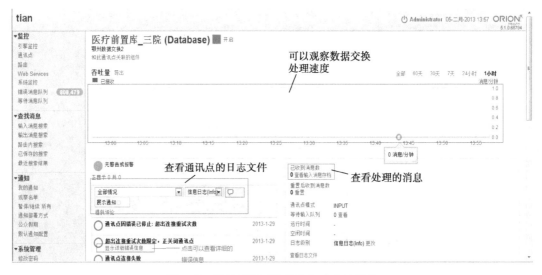

图 6-30 监控界面对通讯点和路由的操作

点滴积累 \/

1. Rhapsody 集成平台架构组成：Rhapsody 引擎（Engine）、Rhapsody IDE（Integrated Development Environment，集成开发环境）、Rhapsody 管理控制台（Management Console）。

2. Rhapsody 接口：通讯点（Communication Point）、路由（Routes）、过滤器（Filters）。

（邵泽国）

目标检测

简答题

1. 造成信息系统集成的动因主要有哪些？

2. 消息中间件点对点模型、发布/订阅模型和消息队列模型各自的特点是什么？

3. Rhapsody 的通讯点、路由、过滤器的主要功能有哪些？

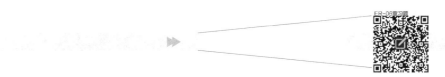

第七章

临床信息管理系统新技术

FR-07章PPT

学习目标 〤

学习目的

通过学习临床信息管理系统新技术，充分了解当下应用于临床信息管系统中的先进技术与方法，熟悉临床信息管理系统技术的发展趋势，掌握主流新技术的概念、特征及主要功能。 本章既是对前面各章节内容的延展和提升，也为后续章节如临床信息管理系统规划与分析、临床信息管理系统设计与开发等章节的学习拓宽了思路与视野。

知识要求

1. 掌握主流临床信息管理系统新技术的概念、特点以及功能。

2. 熟悉移动医疗的主要应用，医疗物联网的主要功能，健康云的作用及意义，健康大数据的特点，虚拟化常用工具及虚拟化技术在医院信息化中的应用，数字化医院的总体技术架构及总体服务架构。

3. 了解移动医疗的定义、特点及基本框架，疗物联网的定义及其组成、典型应用，健康云的概念、健康云平台建设要点、健康大数据的概念及发展趋势，虚拟化技术的定义及其分类，数字化医院的内涵及其特征。

能力要求

面对数据孤岛、信息孤岛，具有基本的解决策略的指导方针;面对具体集成需求或问题，具有甄选最佳技术的能力。

导学情景 〤

情景描述:

医学信息专业的小李临近毕业，经过几年的专业学习，他已打下了良好的专业基础，具备了一定的医学信息技能。 然而信息技术发展迅速，在临床、医药、医疗器械等健康产业的实际应用上，已经涌现了大量的新技术及新理念。 他需要在走上工作岗位前，了解并基本把握这些新技术及新概念。

学前导语:

学习移动医疗技术、医疗物联网技术、健康云技术、健康大数据技术、医院虚拟化技术以及数字医院等相关新技术。 熟知它们的概念、了解它们的技术特点、基本掌握它们的技术路线及工具。 本章我们将结合案例，熟悉近期兴起的新技术，了解它们在临床以及健康领域的应用。

第一节　移动医疗技术

随着移动通信技术的不断成熟以及移动设备的普及,越来越多的医疗服务和信息通过移动互联网来实现,已形成了移动医疗应用领域。

一、移动医疗的定义及特点

早在20世纪60、70年代,就出现了远程医学(tele-medicine)和远程医疗(tele-healthy)的概念。移动医疗的定义顺延了远程医学和远程医疗的概念,美国医疗信息与管理系统学会(HIMSS)给出的定义为:通过使用移动通信技术(例如PDA、移动电话和卫星通信)来提供医疗服务和信息,具体到移动互联网领域,则以基于安卓和iOS等移动终端系统的医疗健康类App应用为主,它为医疗卫生服务提供了一种有效方法。

由于移动医疗是建立在移动通信技术上,自然具备建网快捷、覆盖面广、应用丰富、安全稳定、个性化强等特点。除此以外移动医疗还体现出:

(一)移动医疗使得获得健康信息和医疗服务更加便捷

移动医疗,打破了过去人们只能前往医院接受医疗服务的模式。人们可以在任何时间、任何地点获得相关的健康信息,听取医学专家的建议。在医疗服务方面,因为移动通信技术的加入,不仅将节省之前大量用于挂号、排队等候乃至搭乘交通工具前往的时间和成本,而且会更高效地引导人们养成良好的生活习惯,变治病为防病,潜移默化的改变了原来的就诊、康复模式。

(二)移动医疗是助推精准医疗的有力工具

2010年10月起,原国家卫生计生委决定启动全国近百家医院和部分区域的电子病历试点工作,建立和完善以电子病历为核心的医院信息系统,是精准医疗的数据储备。精准医疗还需要生命个体的更全面的数据。以往的临床信息系统或其他数据采集手段很难24小时无间断跟踪、监测、采集,比如慢病居家康复、ADL(日常生活能力)监控都力不从心。移动医疗技术的加入,使之成为了可能,进一步促进了精准医疗的发展。

(三)移动医疗是健康产业的生力军

健康产业是新兴的朝阳产业,而大健康产业的发展脱离不了移动医疗技术的支持,或者说移动医疗自身就是健康产业的一个主要且重要的组成部分。有数据显示,仅中国,与无线配件、应用等相关的移动医疗市场规模将在2020年前达到200亿元。

二、移动医疗的主要应用

目前移动医疗从应用领域上看主要应用于远程卫生教育与培训、远程医疗数据采集、远程卫生监控与管理、针对医疗技术人员的协同诊疗与护理、疾病与流行病传播跟踪及诊断与治疗,以及慢性病与健康管理等。

(一)医院中常见的移动应用

通过使用相关设备,医生可以远距离及时收集、存储和分析患者生命体征方面的数据,展开病情监测。综合运用云计算、无线传感器及相关软件的医疗物联网,可以通过无线传感器检测重要器官功能、支持实时抢救与治疗,对海量检测数据进行深度加工和挖掘,精细、动态和智慧地管理疾病预警,更早进行诊断和监护治疗,提高医疗资源利用率。同时进行临床试验的数据采集。利用覆盖完善的移动网络,还可以通过移动终端对偏远地区的医生进行专业培训和远程支持。

在医院中常见的移动应用,例如:

1. 移动查房　医生通过移动终端实行患者床旁医疗服务,包括病历查看、书写、查看检验检查报告、医嘱录入等。护士进行床旁医嘱执行时,首先用移动终端扫描患者智能识别设备,确认患者身份,然后再扫描患者药物条码,核对医嘱执行,记录所有医嘱执行信息(如执行时间信息、执行护士的身份信息等)。如果有任意一项不符,设备报警、振动,由系统给予提示。给药流程结束,所有流程信息均被记录在 HIS 中,便于医院管理查询以及事后追踪。护士也可通过移动终端直接在患者床旁采集和录入患者体征数据等关键信息。

2. 移动医疗及办公　包括移动办公、危机协同管理、计划任务管理、会诊管理、危重患者管理、药品使用管理、医疗业务查询等。基本技术路线是,通过移动设备和移动网络连接互联网,从而实现远程访问和操作医院内部对应的信息系统,实现远程医疗及办公的功能。例如:医生可使用移动终端通过互联网连接医院内部网络,使用医院信息系统;检验、检查科室发出危机报告时,通过系统短信通知开单医生;计划任务管理即通过与医院、系统互联,实现医疗业务过程中的日程性计划安排。

(二)慢病应用

随着亚健康人群的增加、老龄化的加剧以及慢性病的年轻化等问题的涌现,传统的"到医院看病、门诊随访"的医疗模式越来越难以满足人们对高质量健康资源的需求,而且无法有效地做到对重要器官疾病的提前预警、及早发现、及时治疗。要解决这些问题,就需要将现有的"病发后到医院"的被动治疗模式改为"及早预警和及早主动治疗"的现代医学模式。移动医疗设备能够实现长时间的动态监测,提供全面的临床诊断数据,有利于寻找病因,实现防病和早期治疗。

(三)流行病应用

疾病与流行病传播跟踪、诊断与治疗的同时,通过移动智能医疗设备可以持续跟踪患者后续情况,医生可以动态评价药物的疗效,及时跟踪患者的康复进展情况,发现潜在的风险因素,为病患的康复及疾病的预测提供了有效途径。

(四)其他应用

此外,从工具类型上看,目前的移动医疗产品及工具主要分为:医生工具 APP、单科疾病 APP、患者与医生交互平台、自诊问诊平台、医联平台、健康数据采集平台、健康知识传播与指导平台、医药电商平台等。

三、移动医疗基本框架

现在的移动医疗应用往往会与云技术、物联网技术以及大数据技术等相融合。移动用户通过IOS、Android 等移动设备与传统临床信息系统(HIS、LIS、PACS、LIS、EMRS 等)互连从而将医院等医疗机构的相关服务与应用提供给用户。更多情况下互连云服务平台——健康云平台,借助云平台将医技服务(来自检验中心、体检中心、健康中心等机构)、社会服务(来自医药企业、保险机构、科研单位等)提供给用户。如图 7-1 所示。

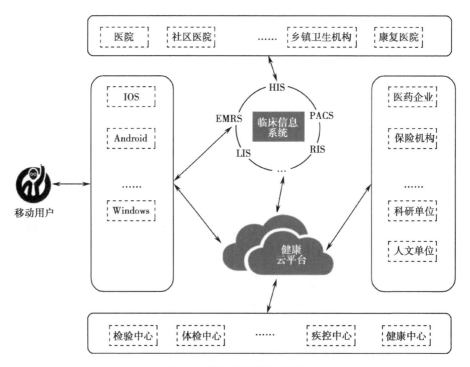

图 7-1 移动医疗基本框架

四、医院移动医疗平台

医院移动医疗平台由移动医疗服务器和智能移动终端上的各种应用程序组成,包括移动医生站、移动护士站、门急诊移动输液系统等。移动医疗服务器在医院原有以太网络环境下搭设,包括数据服务器、应用服务器、外网认证服务器,与医院信息系统(HIS)数据库服务群进行数据交换。HIS 数据分别通过数据服务器、应用服务器后,根据设备连入方式流入用户终端设备呈现。其整体架构如图 7-2 所示。

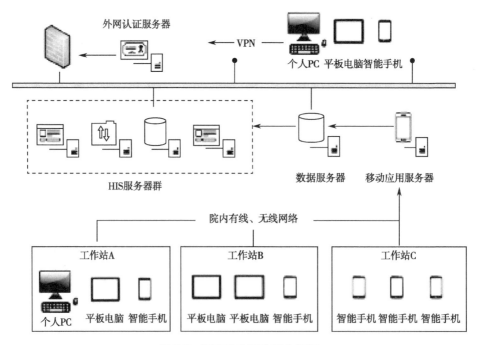

图 7-2 医院移动医疗平台框架

其中,数据服务器用于保存移动医疗系统产生的数据,以及运行与 HIS 进行数据交换时的 BEA 中间件;应用服务器用于处理应用请求,并将从数据服务器取回的数据通过接口返回到客户端。另外,当用户通过外网虚拟专用网络(Virtual Private Network,VPN)访问应用服务器时,需要先访问外网认证服务器进行设备的身份认证,认证成功后通过医院防火墙将应用请求发送到应用服务器上。由于医院信息的特殊性,为了极大程度地保证患者、医院信息的安全,在医院移动医疗系统中,不仅每一个终端设备需要进行设备认证,且设备均只能通过内网和外网 VPN 的方式才能访问到应用服务器。

点滴积累 ∨

1. 移动医疗的概念：远程医学、远程医疗、移动医疗。
2. 移动医疗基本框架：移动用户、移动设备、临床信息管理系统、健康云平台、医技服务、社会服务。

第二节　医疗物联网技术

在医疗信息化过程中有一部分需要智能识别和移动计算的需求,促使了医疗物联网技术的诞生。医疗物联网技术的兴起,同时影响了管理观念的转变——从业务系统转向对象管理。

一、医疗物联网的定义

1999 年,麻省理工学院最早提出了物联网的概念:依托射频识别(Radio Frequency Identification,RFID)技术和设备,按约定的通信协议与互联网的结合,使物品信息实现智能化管理。2005 年 11 月 17 日,在突尼斯举行的信息社会世界峰会上,国际电信联盟正式确定了物联网的概念:通过射频识别技术设备、红外感应器、全球定位系统(GPS)、激光扫描器等信息传输设备,通过一定的网络协议,把任何物品与物联网连接起来,进行信息交换和通讯,以实现智能化识别、定位、跟踪、监控和管理的一种网络。

医疗物联网,就是将物联网技术应用于健康辨识、诊断治疗、医院信息化和健康管理等人口与健康领域,采用物联网技术解决医学领域的部分问题。

二、医疗物联网的组成

医疗物联网由"物""联""网"三个方面组成。

（一）"物"

医疗物联网中的"物",就是各种与医学服务活动相关的事物对象,如健康人、亚健康人、患者、医生、护士、医疗器械、检查设备、药品等。

（二）"联"

医疗物联网中的"联",就是流程,即信息交互连接。把上述"物"产生的相关信息交互、传输和共享。

（三）"网"

医疗物联网中的"网"是通过把"物"有机地连成一张"网"，从而感知医学服务对象、各种数据的交换和无缝连接，达到对医疗卫生保健服务的实时动态监控、连续跟踪管理和精准的医疗健康决策。

三、医疗物联网的主要功能

医疗物联网是物联网理论在医学中的应用，为远程医学的高级阶段，含有感知、传输和智能处理三大基本流程和以下十大功能。

（一）在线监测

这是物联网最基本的功能，可以集中监测为主、控制为辅，全时空监测患者。

（二）定位追溯

一般基于传感器、移动终端、楼控系统、家庭智能设施、视频监控系统等 GPS 和无线通信技术，或只依赖于无线通信技术的定位，如基于移动基站的定位、实时定位系统等，可用于患者定位追踪协助诊疗和保健。

（三）报警联动

主要提供事件报警和提示，有时还会提供基于工作流或规则引擎的联动功能，可用于多种医疗相关工作。

（四）指挥调度

基于时间排程和事件响应规则的指挥、调度和派遣功能，特别适合卫生管理部门或院长工作。

（五）预案管理

基于预先设定的规章或法规对可能发生的事件进行处置，适合卫生管理者或分级诊疗慢性疾病。

（六）安全保障

适用于医疗安全，由于物联网所有权属性和隐私保护性，物联网系统可提供相应的安全保障机制。

（七）远程维护

这是物联网技术能够提供或提升的服务，主要适用于医疗产品售后联网服务。

（八）在线升级

这是保证物联网系统本身能够正常运行的手段，也是医疗产品售后自动服务的手段之一。

（九）领导桌面

主要仪器表盘或智能商务个性化门户，经过多层过滤提炼的实时资讯，可供院长或管理者把握全局，协助决策。

（十）统计决策

指的是基于对联网信息的数据挖掘和统计分析，提供决策支持和统计报表功能，供院长或管理者决策参考。

医疗物联网三大基本流程和十大功能可广泛应用于医疗教育、预防、保健、诊断、治疗、康复和养老,可实现医院、患者与医疗设备之间整合和创立三级联动的医疗物联网分级诊疗平台,可全时空管理和协调网内医生、患者和设备,大大提高医疗服务水平。

四、医疗物联网的典型应用

物联网早已渗透到医疗领域的方方面面,从医疗机构内部的移动护理、移动门诊输液、供应室质量追溯、移动药物管理、婴儿防盗、医疗废弃物管理,到院外的远程医疗、生命体征监测,以及医疗 IC 卡的应用,无一不有物联网的影子,物联网让医疗变得更加智慧。

(一)医院运营管理

在医院临床上,物联网应用在移动护理条码扫描系统、移动门诊输液管理系统、婴儿防盗系统、患者生命体征动态监测系统等;在医院运营管理体系上,物联网应用于消毒供应中心质量追溯系统、科室物资管理系统、医疗废物管理系统、手术器械清点系统等。

(二)远程无线监护

利用物联网技术构建远程无线监护平台,可用于远程监护患者,并对患者信息进行采集与传输。利用该系统可建立个人电子健康档案,对影响个人身心健康的危险因素进行管理和干预,并定期进行干预效果评价与管理,从而有效降低影响个人身心健康的危险因素。

(三)人体传感器网络(Body Sensor Network,BSN)

人体传感器网络是基于无线传感器网络(WSN)的,是人体上的生理参数收集传感器或移植到人体内的生物传感器共同形成的一个无线网络,是物联网的重要感知及组成部分。其目的是提供一个集成硬件、软件和无线通信技术的计算平台,并为普适的健康医疗监控系统的未来发展提供必备的条件。

(四)药物发放物联网应用

医院住院部中一个常见的流程是医生开医嘱、药房根据医嘱配药,然后护士给患者发药。美国权威调查机构调查发现,医生约 35% 的差错会被药剂师纠正,而药剂师 12% 的差错最后会被护士纠正,然而操作流程最后一个环节的护士的差错却无人纠正,即药品送到患者手中后,信息往往就中断了,从住院医生工作站和护士工作站到患者床旁的信息传递一直是一个空白。这就促使了移动技术、物联网技术以及医院条码化管理的应用。通过条码和 RFID 标识,识别患者身份、保证药物的使用安全,确保正确的药物以正确的剂量在正确的时间,通过正确的给药途径,用在正确的患者身上。

(五)消毒供应中心质量追溯系统

医疗设备、器械等引起的感染是引起医疗事故的主要原因之一。如何减少医疗事故是当今医疗行业所面临的最大挑战。作为控制医院感染的关键部门之一,消毒供应中心的工作质量在控制医院感染中具有极其重要的作用。通过条形码、RFID 和移动计算技术追溯到每个手术器件、追溯院内感染的所有环节、全程监控和追溯院内灭菌和消毒的整个循环流程,确保环节的正确和规范性。

(六)人员和资产定位管理系统

资产定位管理通过 RFID 技术,实现对患者、医务人员及移动病床、移动轮椅、移动设备等的实时定位和监控,为医院资产管理工作提供全方位、可靠、高效的动态数据与决策依据,同时实现资产管理工作的信息化、规范化与标准化,全面提升医院资产管理工作的工作效率与管理水平。

物联网技术的出现,满足了人民关注自身健康的需要,推动了医疗卫生信息化产业的发展,物联网技术在医疗领域的应用潜力巨大,能够帮助医院实现对医疗对象(如医生、护士、患者、设备、物资、药物等)的智能化感知和处理,支持医院内部医疗信息、设备信息、药品信息、人员信息、管理信息的数字化采集、处理、存储、传输等,实现医疗对象管理可视化、医疗信息数字化、医疗流程闭环化、医疗决策科学化、服务沟通人性化,从而解决医疗平台支撑薄弱、医疗服务水平整体较低、医疗安全生产隐患等问题。

当前的信息化建设当中,虽然网络基础设施已日趋完善,但距离物联网的信息接入要求显然还有很长一段的距离,并且,即使是已接入网络的信息系统,很多也未必达到了互通。未来的物联网,不仅需要完善的基础设施,更需要随时随地的网络覆盖和接入性,信息共享和互动以及远程操作都要达到较高的水平,同时信息的安全机制和权限管理需要更高层次的监管和技术保障。

点滴积累 V

1. 医疗物联网的组成:"物"(各种与医学服务活动相关的事物对象)、"联"(流程,即信息交互连接)、"网"(通过把"物"有机地连成一张"网")。

2. 医疗物联网的主要功能:在线监测、定位追溯、报警联动、指挥调度、预案管理、安全保障、远程维护、领导桌面、统计决策。

第三节　健康云与大数据技术

大医疗大健康领域的发展,离不开大数据支撑,而大数据存储、管理与计算通常需要采用分布式技术。云技术恰好是解决这一问题的最佳手段。

一、健康云

(一)健康云的概念

"健康云"是指以 SaaS(软件即服务)的方式向云计算产业基地所在区下属所有医院和相关医疗机构提供医院管理和居民健康档案管理应用服务。

(二)健康云的作用及意义

健康云为医院、诊所、保险公司、研究机构、医疗器械企业与医药公司等带来了诸多好处,主要体现在:

1. 健康云提供的基础设施让机构或企业可以用比较低的初始资本支出,充分利用经过优化的计算资源。

2. 健康云环境有望降低对医疗信息系统和应用进行创新和现代化的门槛。

3. 通过有效地分析和跟踪健康云里面包含的信息,借助合适的信息治理机制,可以分析关于治疗、成本、医生水平和效果调查的数据,并采取相应的措施。

4. 由于健康云带来了便利,可以共享获得授权的医生和医院之间的患者信息,以便更及时地访问挽救生命的信息,并减少重复检验的需要。

(三) 健康云平台建设要点

同其他医疗信息技术一样,云计算应用在临床领域面临的最大阻力也是来自于患者信息的安全和隐私保护方面。另外,流程和规程是所有医疗信息系统处理的关键所在,面向医疗行业的云计算必须拥有最高级别的可用性,并提供万无一失的安全性,那样才能得到医疗市场的认可。因此,一般的云计算环境可能不适合许多医疗应用,医疗行业必须建立专门满足医疗行业安全性和可用性要求的医疗云环境,即健康云平台。它要求满足:

1. 系统必须能够适应各部门需要和组织规模。

2. 架构必须鼓励以更开放的方式共享信息和数据源。

3. 资本预算紧张,所以任何技术更新都不能给原本就不堪重负的预算环境带来过大的负担。

4. 随着更多的患者进入系统,更多的数据变得数字化,可扩展性必不可少。

5. 由于医生和患者将得益于远程访问系统和数据的功能,可移植性不可或缺。

6. 安全和数据保护至关重要。

未来,由云计算方案加上医学专业领域知识构成的健康云(包括公共云、私有云和混合云)结合起来,将彻底改变医疗行业。

(四) 医院健康云平台实例

系统架构硬件包括刀片服务器和存储设备,软件使用 VMware 实现云平台的搭建,在主机房建立生产云、桌面云;同时在异地机房,采用机架式服务器及存储建立灾备云,如图 7-3 所示。

1. **服务器虚拟化**　采用 VMware vSphere,实现服务器虚拟化。首先将所有的硬件资源池化,建立动态资源池,包括 CPU 资源池、内存资源池、存储资源池、网络资源池,将物理服务器变成几十台虚拟服务器,这些资源可动态调整,按需分配。使用 VMware DRs 技术对资源池进行动态管理,实现虚拟机在不同物理机之间的动态迁移。基础设备层是透明的,只能看到虚拟层中虚拟出来的各类设备。这种架构减少了设备依赖性,也为动态的资源配置提供可能。

2. **桌面虚拟化**　桌面云实际上是在服务器虚拟化的基础上,采用 VMware View 实现桌面虚拟化的部署,将终端用户的操作集中到后台数据中心,然后将后台处理结果推送到桌面。桌面云实现终端桌面在后台统一集中管理,每个虚拟桌面相互独立,都具有完整的操作系统、应用程序和配置等使用环境,管理人员既可集中统一部署,也可个性化定制桌面环境。

3. **建立灾备云**　为确保安全,云计算数据中心采用的资源集中管理方式使云平台存在单点失效的问题,建立灾备云用于实现生产云的容灾备份。采用 vSphere Replication 技术,在异地机房站点里创建本地虚拟机副本,可以在短短几分钟内迅速恢复虚拟机,实现运行中的虚拟机持续,大大增强了云平台的安全性。vSphere Replication 针对每个虚拟机来配置复制,通过基于 Web 的 vCenter

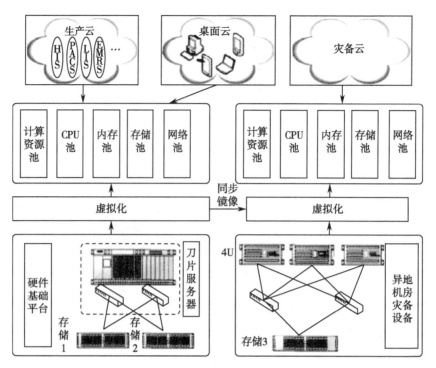

图 7-3 医院健康云平台框架

Server 用户界面,来提供这个副本用于恢复。它持续不断地保护虚拟机,并将虚拟机出现的更改部分复制到副本,随时可用于恢复,不需要通过备份进行恢复,充分确保了云平台受到保护。

二、健康大数据

(一)健康大数据概念

健康大数据(healthy big data)是随着近几年数字浪潮和信息现代化而出现的新名词,是指无法在可承受的时间范围内用常规软件工具进行捕捉、管理和处理的健康数据的集合,是需要新处理模式才能具有更强的决策力、洞察发现力和流程优化能力的海量、高增长率和多样化的信息资产。

健康大数据的意义不在于这些庞大的信息,而在于对这些健康数据进行专业化处理和再利用,健康大数据的整合再利用对于身体状况监测、疾病预防和健康趋势分析都具有积极的意义。

(二)健康大数据的特征

健康大数据继承了大数据的 5V 特点:

1. Volume(大量) 数据体量巨大,一些大机构的数据量已经接近 EB 量级。

2. Velocity(高速) 处理速度快,这是大数据区分于传统数据挖掘的最显著特征。

3. Variety(多样) 种类繁多,类型丰富。

4. Value(低价值密度) 数据个体价值低,但通过合理运用大数据,可以低成本创造高价值。

5. Veracity(真实性) 数据真实,更贴近对现实的描述。

健康大数据由于是在健康领域的应用,它还体现出数据长期持续的特性。这种特性,可以将之称为"慢数据",是通过一种简单的方法,在三个月、半年甚至更长的时间内,持续不断地监测你的某些健康指标,通过长时间的健康数据积累,准确预测你未来患上的某种疾病的可能性,以达到中医所讲的"治未病"的效果。

（三）健康大数据的目前主要形式及未来的发展

从健康大数据的整理方式来看,目前在临床领域健康大数据主要以 EHR（Electronic Health Records,电子健康档案）和 EMR（Electronic Medical Records,电子病历）两种表现方式为主。未来将会有更多的方式为我们所用,也会有更多的机构、行业应用数据融入到健康大数据中来。

健康大数据将对整个健康产业产生深远的影响,未来有可能体现在:

1. 医疗设备大数据化　通过越来越多的医疗机构的数据集成,大量的患者病情、医学临床、患者病症、健康程度、诊疗结果等各种医疗及患者的行为数据化,通过一定的智能设备来检测与分析这些数据,最终给出相应诊断。这些智能设备,包括可穿戴医疗设备及传感药丸等。

2. 体检居家化　各种智能终端健康检测设备的普及,互联网的渗透,大数据的广泛应用,提出了居家体检的概念,成为体检史上的一个里程碑,未来的体检都是个性化的、随时随地的。

3. 数字人及数字人家庭　从家庭到个人,健康大数据一方面显示每个人的数据,另一方面与医疗机构相连接,将个人包装成为数字人,每个数字人在家庭内互相链接。同时,人工智能及机器人也会是医疗健康发展的一个方向,未来的每个家庭或者个人都会配一个健康保姆,时刻监控每个人的健康状况。

4. 健康大数据存储人的一生　将来,人类从一出生开始就有一个自己的数据模型。数据全部接入医疗、保险、社区、学校、企业等机构与单位。

5. 基因与数据结合　未来,数据可以与基因连接,医疗科技将会多出一个数据的角度来研究人类基因缺陷,或将推进基因疾病医疗方案的进程。基因以数字的形式体现出来,基因数据化会是一个伟大的人类改变的开始。

（四）医院大数据平台

1. 逻辑架构　逻辑架构包括业务架构、CDR 架构、基础架构、安全架构和运维架构。

（1）业务架构:指医院数据中心所支撑的所有应用系统部署和它们之间的关系。

（2）CDR 架构:指的是 CDR 数据仓库在运行时态的关键功能及服务流程,主要包括 ETL 架构和数据访问架构,即每个应用系统模块的数据构成、相互关系和存储方式,还包括数据标准和数据的管控手段等。

（3）基础架构:即物理架构,为上层的应用系统提供硬件支撑的平台,主要包括服务器、网络、存储等硬件设施。

（4）安全架构:安全架构覆盖医院数据中心各个部分,包括运维、应用、数据、基础设施等,以及提供系统软硬件方面整体安全性的所有服务和技术工具的总和。

（5）运维架构:运维架构用于管理执行架构和开发架构,主要是面向医院的信息系统管理人员,为整个信息系统搭建一个统一的管理平台,并提供了相关的管理维护工具。如图 7-4所示。

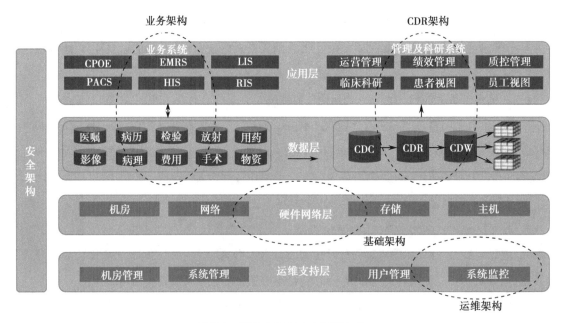

图 7-4 医院大数据中心逻辑架构

2. 大数据中心 建立医院大数据中心,满足医疗大数据的采集、处理、存储、检索、计算和应用展现的需要。针对医疗决策、疾病确诊、诊疗方案推荐等业务,在业务分析及数据建模的基础上对结构化数据抽取入库,对非结构化数据进行结构化改造;建立完成基于统计分析原理和可视化手段的通用临床决策支持系统模型设计和实现;形成医疗大数据共性元素的抽取和应用,同时引入已有固化知识的临床决策数据库作为辅助,完成通用临床决策支持系统建设。如图 7-5 所示。

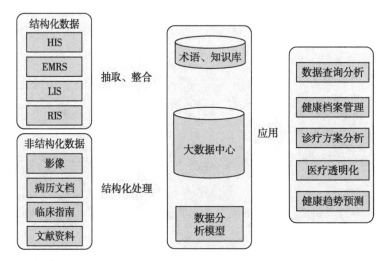

图 7-5 医院大数据中心框架

在医疗大数据的应用的同时,还存在数据的抽取、存储、清洗、整合、挖掘、分析、展示等问题需要解决。关键技术如下:

(1)非结构化文档及自然语言的结构化处理:包括中文分词、标准化、XML 解析、本体构建、语义标注等。

（2）医疗大数据整合：将非结构化、零乱的数据整合成有利用价值的数据；对大数据进行过滤，设计脏数据过滤规则；数据一致性检查，无效值和缺失值处理。

（3）数据聚类分析、算法与建模：包括贝叶斯模型、人工神经网络、随机森林算法、决策树理论、d-s证据理论、临床决策指标矩阵理论等，有可能在一类应用中要涉及多个模型与算法。

（4）大数据快速检索与处理：包括基础设施建设，大容量医疗数据的组织、存储与索引技术，实现数据的高并发访问与快速提取等。

（5）数据安全：要确保医疗大数据利用过程中，不被外界窃取和修改，要建立相应的数据加密技术和数据访问授权机制等。

健康云、健康大数据、移动医疗、医疗物联网、智慧医疗、医疗机器人等新技术的加入，未来的临床信息系统将是：由"可穿戴设备"等终端持续收集到人体健康数据，自动传入云端，进行数据分析与处理，云端数据库定期将结果发给专业人员，后者给出诊断或康复建议。由于这种模式可以使健康需求者足不出户获得健康管理服务，从而真正缩减了医疗服务的人力和物力成本，健康、医疗服务更专业更到位。

点滴积累 ▽

1. 健康云平台建设要点：适应部门需要和组织规模、架构开放数据共享、预算合理、可扩展性强、可移植性强、安全性高。

2. 健康大数据特点：5V 特点：Volume（大量）、Velocity（高速）、Variety（多样）、Value（低价值密度）、Veracity（真实性）；慢数据（数据长期持续的特性）。

3. 医院大数据平台逻辑架构：业务架构、CDR 架构、基础架构、安全架构和运维架构。

第四节　虚拟化技术

2008 年开始，虚拟化技术已经进入很多应用领域，且已被大众所接受。虚拟化的目的就是要对运维基础设施进行简化，减低运维成本和管理成本，提高对 IT 资源的利用率和灵活性。医疗行业的信息化建设经过多年的发展，信息系统在医院的应用越来越复杂，医院整体业务对信息系统的依赖程度也越来越高。信息化几乎已经普及到医院的每项业务和每一个员工。通过服务器虚拟化与桌面虚拟化技术的应用，可以优化信息管理，提高服务器的资源利用率，减少硬件的重复投资，提高数据安全性，整体提高信息化水平。

一、虚拟化技术的定义

在计算机中，虚拟化（Virtualization）是一种资源管理技术，是将计算机的各种实体资源，如服务器、网络、内存及存储等，予以抽象、转换后呈现出来，打破实体结构间的不可切割的障碍，使用户能以比原本的组态更好的方式来应用这些资源。这些资源的新虚拟部分不受现有资源的架设方式、地域或物理组态所限制。一般所指的虚拟化资源包括计算能力和资料存储。

虚拟化应具有以下三个特点：

（1）保真性（Fidelity）：强调应用程序在虚拟机上执行，除了时间因素外，应与物理硬件上具有相同的执行能力。

（2）高性能（Performance）：强调在虚拟执行环境中应用程序的绝大多数指令能够在虚拟管理器不干预的情况下，直接在物理硬件上执行。

（3）安全性（Safety）：物理硬件应该由虚拟机管理器全权管理，被虚拟出来的执行环境中的程序，包括操作系统不得直接访问硬件。

二、虚拟化技术的分类

按照实体资源的不同，计算机虚拟化主要分为平台虚拟化（Platform Virtualization）、资源虚拟化（Resource Virtualization）和应用程序虚拟化（Application Virtualization）三种类型。平台虚拟化针对计算机和操作系统的虚拟化；资源虚拟化针对特定的系统资源的虚拟化，比如内存、存储、网络资源等；应用程序虚拟化包括仿真、模拟、解释技术等。

主机虚拟化的实现方式又分为半虚拟化与完全虚拟化两种。半虚拟化典型的技术有 Xen、ESX/ESXi；完全虚拟化典型的技术有 KVM、VMware、Workstation、VirtualBox 等。两者系统结构如图 7-6 所示。

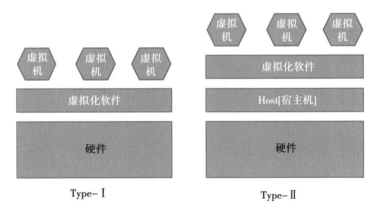

图 7-6　半虚拟化（Type-Ⅰ）与完全虚拟化（Type-Ⅱ）

三、虚拟化应用工具

（一）RedHat KVM

虚拟化方式：完全虚拟化。

架构：寄居架构（Linux 内核）；裸金属架构 RHEV-H。如图 7-7 所示。

特点：裸金属架构 RHEV-H 或在关键的硬盘和网卡上支持半虚拟化，达到最佳性能。

I/O 协议栈：KVM 重用了整个 Linux I/O 协议栈，所以 KVM 的用户自然就获得了最新的驱动和 I/O 协议栈的改进。

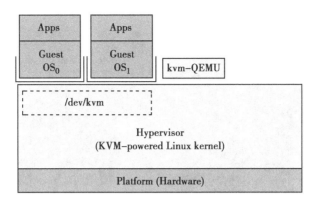

图 7-7 RedHat KVM 架构

（二）VMware ESX

虚拟化方式：完全虚拟化。

架构：裸金属架构。如图 7-8 所示。

I/O 协议栈：VMware 选择性能，但是把 I/O 协议栈放到了 Hypervisor 里面。不幸的是，VMware kernel 是专有的，那就意味着 VMware 不得不开发和维护整个协议栈，会导致开发速度减慢，硬件可能要等一段时间才会得到 VMware 的支持。

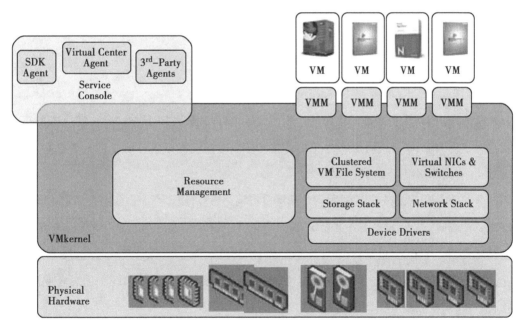

图 7-8 VMware ESX 架构

（三）Citrix XenServer

虚拟化方式：半虚拟化（Linux 安装 Linux），全虚拟化（Linux 安装 Windows），硬件辅助虚拟化。

架构：裸金属架构。如图 7-9 所示。

I/O 协议栈：Xen 选择了可维护这条道路，它将所有的 I/O 操作放到了 Linux guest 里面，也就是所谓的 domain-0 里面。重用 Linux 来做 I/O，Xen 的维护者就不用重写整个 I/O 协议栈了。但这样就牺牲了性能,每一个中断都必须经过 Xen 的调度,才能切换到 domain 0,并且所有的东西都不得不经过一个附加层的映射。

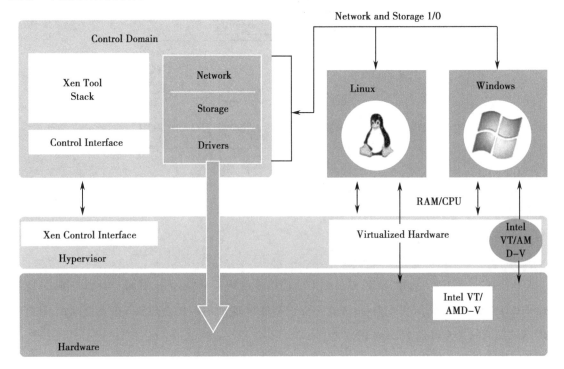

图 7-9　Citrix XenServer 架构

四、虚拟化技术在医院信息化中的应用

以医院 PACS、RIS 服务器虚拟化为例。基于虚拟化高可用性(High Available,HA)集群概念,载体主机一旦出现故障,或负载均衡过大,HA 集群可将该虚拟机机服务自动迁移到负载均衡小的主机上继续运行,保障医院业务的连续性。

系统分为核心服务、服务管理和用户访问接口三层,分别对底层存储设备进行抽象化统一管理,对上层服务器端屏蔽存储设备硬件的特殊性,只保留其逻辑特性,提供相对统一的运行环境和资源。系统架构涵盖的应用模块,包括 PACS、RIS 数据库存储模块、Worklist 服务模块、图像集中打印模块、RIS 叫号服务模块和 DICOM 图像发布模块。其中 Worklist 服务是用于将 RIS 中的患者登记信息传送给检查设备,该服务遵从于 DICOM 标准。

所构建的 PACS/RIS 服务器虚拟化整体架构,如图 7-10 所示。

图 7-10 中 ESXI 组件用于将主机上的物理资源抽象为逻辑资源。在物理主机上安装虚拟化统一管理软件——vCenter Server,管理员可以对各 ESXI 虚拟化层进行监视和常规操作,包括虚拟机的热迁移、克隆、模板部署等,并对外提供 Web Service 类型的 API 接口服务。

未来的虚拟化发展将会是多元化的,包括服务器、存储、网络等更多的元素,用户将无法分辨哪些是虚、哪些是实。虚拟化将改变现在的传统 IT 架构,而且将互联网中的所有资源全部连在一起,形成一个大的计算中心。

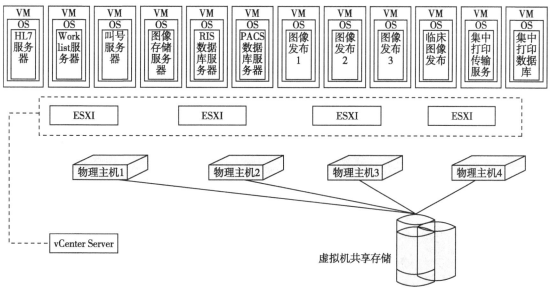

图 7-10 PACS/RIS 服务器虚拟化整体架构

点滴积累

1. 虚拟化三大特点: 保真性 (Fidelity)、高性能 (Performance)、安全性 (Safety)。

2. 按照实体资源的不同计算机虚拟化分类: 平台虚拟化 (Platform Virtualization)、资源虚拟化 (Resource Virtualization)、应用程序虚拟化 (Application Virtualization)。

第五节 数字化医院

数字化医院是计算机、电子、信息等技术的综合利用,是现代医疗发展的新趋势,数字化医院系统是医院业务软件、数字化医疗设备、网络平台所组成的三位一体的综合信息系统,数字化医院工程有助于医院实现资源整合、流程优化,降低运行成本,提高服务质量、工作效率和管理水平。

一、数字化医院的内涵

数字化医院简单讲就是利用先进的计算机及网络技术,将患者的诊疗信息、卫生经济信息与医院管理信息等进行最有效的收集、储存、传输与整合,并纳入整个社会医疗保健数据库的医院,使医院的服务对象由"有病求医"的患者扩展到整个社会。患者在世界上任何一个地方,只要通过网络接入,就可轻松查询个人健康档案、向医生进行健康咨询等,需要到医院就医时,可以在家中挂号或预约医生。

狭义数字化医院指利用计算机和数字通信网络等信息技术,实现语音、图像、文字、数据、图表等信息的数字化采集、存储、阅读、复制、处理、检索和传输。如医院信息系统(HIS)、影像归档和通信系统(PACS)、办公自动化系统(OA)以及数字化医疗设备等。其特征为无纸化、无胶片化、无线网络化。

广义数字化医院是基于计算机网络技术发展,应用计算机、通讯、多媒体、网络等其他信息技术,突破传统医学模式的时空限制,实现疾病的预防、保健、诊疗、护理等业务管理,行政管理自动化数字化运作,实现医院业务全面的数字化。

二、数字化医院的特征

数字化医院具有全网络、全关联、全程化、全方位等特征。

1. 全网络 多系统全面高性能网络化,医院与上级主管部门互联,医院与医院互联,医院与社区互联,医院与患者家庭互联,医院与医院工作人员互联,医生与患者互联,医院与银行、医保等部门互联。

2. 全关联 医院数字化将推动医院集团化、区域化,并改变医院原有的工作模式。建立区域性的影像中心(病理、CT、MRI等),实现医学图像网络传输。建立区域性的中心实验室实现检查结果网上传输,节约资源。信息中心社会化,医院不再建立网络服务器中心,将采用租用电信运营商网络线路,建立区域性的数据中心、服务器中心和数据仓库。

3. 全程化 通过网上预约就诊、安排床位、预约医生等医疗活动,患者获得最方便、最快捷的服务。医疗保健和监护实现网络化、数字化,将实现区域医疗服务患者到家庭医生、到社区服务中心、到医院间的信息共享。

4. 全方位 医院内的医疗、教学、科研、管理实现网络化。实现医学文献资料的共享,解决各医院网络建设重复、利用率低、资源浪费的缺陷。区域性的各类医学服务中心的建立,将使卫生资源获得最大程度利用。

三、总体技术架构

依照目前医院总体业务框架的需求,综合考虑系统灵活性和重用性的同时,降低系统的耦合度,进而控制系统的复杂度和规模,提高系统的稳定性,降低运行风险。当医院业务出现新的需求时,能够在不改变核心功能的基础上增加新的业务功能,并灵活动态配置网络、存储与计算资源,以实现系统平稳的升级优化。

系统利用云计算技术、面向服务的体系结构(Service-Oriented Architecture,SOA),总体技术架构如图7-11所示。

包括以下几个方面内容:

1. 基础资源能力 实现医院数据中心的资源建设,采用虚拟化技术将软硬件资源进行池化,实现硬件资源的虚拟化管理,完善医疗数据中心的资源池建设。

2. 基础平台能力 为各类应用系统提供支撑服务,包括统一开发平台服务、标准化业务与数据服务集、统一开发与运维服务等内容,通过构建统一的服务支撑平台为各类医院业务应用系统提供技术支撑。

3. 业务应用域 涵盖医院核心业务模块,包括临床医疗、医疗管理、运营管理等内容,以及居民健康卡、电子病历管理、区域医疗协同业务、患者服务等业务模块。

4. 云平台管理与云安全管理 包括分布式管理与云安全体系管理等内容,通过统筹部署应用系统的支撑运行环境,实现集约化使用资源。

四、总体服务架构

系统采用层次化设计模式,在SOA核心框架下,将所有应用功能进行垂直的层次划分,通过对

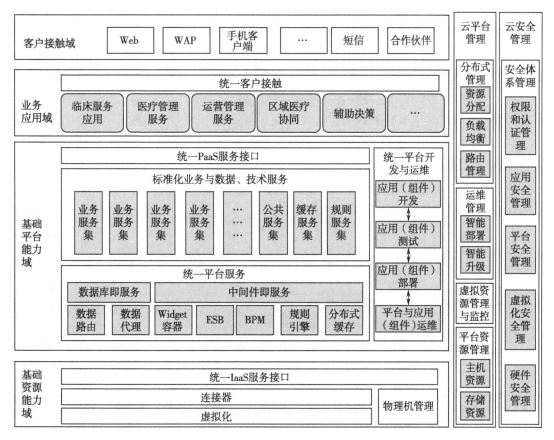

图 7-11　数字化医院总体技术架构

各子系统公用业务组件的抽取,实现了流程与业务组件的分离,支持了业务界面的灵活实现。在这种组件集别的架构下,将临床服务、医疗管理服务、运营管理服务以及各类应用系统模块统一管理。

系统服务架构可分为用户接触层、业务应用层、服务支撑层和信息支撑层四个处理层,外加一个企业服务总线(图 7-12)。从逻辑层面提取出相对稳定的业务活动来构建目标服务架构,使得服务架构可以灵活地支持不同的用户、不同的渠道、不同的流程。

1. **用户接触层**　也可以称为服务渠道层,是患者、健康咨询者接受医院服务,与医院沟通或医院进行主动服务的接入点。主要实现用户界面展现、预约挂号管理、就诊信息推送、个性化服务等功能。可充分利用当前主流的信息接入手段,如微信、微博、市民 App 客户端等实现与患者互动、支付等服务。

2. **业务应用层**　主要包括临床服务、医疗管理服务、运营管理服务,以及构建在这些医院核心信息系统之上的业务应用系统。主要提供重用性较高的、具有较高性能要求的服务,并管理相关业务信息。

3. **企业服务总线**　提供公共服务组件以及各模块服务接口的注册、发布和管理,为系统提供业务服务及连接能力和数据共享能力,可分为内部服务总线和外部服务总线。内部服务总线主要实现医院内部应用间的应用连接和数据共享。外部服务总线主要实现医院核心应用与区域协同医疗机构及第三方的应用连接和数据共享。

4. **服务支撑层**　是支持各服务渠道接入并驱动服务提供各系统的连接枢纽,包括服务管理、流程管理、权限控制等系统。其目的是降低服务渠道界面和核心服务处理模块的耦合性、提高系统灵活性和重用性。服务支撑层内的服务组件可分为技术公共服务组件与业务公共服务组件两大类。

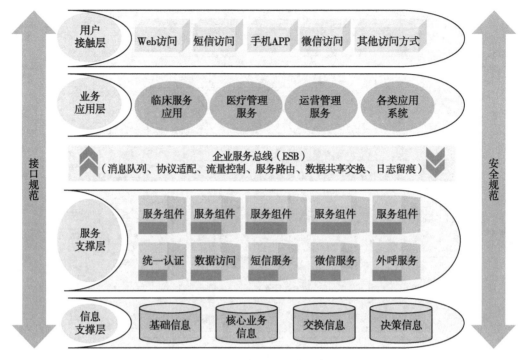

图 7-12 数字化医院总体服务架构

5. 信息支撑层 作为新一代数字化医院的数据基础,包括基础信息、核心业务信息、交换信息、决策信息等内容。通过该层,将各类医疗信息资源进行归类、存储、划分,使这些信息得到充分利用,从而更好地支持医院内部与外部单位间信息共享与业务协同要求,并对医院信息资源大数据分析系统建设提供基础数据支撑。

点滴积累 ▽

1. 数字化医院的特征:全网络、全关联、全程化、全方位。
2. 数字化医院服务架构层次:用户接触层、业务应用层、服务支撑层、信息支撑层、企业服务总线。

(邵泽国)

目标检测

简答题

1. 健康大数据的主要特征是什么?

2. 健康云、健康大数据、移动医疗、医疗物联网、智慧医疗、医疗机器人等这些新技术是如何与传统临床信息技术相融构建新系统、新平台的?

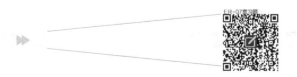

第八章

临床信息管理系统规划与分析

FR-08章PPT

学习目标 V

学习目的

通过学习企业模型、业务流程图及数据流程的绘画方法，掌握新系统逻辑模型的形成过程。 为后面临床信息管理系统设计、测试与运维奠定一定的基础。

知识要求

1. 掌握医院职能域、业务过程及业务活动等概念；

2. 熟悉企业模型、主题数据库；

3. 掌握业务流程图及数据流程图的表达规范。

能力要求

1. 绘制 C—U 矩阵建立及其变化过程；

2. 绘制医院业务流程图、数据流程图；

3. 掌握新系统逻辑模型的形成过程；

4. 了解业务流程转化数据流程图的过程。

导学情景 V

情景描述：

移动互联影响就医模式；云计算丰富诊疗内涵；大数据驱动精准医学。 云医院平台是以分级诊疗为核心、实体医院为支撑的移动智慧平台，以自由联盟、共享共赢的方式整合各级医疗机构的医疗资源，同时对接第三方的物流配送、金融支付和医疗保险，创建了医院合作、医生协同、医患互动的新模式，提高了医院服务能力和医疗水平。

学前导语：

临床信息管理系统按照"服务患者为中心，医疗业务为主线，电子病历为核心"的原则，构建面向服务的共享架构与数据仓库，达到医疗数据的全面整合与标准化，实现医院信息系统的全面集成与资源共享。 本章我们将对临床信息管理系统的规划与分析进行学习，进一步了解医院的组织机构及数据流程。

临床信息管理系统建设是医院的一项重要的基本建设,是医院利用计算机工具实施医院管理方法和医疗工作流程的一项重大变革,其特点是建设周期长、投资大、涉及面广。本章主要内容是通过对整个临床信息管理系统进行全面的调查,制订出临床信息管理系统的总体逻辑结构及开发策略等内容,即进行系统的规划。接着应用系统思想和方法,把复杂的对象分解成简单的组成部分,找出这些部分的基本属性和彼此间的关系,确定每个子系统的逻辑结构,即进行系统的分析。

第一节　临床信息管理系统规划

总体规划确定了未来一段时间内医院信息化建设的目标和原则,对系统建设制约因素进行说明,并对实施步骤框架进行计划和安排。一个没有规划的大型投资项目其风险是极大的,而医院建设临床信息管理系统工程需要数年时间去建设,将影响医院整个管理和医疗过程,投资高达几百万至上千万元,因此必须认真进行需求分析、可行性评估、安排实施,只有这样才能确保项目顺利开展,降低风险,提高成功率。

完整的临床信息管理系统是由许多个分离的模块组成的,模块之间靠数据联系在一起,即这些数据被模块所共享。同时,临床信息管理系统也是由各个子系统组成的,每个子系统的开发如果没有从整个大系统的运行考虑而是各自为政,那么当各个子系统组合成为大系统时,便会出现子系统之间数据转换的问题,一方面完成转换工作将付出较大的代价,另一方面不兼容数据的存在也将难于甚至是完全不可能把数据统一起来以满足管理者的需要,最终只能宣告系统的失败。因此,对于各子系统的开发工作,必须在系统总体规划的指导下进行,并需及时协调各模块之间的数据关系,将各模块组合成一个有效的大系统。对于开发临床信息管理系统这样大的工程来说,总体规划的提出是其发展的必然产物。

2016 年中国医院协会信息管理专业委员会对全国 536 家医院进行了"临床信息化发展规划"的调研,结果显示:已制订全面信息化规划的医院有 246 家(占 45.90%),制订但不全面的医院有 204 家(占 38.06%),只制订了一部分规划的医院有 56 家(占 10.45%),尚未制订任何信息规划的有 5 家(占 0.93%),没有接受调研的有 25 家(占 4.66%)。有 94.41% 的医院制订了部分或全面的信息化发展规划,未制订任何规划的医院比例不足 1%,不过 50% 以上的医院信息化规划还不够全面。以上数据显示,医院高层领导及数据处理部门已经充分认识到信息规划的重要性。信息规划是一种战略性、奠基性的工作,也是整个计算机应用发展的基础和核心。

临床信息化总体规划是在医院战略业务规划、医院战略信息技术规划和医院战略数据规划三个层次上进行的。其中医院战略业务规划应该是所有医院都有的,作为医院信息化的总体规划必须与之相适应。医院战略信息技术规划包括了应用开发策略、数据库管理策略、整体网络规划与设计、分布处理策略、办公自动化发展策略等内容。而战略数据规划则是要建立不受技术变化影响的、稳定的数据模型,故本章信息规划的重点是数据规划。

数据规划的目标是在充分分析医院内部各项管理需求的基础上,分析、组织并建立医院稳定的数据模型,规划各种主题数据库及其分布策略,为医院信息化建设打下稳定的、坚实的基础。在总体数据规划中,依据数据位于现代数据处理的中心,数据模型是稳定的、而处理是多变的基本原理和前提,可以将数据规划分为四个步骤来进行,即建立医院企业模型,建立主题数据库,临床信息体系结构的建立、案例介绍。

一、调查现行系统建立医院企业模型

新的临床信息管理系统的建立是在现行系统基础上经过改建或重建而得到的。因此,在

新系统的规划、分析和设计工作之前,必须对现行系统做全面、充分的调查研究及分析,在此基础上建立医院企业模型。由于医院企业模型是对医院结构和业务活动本质的、概括的认识,是用"职能域→业务过程→业务活动"这样的层次结构来描述的,因此医院企业模型的建立可以分为四个阶段。

(1)对现行系统的调查和分析;

(2)拟定一个表示医院各职能域的模型;

(3)扩展上述模型,使它能表示出医院的各项业务过程;

(4)继续扩展上述模型,使它能表示出医院的各项业务活动。

建立正确的医院企业模型,是一项复杂又细致的认识活动,主要依赖医院高层领导和各级管理人员,分析医院的现行业务和长远目标,按照医院内部各种业务的逻辑关系,将它们划分为若干个职能域,然后弄清各职能域中所包含的全部业务过程,再将各个业务过程细分为业务活动。显然,建立医院企业模型的任务不是一两个人一次就能完成的,而需由多人多次反复完成。它是对现行系统再认识的过程。

建立医院企业模型是建设医院信息化的基础工作。所谓医院信息化是指人工的业务过程和业务活动变成用计算机进行信息存储、处理工具的自动化或半自动化的过程和活动。计算机引进管理工作后,工作方式变为人机结合的深刻含义在于:并非用计算机一味地模仿人工过程和活动,而是由于电脑和人脑有着各自的特性,在新的工作方式中需要发挥出各自的专长,使原来的过程和活动发生某些根本性的变化。因此,首先要搞清现行系统的业务过程和活动,然后考虑引进计算机后对这些过程和活动带来的必然调整和改造,这就是医院企业模型分析工作的实质。

(一) 医院职能域(function area)的建立

国务院于 2016 年 2 月 6 日发布《医疗机构管理条例》,指出医疗机构服务宗旨是救死扶伤,防病治病,为公民的健康服务。医院以诊疗与护理两大业务为主体。一般分为门诊医疗、住院医疗、康复医疗和急救医疗。此外,还包括教育培训医务人员、开展科学研究、预防康复和社会医疗服务等。

根据医院的主要任务,结合各个医院的具体情况可以进行职能域的划分。医院职能域是指医院主要医疗业务活动领域。它的建立可参照医院管理阶段模型。如一个二级甲等医院职能域:门急诊管理、住院管理、药品管理、病案管理、财务核算、人事工资、后勤管理、公共数据管理等。

职能域反映了整个医院的概貌,这项工作应该在规划工作一开始就尽快着手,可以在一名医院高层领导或一组了解整个医院情况的管理人员的帮助下完成。需要讨论的是该医院的长期目标是什么,预计会发生或可能发生什么样的变化,所建立的职能域模型是否包含了这些目标和将来的变化等。

医院职能域的划分实际上进一步明确了医院总体数据规划的范围和边界。为了确定系统规划的边界,还应该研究这样一个问题:正在研究的职能域所涉及的数据结构是否能被别的职能域使用或受影响? 如果存在这样的职能域,就应该归入总体规划的范围内。所要注意的是,这种规划的边界不要规定得太大。作为医院管理人员,应该认真审核所列出的职能域,检查其是否完善,同时认可这个总体数据规划范围。

（二）医院业务过程（Hospital Businessprocess）的建立

医院职能域都需要执行一定数目的医疗业务过程。一般来说,识别医疗业务过程缺乏较好的形式化方法,主要是靠有经验的医务人员和医院管理人员进行反复提炼。但是可以提出一些参考模式,其中的一种参考模式是,参照医院管理阶段模型,将规划出的医院职能域按功能划分为若干个医疗业务过程。考虑这些医疗业务过程均包含在医院内的各个部门当中,因此在建立医疗业务过程时,有必要进行医院组织机构的调查,进而画出医院组织机构图。这个组织机构图可以细化到部门科室级,然后对照各部门科室负责人的职责来检查所划分的业务过程是否有遗漏。我们以某三级甲等医院为例,对医院组织机构进行调研,医院主要分为临床科室、医技科室、辅助科室、党政管理等四类,每类科室又可以细分为多个科室。

图8-1所示为医院组织机构框图,而表8-1医院组织机构—科室明细表则详细记录了四类科室具体包含的科室。医院的组织机构图与医院的性质、规模等因素相关。故每个医院的组织机构图略有区别,但大体相同。

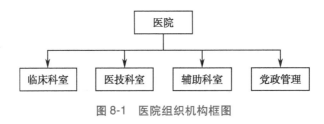

图 8-1　医院组织机构框图

表 8-1　医院组织机构—主要科室明细表

临床科室	医技科室	辅助科室	党政管理
皮肤科、中医科、肿瘤科、营养科、神经内科、消化内科、呼吸内科、血液内科、肾脏内科、内分泌科、心血管内科、疼痛诊疗专科、激光室、耳鼻咽喉科、泌尿外科、神经外科、干部保健科、普外科、胸外科、口腔科、冷冻室、骨科、产科、妇科、眼科、医疗美容科、理疗科、ICU、CCU	病理科、抽血中心、检验科、血库、内镜中心、肺功能室、核医学室、超声中心、放疗科、放射科、心电图室、脑电图室、肌电图室	挂号收费、药库房、补液室、注射室、导医台、预检处、营养室、会议室、陈列室、病案室、入院处、外科换药室	财务部、医务部、护理部、商务中心、武装保卫部、人力资源部、医保室、质控办、工青妇、纪监审室、文明办、院办、党办、宣传部、科教部、信息中心、医学工程部

将医院组织机构图中各科室及医院院级领导人与划分出的业务过程放在同一张表中建立一个矩阵,用这个矩阵去咨询医院院级领导及各科室,他们会帮助检查所建立的业务过程是否有遗漏。总体规划组应该力求确定出所考察医院科室的全部业务过程,列出一张表再从表中删去重复的业务过程。通常一个医院大约有100个或更多的业务过程。值得注意的是,不应该为减少业务过程的数目而人为合并一些业务过程。表8-2列出了医院现行组织与业务过程的对应关系。通过矩阵可以进一步看出,业务过程都应该对应某个科室。反之,每个科室必然包含某些业务过程。

表 8-2　医院现行组织与业务过程的对应关系

组织＼业务过程	病历创建	划价收费	床位管理	医嘱管理	住院费用	药品采购	处方发药	医嘱发药	病案追踪	病案编目	病案量管	人事管理	工资管理	考勤管理	科室管理	物料采购
院长												※	※			
经营副院长						※						/	/	/		※
业务副院长	※	※									※	/	/	/	※	
行政副院长												/	/	/	※	
神经肿瘤科	×		×	×	×			×	×			/		×	×	
口腔皮肤科		×		×		×		×				×			×	×
药剂科							×	×				/	/		×	×
营养科								×				/	/		×	×
影像检验科												/	/		×	×
手术麻醉室		/				/		/				×			×	×
抽血中心												/	/		×	×
医技科室												/	/		×	×
入院室	/	/	×												×	×
急诊室	×	×									/	×			×	×
挂号室	×	/											/		×	×
收费处			/		/	×		/					/		×	×
信息中心											/		×	×	×	
财务科			/		×	×	/		×				/	×	×	×
医务科					×				/		×		/	×	×	×
护理部													/		×	×

注:※:主要负责人和决策者;×:业务过程主要参加者;/:业务过程部分参加者

医院业务过程划分后,要做好命名和定义工作。医院业务过程的命名应该符合它们所起的作用,一般用"动词+名词"这样的动宾结构组成。一个业务过程可以用简单的定义加以确定。例如,"入院管理"就可以定义为"登记住院患者住处,建立病案首页、患者主账、床位设置、换床明细"。这项工作主要依靠用户分析员来完成。当然,医院业务过程的命名与定义要在全医院范围内获得一致的理解。最后整理出医院企业模型如表8-3所示。

表 8-3　医院企业模型

职能域	业务过程	业务过程定义
门急诊管理	查号、挂号	患者信息登记,打印挂号凭证,日结挂号费
	病历创建	创建病历,生成病案首页
	划价收费	自动划价,进行收费,打印费用清单、收据
	门急诊费用统计	统计门急诊费用,生成门急诊费用表
	就诊统计	统计患者基本信息,生成门急诊量表

右上角：续表

职能域	业务过程	业务过程定义
住院管理	预约管理	生成预约入院单
	入院管理	登记住院患者住处,建立病案首页、患者主账、床位设置、换床明细
	床位/医嘱管理	管理床位信息/管理医嘱,生成医嘱单,生成患者明细账
	传票入账	统计医嘱单,统计患者主账,生成患者明细账
	出院结算	更新床位信息,结算出院,打印收款凭证,欠费登记
	住院费用统计	统计患者账目,更新住院收入表
药品管理	药品采购	调查药品价格,生成采购计划,购买药品,登记入库
	药库管理	统计药品发票,统计领药单,登记入库药品,更新库存数据
	处方发药	获得门急诊处方,付款,获得领药单,调整库存数据
	医嘱发药	获得医嘱单,付款,获得领药单,调整库存数据
	制剂原料库管	调整药品价格,生成领药单,更新库存数据
	制剂成品管理	统计领药单,调整药品价格
	药品调价	调整药品价格,打印调价差额汇总表
	药品会计	统计药品价格,统计制剂记录,统计库存数据,生成药品各账单
	统计报表	统计药品账目,生成药品报表
病案管理	病案追踪	追踪登记病案流通情况,查阅处理病案
	病案编目	信息分类、摘要,病案检索
	病案统计查询	查询患者信息,出院病案查询,出院患者病案统计,工作情况统计
	病案质量管理	统计医疗质量,生成各科室职工病案质量评价
财务核算	凭单处理	统计门急诊费用,统计住院收入,统计工资,打印财务凭单
	账务管理	结账处理,整理财物凭单,更新财物账簿
	工资核算	统计门急诊费用,统计住院收入,整理考勤表,更新工资表
	科室核算	整理财务凭单,整理财务账簿,整理工资表,核算财务
	报表打印	生成报表,打印报表
人事工资	人事管理	建立职工主索引,完成员工的分类统计查询
	工资/考勤管理	统计科室名,统计职工,管理基本工资/生成各科室职工的考勤表
	科室调整	统计职工,生成科室名表
后勤管理	物料采购计划	统计入库单,制定物料采购计划
	物料库管	统计入库单,生成领发数据
	物料账务管理	统计入库单,统计领发数据,生成相应账目
	房水电费/用房管理	管理房水电费/管理用房情况
	固定资产采购/管理	统计入库单,生成采购计划/统计入库单,生成领发数据
	固定资产账务	统计入库单,统计领发数据,生成相应账目
	统计报表	统计入库单,统计领发数据,统计相应账目,生成报表

在建立医院企业模型过程中,取得医院院领导、科室主任、临床医师、护士、技师与医疗辅助人员等医院各类工作人员的帮助是很重要的,因为只有他们才最清楚医院的真实工作情况。同样的道理,要想详细地识别医院所需要的数据实体,也必须得到他们的帮助,所有的医院业务过程都应该按照自上向下的原则来确定,这些业务过程应该是医院最基本的活动,属于最基本的决策范围,应该不受报告层次的不同或具体负责人变动的影响。

（三）医院业务活动(Hospital Business activity)的建立

医院业务活动是对业务过程的细化。对于每个业务过程来说都存在着一定数目的业务活动,但是业务过程和业务活动之间的差别有些是人为的。最好是把医院的职能域分解成多个功能,每个功能再被分解成更低一层的功能。这样逐级向下分解、直到产生最基本的、不可再分的业务活动为止。

一般来说,总体规划阶段应该是着眼于高层、宏观问题,因而医院功能的分解达到业务过程级就已经能够识别出所需要的数据实体了,但是在大多数医院中,更细一级的业务活动从未用图表表示过。当对业务过程级的功能进行进一步分解,进而列出这些业务活动及它们所使用的数据时,就会清楚地看到存在着大量的重复。所以业务活动的划分可以根据实际的规划需求而酌情处理。

在过去的各项管理中,医院的每个管理领域都努力扩充他们的活动,而不知道类似的活动在其他领域中已经存在。每个部门都喜欢建立自己的一套纸质文件,如果这些文件用手工进行处理,不会出现大的问题,但把这些文件用计算机统一处理时,就存在着重复开发、重复录入、数据不一致等一系列问题,会增加程序设计和系统维护的费用及产生较大的数据冗余。

当医院总体规划列出这些业务活动及其所使用的数据时,应具有最小的重复性。标出数据与使用这些数据的业务活动之间的对应关系,可揭示出业务活动的重复性,据此可以提出重新组织业务活动的最好方法。这样,自上而下规划就由数据处理领域进入业务管理领域,变成了考虑医院组织机构的重新组织问题。以上即为医院企业模型建立的意义。

医院业务活动是医院最基本的、不可再分的管理功能。判断功能分解是否彻底的一个有效方法,是看是否可以用一句话来说明一个基本活动的内容和目的。如果需要几句话说明,那么这个活动就可能要继续细分。这句话必须要有一个动词,仍然是用"动词+名词"的动宾结构来表示。有关医院业务活动的命名一定要与医院实际功能相符合,避免同名异义或同义异名的现象存在。在未来的临床信息管理系统建设中,这些基本功能的大多数要计算机化、信息化,也有一部分还得保留手工处理方式,还有一部分是采用人机交互的处理方式。

在对医院功能分解过程中得出的所有基本业务活动的分析比较中,会发现有些医院业务活动是重复或相近的。这样就应该清除重复的活动、合并相似的活动,只有这样才能得出良好的业务活动模型。

经过上述的分析综合所得出的医院业务活动模型,再组合成功能相关的小组,再由这些小组形成更大的自我体系的分组,从而得到新的逻辑职能域作为共享数据库的信息系统基础。逻辑职能域是对按医院的现行职能部分划分出的职能域的修正。同样,按业务活动模型组合起来的业务过程模型是对按业务人员的经验初步建立起来的业务过程模型的修正。

原有的职能域和业务过程有一个形成的历史,涉及对以往的政策、体制和某些条件的暂时适应,因此按照初始模型来建设临床信息管理系统往往不是最优的。建立新的医院企业模型的过程常常可以指示医院组织机构中许多冗余的、不合理的活动,对于这种情况,高层管理人员往往不是十分清楚。规划组为整个医院组织机构的改组和调整提供了依据,随着临床信息管理系统的建设,医院组织机构、管理职能会调整得更加科学合理,从而提高整个医院的管理水平。

医院企业模型用图表的形式得出后,要进行认真的复查和审核。复查工作要在核心小组的组织下,除充分发挥用户分析员的作用外,还要有层次地与医院管理人员,特别是医院院级领导对话,请他们进行仔细审查并获得认可。

采用以上步骤建立起来的医院企业模型应该具有以下几个特点:①完整性:这种模型应该是表示组成一个医院的各个职能域中各种职能和活动的完整图表。②适用性:这种模型应该是理解一个医院合理有效的方法。在每一分析层次上,职能和活动的确定对于参与工作的管理人员来说都应该是觉得自然的和正确的。③永久性:只要医院的目标声明保持不变,这种模型就应该认定为正确和有效的。

二、进行数据分析建立主题数据库

规划医院应该建立哪些主题数据库,考虑这个问题必须从全局观点出发,这种在整个医院范围内的规划,不仅需要考虑新建主题数据库,而且要考虑现有的或新的文件以及某些应用项目中的独立数据库。

(一) 主题数据库识别的目的

主题数据库是指支持业务流程所必需的逻辑上相关数据,它是能满足医院业务流程信息需求的一大类数据,这些数据按不同的医疗业务领域和内容分类,表示各类医疗业务主题的内容,如医学知识库、疾病分类、手术分类、催款明细、科室表、病案首页、药品计划信息库、采购计划等。识别主题数据库的目的在于解决下列问题:

1. 目前支持医院流程数据的准确性、及时性和可靠性。

2. 建立临床信息管理系统总体结构中所用的主题数据库。

3. 医院流程之间目前和潜在的数据共享。

4. 医院各个流程产生和使用什么样的数据。

5. 医院数据政策的确定。

6. 目前不可缺少的医院数据。

7. 发现需要改进的医院流程。

(二) 主题数据库的类型

主题数据库的类型根据医院资源生命周期的四个阶段一般划分为四种。

1. **计划类**　该类主题数据库包括医院战略计划、预测、操作日志、预算和模型等,可以是数据也可以是文本。它反映目标、资源转换过程等计划值。它产生于医院资源需求阶段,如采购计划、预缴款、预约入院单、就诊名单表等。

2. **事务性**　该类主题数据库反映由于获取或分配活动而引起的存档数据的变更,它反映生命周期各阶段过渡过程相关文档型数据的变化。一个数据要涉及各个文档型数据,以及时间、数量等多个数据,这种数据的产生可能伴有文档型数据的操作。它产生于医院资源的获取或分配阶段,如住院动态、病案首页、结算明细、药品调价等。

3. 文档类　该类主题数据库用于记录医院资源的状况,用来支持医院经营管理活动,它反映医院实体的现状,一个数据仅和一个实体有关,形式可能为结构型(如表格)和描述型(如文本)。它产生于医院资源经营管理阶段,如门诊费用表、收款凭证、医学知识库等。

4. 统计类　该类主题数据库是历史、综合的数据,用于对医院经营状况等度量和控制,反映医院的状况,提高反馈信息。它的数据来自其他类型数据的采样,数据综合性强,具有历史性、对照性、评价性等特点。它产生于医院资源分配阶段,如住院收入表、门诊量表、质量评价、考勤表。

（三）主题数据库的识别

主题数据库的识别可以结合两种方法来确定,即实体法和功能法。

1. 实体法　实体法是先识别系统的实体,如医生、患者、财务、药品等,然后用四种类型的数据(计划、事务、文档、统计)描述每一个实体,就可得到相应的主题数据类。把实体和主题数据库做在一张表上得到了实体/主题数据库类表,如表 8-4 所示。

表 8-4　实体/主题数据库表

数据 ＼ 实体	医生	患者	财务	药品
计划	医学知识库	预约入院单	收费标准	药品计划信息库
事务	医嘱单	住院动态	核算账簿	药品入库信息库
文档	医疗文书及病历	病案首页	财务报表	药品库存信息库
统计	门急诊量表	挂号收据	财务凭单	药品盘存信息库

2. 功能法　每个功能都有相应的输入和输出的主题数据库。对每个功能标出其输入、输出主题数据库。与第一种方法得到的主题数据库进行比较并进行调整,最后归纳出系统的主题数据库。图 8-2 就是功能法的例子。

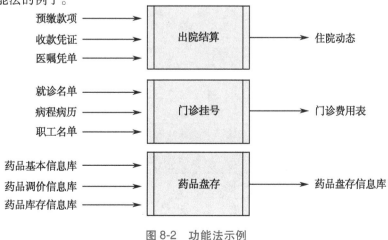

图 8-2　功能法示例

一般是先用实体法识别基本的主题数据库,再用功能法进行调整,最后归纳出系统的主题数据库。

三、临床信息体系结构的建立

医院主题数据库规划出来后,有必要把它们与医院业务过程一起进行划分,组成易于实施的临床信息管理系统或子系统,即进行信息系统信息体系结构的设计。信息体系结构的设计是通过对业务过程和主题数据库对应矩阵的一系列处理来完成的。

第一步,建立医院业务过程和医院主题数据库的对应矩阵(通常称为 C-U 阵),如表 8-5 所示的初步 C-U 阵。

矩阵中说明了各医院业务过程对应的产生数据和使用数据。矩阵中字母 C(create)表明相关的业务过程产生并使用了所对应的主题数据库中的数据,字母 U(use)指出相关业务过程使用的对应主题数据库中的数据。医院以患者为中心,诊疗业务为主线。根据管理阶段模型排列顺序"计划→实施→保管→处置",医院业务过程的顺序是首先患者挂号缴费(门急诊),然后由医生对疾病进行诊断和治疗,患者根据医生医嘱领药或进行医技检查、检验,医院对患者病案进行管理,当然这期间还包括财务核算、人力资源管理、后勤管理等,最后对患者及相关信息等进行统一管理并存档。如表 8-5 初步 C—U 阵(部分)。

表 8-5　初步 C-U 阵(部分)

功能＼主题数据库	住院动态	预缴款	结算明细	住院收入表	门急诊量表	医学知识库	收款凭证	门急诊费用表	预约入院单	病案首页	医疗文书及病历	医嘱单	挂号收据	费用明细	催款明细	借阅表	就诊名单
查号、挂号								C		U			C				C
病历创建						U				C			U				
划价收费							U						U				U
门急诊费用统计							U	C					U				
就诊统计					C												U
预约管理									C								U
入院登记	C								U	C							U
床位管理	C								U								
缴费管理		C							U						U		
医嘱管理									U	C	U	C		C			
费用入账									U				U	C			
出院结算	C	U	C				U		U	C		U		U			
催款		U	U						U					U	C		
账务汇总			U	C			U		U								
住院基本设置	U											C					

值得注意的是,在 C—U 阵中,每一个主题数据库中的数据,都必须至少由一个业务过程产生。如果某一数据库只被某些业务过程所使用而没有业务过程产生它,就说明可能有被遗漏的业务过程;如果某一数据库由多个过程产生,规划人员可以根据实际管理需求考虑是否应该将有关的主题数据库分成多个数据库。例如,住院动态主题数据库,就是由入院登记、床位管理、出院结算三个业务过程产生的,因此这个主题数据库可以考虑分成三个主题数据库。但这三个过程所产生的可能是同类数据,可以不用考虑该主题数据库的分解;费用明细主题数据库由医嘱管理、住院基本设置、费用入账三个业务过程所产生,可以考虑分为三个主题数据库。这样做的目的是尽量使主题数据库由一个业务过程产生,而被多个业务过程使用,从而可以保证数据库数据的完整性和一致性。

第二步,变动主题数据库的顺序,由第一个业务过程产生的主题数据库移向左边,然后将第二个主题数据库也尽可能地向左移,如此反复进行,产生如表 8-6 所示的基本 C—U 阵。在这张表中,字母 C 被大致排列在从左上角到右下角的矩阵对角线上。

表 8-6　基本 C-U 阵(部分)

主题数据库 / 功能	就诊名单	挂号收据	医疗文书及病历	医学知识库	收款凭证	门急诊费用表	门急诊量表	预约入院单	病案首页	住院动态	预缴款	医嘱单	费用明细	结算明细	催款明细	住院收入表	借阅表
查号、挂号	U/C	C	U			C											
病历创建		U	U/C	U													
划价收费	U	U			U												
门急诊费用统计		U			U	C											
就诊统计	U						C										
预约管理	U							C									
入院登记	U							U	U/C	C							
床位管理								U		C							
缴费管理								U			C					U	
医嘱管理			U					U	U/C			C	C				
费用入账								U					U	C			
出院结算					U			U	U/C	C	U	U	U	C			
催款								U			U		U	U	C		
账务汇总					U			U					U	U		C	
住院基本设置										U				C			

第三步,用方框将业务过程和主题数据库组合成为主要的系统,如表 8-7 与表 8-8 所示的主要子系统划分,字母 C 应该尽量被圈入方框内。方框的选择需要一些判断力,可参照前面新系统逻辑职能域的划分来进行。选择时要注意,下一步的工作是要为方框中的数据建立数据模型。方框代表着医院的逻辑信息系统的划分,承担产生和维护系统内各种数据类的责任。

表 8-7 主要子系统划分初步

功能 \ 主题数据库	就诊名单	挂号收据	医疗文书及病历	医学知识库	收款凭证	门急诊费用表	门急诊量表	预约入院单	病案首页	住院动态	预缴款	医嘱单	费用明细	结算明细	催款明细	住院收入表	借阅表
查号、挂号	U/C	C	U			C											
病历创建		U	U/C	U													
划价收费	U	U			U												
门急诊费用统计		U			U	C											
就诊统计	U						C										
预约管理	U							C									
入院登记	U							U	U/C	C							
床位管理								U		C							
缴费管理								U			C					U	
医嘱管理			U					U	U/C			C	C				
费用入账								U				U	C				
出院结算					U			U	U/C	C	U	U	U	C			
催款								U			U		U	U	C		
账务汇总					U			U					U	U	C		
住院基本设置										U		C					

第四步,根据子系统的划分,每一方框代表一个子系统。当一个字母 U 落在任一方框外时,必定存在着子系统之间的数据流。代表数据流方向的箭头,由"产生主题数据库"的业务过程所在的子系统指向"使用主题数据库"的业务过程所在的子系统。

如在表 8-8 中,第二个子系统中"医嘱管理"业务过程使用"医疗文书及病历"主题数据库,但该主题数据库是由第一个子系统中"病历创建"业务过程所产生,因此数据箭头从第一个子系统流向第二个子系统。再如第六个子系统中业务过程"人事管理"产生主题数据库"职工表",但该主题数据库被其他子系统的业务过程使用,故数据箭头从第六个子系统流向其他子系统。

以此类推,画出所有这样的数据流,删除所有的字母 C 和 U,并给每一子系统命名,适当合并数据流箭头,以便更清晰地说明子系统之间的数据流动。得到图 8-3 便是医院新系统的体系结构,是在对现行系统进行调查分析后提出的整个临床信息管理系统的总体结构。从这个总体结构中反映出临床信息管理系统是由若干个子系统构成,这些子系统之间是通过主题数据库实现的信息交换关系。

后续主题数据库可靠性规划、信息技术规划等内容可参考本书的第一版。

表 8-8 主要子系统划分

主题数据库＼功能	就诊名单	挂号收据	医疗文书及病历	医学知识库	收款凭证	门急诊费用表	门急诊量表	预约入院单	病案首页	住院动态	预缴款	医嘱单	费用明细	结算明细	催款明细	住院收入表	借阅表
查号、挂号																	
病历创建			门急诊管理														
划价收费																	
门急诊费用统计																	
就诊统计																	
预约管理	U																
入院登记	U																
床位管理																	
缴费管理																	
医嘱管理			U														
费用入账									住院管理								
出院结算						U											
催款																	
账务汇总						U											
住院基本设置																	

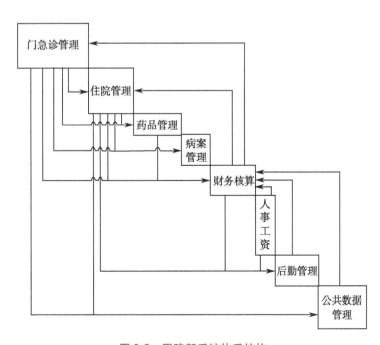

图 8-3 医院新系统体系结构

四、规划案例住院结算系统功能介绍

住院结算系统主要包括患者入院费用预收管理、治疗费用的采集,患者欠费催收和出院结算,以及资料装订存档。主要模块包括:患者预约、入院登记、患者管理,以及涉及费用相关管理和系统维护等,如图8-4所示。

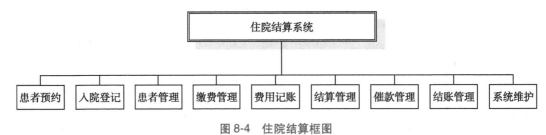

图8-4　住院结算框图

（一）住院结算企业模型

住院结算企业模型如表8-9所示。

表8-9　住院结算企业模型

职能域	业务过程	业务过程定义
患者预约	预约登记	对预约患者进行基本信息登记
	预约管理	管理预约患者的信息
入院登记	入院登记	对新入院的患者进行信息登记,可调入预约患者信息进行入院登记,对有诊疗卡的患者则调入患者档案
患者管理	患者信息	修改患者信息,注销患者入院,查看患者信息,查看患者费用
	床位管理	床位分配,转床处理,转科处理,包床处理,退床处理,使用统计
缴款管理	缴款管理	输入住院号对患者缴费款查询,并打印出缴款单
	退款处理	退预缴款,退款票据
费用记账	费用记账	患者住院期间所用药物、检查的费用记入,可按项目、批量等方式记账
结算管理	定期结算	对长期住院的患者进行中途结算
	结账出院	包括出院预结、出院终结、出院结算、合并结算
	发票作废	对没有做过结账和汇总的票据进行作废
	取消结算	对做过结账和汇总的发票进行查询,对需要的进行作废
催款管理	催款管理	按条件查询欠费的患者,并打印出催款单,收取补缴的费用
结账管理	日终结账	产生日报表
	日终汇总	产生汇总表
	月终结账	产生月结患者、月结记录和月结明细
	取消结账	取消日结、汇总和月结
系统维护	系统设置	操作员权限和密码设置,设置催款比例、科室的设置
	票据管理	领用结算发票和缴款收据,查询票据使用情况
	缴款方式	添加新的缴款方式、删除已有的缴款方式
	床位设置	增加、删除床位,设置房间号、床位类型、价格
	房间设置	增加、删除房间

（二）住院结算主题数据库规划

住院结算主题数据库规划如表8-10所示。

表 8-10 住院结算主题数据库规划

数据库	数据库定义
预约患者	记录预约患者的基本信息、预约时间和科室
患者入院	患者的基本信息、住院信息、出院信息
患者档案	患者的基本信息（住址、联系方式、工作单位等）
换床明细	患者换床前后床位的信息
退补缴款	记录患者缴款时间、缴款方式、缴款金额及作废日期等信息
缴款作废	记录缴款作废票据的作废日期、结账日期及汇总日期
费用明细	患者住院期间的费用明细记账
住院结算	对结算住院患者的总费用和预缴款的记录
住院明细	对患者住院期间的各费用的记录
催款单	医院对欠费患者的催款比例、催款金额的记录
收款结账信息	核算在院患者未结算的自负费用及预缴款
作废票据	结算作废票据的日期、票据类别、票据号码
收入结账汇总	记录统计某段内的全院患者（做过日结汇总）的实际费用，即医院的收入
费用汇总	记录某段时间内住院患者的实际费用情况
月结记录	记录作月结的时间
月结患者	记录某一月份月结后各患者的总费用情况
月结明细	记录月结患者的费用明细
票据号码	各员工领用、新增、删除票据的记录
缴款方式	设置缴款方式：现金、支票、银行卡
床位设置	对各科室、各病区的床位的价格、床位使用情况的设置
病房表	病房的类别、价格的记录
科室设置	记录医院各部门的代码设置
患者性质	设置患者性质（自费、记账等）和记费标准
医疗收费	记录医院收费项目（包括医技类）的收费标准和费用的各种代码设置
自负比例	记录因患者性质的不同，对收费项目的实际收费与收费标准的比例的不同
员工代码	医院工作人员的个人信息及权限

（三）住院结算体系结构

1. 根据以上建立业务过程以及主题数据库，可以初步建立二者对应矩阵，如表8-11所示。

表 8-11　住院结算 C-U 矩阵初步

主题数据库＼业务过程	收款结账	结算作废	患者档案	月结记录	病房表	月结明细	费用明细	住院结算	结算明细	患者入院	催款单	预约患者	作废票据	收入汇总	费用汇总	换床明细	月结患者	缴款作废	票据号码	缴款方式	床位设置	退补缴款
预约登记												C										
预约管理												U										
入院登记			U		U					C		U							U	U	U	
患者管理			C							C												
床位管理					U					U						C					U	
缴款管理										U								C	U	U		C
退款处理										U								C	U	U		C
费用记账							C			U												
结账出院							U	C	C	U									U	U	U	U
定期结算							U	C	C	U									U	U		U
发票作废		C					U			U									U			
取消结算		C					U			U									U			
打印催款单							U			U	C											U
欠款补缴										U	U								U	U		C
日终结账	C	U						U	U	U				C				U	U	U		
日终汇总	U	U						U	U	U				U	C	C		U	U	U		
月终结账			C		C	U				U							C					
取消结账	C	C	C			C	U	U		U				C	C	C	C	U				U
系统设置																						
票据管理				U				U		U									C			U
缴款方式																				C		
床位设置																					C	
房间设置					C																	

2. 变动主题数据库的顺序,由第一个业务过程产生的主题数据库移向左边,然后将第二个主题数据库也尽可能地向左移,如此反复进行;用方框将业务过程和主题数据库组合成为主要的子系统,如表 8-12 所示。

表 8-12　住院结算基本 C—U 矩阵

业务过程 ＼ 主题数据库	预约患者	患者入院	患者档案	换床明细	退补缴款	缴款作废	费用明细	住院结算	结算明细	结算作废	催款单	收款结账	作废票据	收入结账	费用汇总	月结记录	月结患者	月结明细	票据号码	缴款方式	床位设置	病房表
预约登记	C																					
预约管理	U																					
入院登记	U	C	C																U	U	U	U
患者管理		C	C																			
床位管理		U		C																	U	U
缴款管理		U			C	C													U	U		
退款处理		U			C	C													U	U		
费用记账		U					C															
结账出院		U			U		U	C	C										U	U	U	
定期结算		U			U		U	C	C										U	U		
发票作废		U			U		U			C									U			
取消结算		U			U		U			C									U			
打催款单		U			U		U				C											
欠款补缴		U		C							U								U	U		
日终结账		U		U	U			U	U	U		C	C						U			
日终汇总		U		U	U			U	U	U		U	U	C	C				U			
月终结账		U					U									C	C	C				
取消结账		U		U	U			U	U		C	C	C	C	C	C	C	C				
系统设置																						
票据管理		U		U			U												C			
缴款方式																				C		
床位设置																					C	
房间设置																						C

3. 根据子系统的划分,每一方框代表一个子系统,并标出子系统名称,如表 8-13 所示。

表 8-13　住院结算主要子系统划分

主题数据库 ＼ 业务过程	预约患者	患者入院	患者档案	换床明细	退补缴款	缴款作废	费用明细	住院结算	结算明细	结算作废	催款单	收款结账	作废票据	收入结账	费用汇总	月结记录	月结患者	月结明细	票据号码	缴款方式	床位设置	病房表
预约登记	预																					
预约管理	约																						
入院登记	U	入院	C																U	U	U	U
患者管理		C	患者管理																			
床位管理		U																			U	U
缴款管理	U				缴款管理											U	U					
退款处理	U															U	U					
费用记账	U						费用															
结账出院	U			U	U														U	U	U	
定期结算	U			U	U			结算管理											U	U		
发票作废	U			U	U																	
取消结算	U			U	U															U		
印催款单	U			U	U						催款											
欠款补缴	U			C				U											U	U		
日终结账	U				U	U		U	U	U									U			
日终汇总	U				U	U			U	U		结账管理							U			
月终结账	U						U	U														
取消结帐	U				U	U	U				C											
系统设置								U														
票据管理	U			U																		
缴款方式																				系统维护		
床位设置																						
房间设置																						

　　4. 住院结算体系结构　当一个字母 U 落在任一方框外时,必定存在着子系统之间的数据流。代表数据流方向的箭头,由"产生主题数据库"的业务过程所在的子系统指向"使用主题数据库"的业务过程所在的子系统。以此类推,画出所有这样的数据流,删除所有的字母 C 和 U,适当合并数据流箭头,由此得到住院结算系统结构,如 8-14 所示。

表 8-14　住院结算体系结构

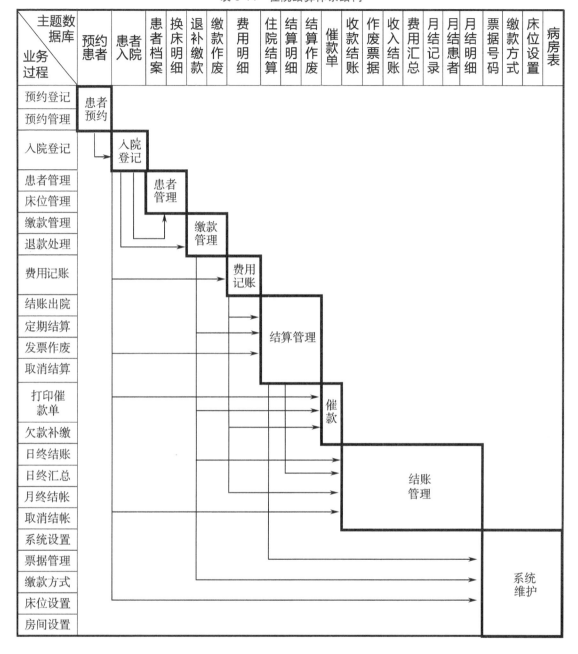

点滴积累 ∨

1. 医院企业模型：医院职能域、医院业务功能、医院业务活动。

2. 主题数据库：主题数据的识别的目的、四个类型主题数据库。

3. 临床信息体系结构：C-U 矩阵的建立、变化，划分模块、模块间数据流动等。

第二节　临床信息管理系统业务流程分析

按照自上而下分析与认识事物的思想方法，在系统规划阶段我们主要关注的是现行系统的总体情况,用企业模型、C-U矩阵等描述了系统所具有的管理功能,系统边界内的子系统的划分以及这些子系统之间的关系。这些都是有关信息系统工作背景的一个综合性的描述,比较粗略和抽象,它们只反映系统的总体情况而不能反映系统的细节情况。这也就是我们接下来的工作,临床信息管理系统系统分析的工作。

一、业务流程图的表达规范

在能准确地、无异议地表示出各个业务处理环节的前提下,业务流程图中定义的图例越简单越好。下面介绍一种普遍使用的业务流程图的做法,其基本图例如图8-5所示。

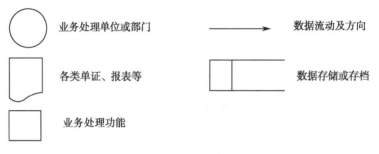

圆圈符号表示业务处理单位或部门　数据流动及方向
各类单证、报表等
业务处理功能
数据存储或存档

图8-5　业务流程图的表达规范

圆圈符号表示业务处理单位或部门,表示业务流程中担任某项具体业务工作的人或事物;方框符号表示业务处理功能,一般用一个动宾结构来表示处理的主要功能或作用;带有波浪线的方框符号表示各类单证、报表、图形等,是数据的载体;不封口的方框符号表示存储文件,这也是一种数据的载体,但这个数据是作为档案来保存的;箭头符号表示业务数据流动及方向,体现的是业务过程之间的联系。

二、业务流程分析

下面以门诊医生工作站系统为例,通过医生接诊的具体过程来说明业务流程的分析方法以及业务流程图的画法。

医院的传统系统若没有采用信息化技术,就医流程就比较传统,描述如下:患者首先到挂号窗口挂号,可以选择就诊科室及医生,然后去诊室就诊。若所挂号的医生暂时不在诊室,则必须返回挂号窗口退号或换号。患者在就诊中,往往需要进行检查(检验),则要到划价收费窗口缴费,然后凭缴费单做检查(检验)。等患者拿到检查(检验)报告单后,送到接诊医生处,医生根据具体情况,若认为还需要补充作某些检查(检验),则需再次重复以上过程;若能够确诊,则确定治疗方案,患者拿着处方或治疗单到划价收费窗口缴费,若遇到药房暂时缺药或者药费太贵患者不能承担时,只好再次回到医生处,要求调整治疗方案,直至取药、治疗完成。

在这个流程中,并没有以患者为中心,患者会拿着自己的病历满医院跑,碰到一些特殊情况比如药房缺药,就需回医生那里再次接受处理,这就导致出现“三长一短”(挂号、收费、取药时间长,医生看病时间短)的现象。其根本原因是就诊过程没有实现计算机化的管理,所以HIS的实施不仅能提高医务人员的工作效率,方便患者就医,加快看病的速度,同时还能堵住收费、药品管理中的漏洞。

现行系统就医流程中门诊医生工作站的业务流程如图8-6所示（其中虚线框圈出的部分属于挂号收费系统和医技系统，不在门诊医生的职责范围之内）。它大致分为：选择患者、初诊、确诊、开处方、预约入院、门诊手术申请、医疗信息统计等模块，反映了医生接诊过程中的所有业务情况。在这个流程中，最重要的"就诊"环节并没有实现计算机化的管理，挂号、就诊、收费、检查（检验）、取药等环节前后脱节，各环节信息沟通不畅，不能构成有机的整体。许多工作，例如取检查（检验）报告单等都要靠患者来回奔波才能完成，排队时间长，效率十分低下。

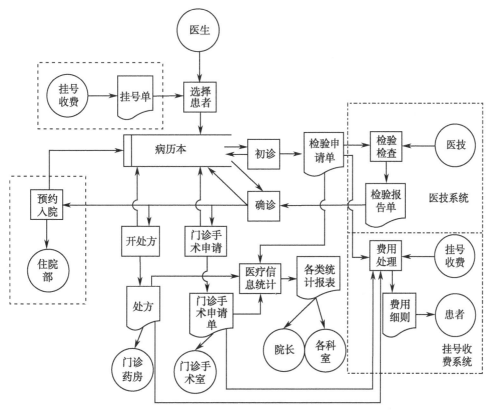

图8-6 传统系统业务流程图

由于医生是一个医院的主体，在医疗业务活动中处于主导和核心地位，因医生的诊疗活动而产生的临床信息是医院的最基本信息。门诊医生在其诊疗活动中，不仅产生大量的临床信息，而且要与医院的其他业务科室进行频繁的信息交换，例如医生开处方要用到门诊药房科室的药品库存信息，而开出的处方又将作为门诊科室收费的依据。所以医院的各个环节都应该进行信息化建设，形成完整的就诊信息链，这样才能真正提高效率，方便患者。

所以门诊医生工作站系统实际上是临床信息管理系统中的一个子系统，是整个就医过程中的一个重要环节，要与门诊挂号收费系统、药房系统、医技系统等进行信息交换。门诊医生工作站的主要功能是对医生在诊室的业务行为进行管理，主要处理患者就诊的详细信息。不仅要能建立并书写病历、诊断、开检查（检验）申请单、浏览检查（检验）报告单、开处方、开门诊手术申请单、开预约入院单等功能，而且要能够提供知识库以帮助医生进行诊断，例如当医生输入诊断结果时，只需输入疾病的拼音码即可调出疾病名称，而书写病程记录时，可以调用病程记录模板以帮助书写。

建立门诊医生工作站不仅能采集、保存、管理患者的医疗信息,对医生进行辅助诊断,而且也使得科室间的信息交流更加快捷和顺畅。

（一）高层业务流程图

前面分析了现行系统的就医流程存在着许多弊端,下面分析一下引入计算机处理,通过信息规划建立了门诊医生工作站以后,患者就医的全过程。

患者就医的第一步是进行挂号。若是第一次来到某家医院就医,在挂号前必须先办理一张诊疗卡。卡上含有患者唯一的识别 ID 号,通过患者 ID 号在临床信息管理系统的后台数据库上建立起患者的基本信息,包括:姓名、性别、出生年月、电话、收费类别等。若患者曾经在该医院就诊过并已办理了诊疗卡,则直接进行挂号,并缴纳挂号费用,同时数据库中建立起患者的挂号详细信息,包括:挂号类型、挂号科室、挂号专家、挂号金额、诊疗金额等。

患者到达专科科室后,分诊护士根据患者挂号的医生和诊室医生工作忙闲的情况进行分配,叫号后患者才可进入诊室就诊。

在门诊医生工作站上,医生首先将患者的诊疗卡插入读卡机上,即选定了当前的患者,同时立刻调出患者的相关信息,包括患者的基本情况、就诊记录等。

此时,医生可为患者进行初诊,判断患者可能的疾病;同时进行病程记录,输入患者本次的就诊记录,包括现病史、体征状况等。

初诊后,若病情需要作某些医技检查,医生可在门诊医生工作站上输入该患者需要做的检查（检验）项目;同时,门诊医生工作站会显示所做的检查（检验）项目应缴纳的费用,若患者不能承担相关费用,可征求患者意见,选择少做一些检查。在确定了最后所做的检查（检验）项目后,系统自动将检查费用记入患者的应付账,并打印检查（检验）申请单。

患者持诊疗卡和检查（检验）申请单,到门诊收费处缴费。收费人员将诊疗卡插入挂号收费工作站中,系统会自动显示该患者所做的检查（检验）项目及应缴金额。

缴费后患者到医技科室做检查（检验）。医技科室人员插入患者的诊疗卡,立刻就查得患者需要做的检查（检验）项目,以及患者的缴费情况,之后患者可进行检查。

当检查（检验）结果出来后,医生可在门诊医生工作站上直接查询到,并根据报告结果进一步确诊,直接将患者的诊断结果输入到系统中,系统可根据医生的诊断,提供有关此类病情的治疗方案供医生选择和参考。

根据病情,若患者不需要进行医技检查,可免掉上述步骤。

医生输入患者的治疗方案或选择已有的治疗方案,主要有三种处理方式:

1. 医生为患者开处方,患者通过药物进行治疗。

2. 医生为患者预约入院,患者通过住院来进行治疗。

3. 医生为患者开门诊手术申请单,患者通过门诊小手术进行治疗。

治疗方案确定后医生就可以结束对该患者的接诊。

患者凭诊疗卡到挂号收费处缴费。缴费后即可到门诊药房取药,药房人员插入患者诊疗卡,在药房工作站调出该患者所需的药品,配药并核对后,发药给患者,同时打印药品明细清单。

上述可见患者就医的全过程还是比较复杂的,需要临床信息管理系统的各个子系统的密切配合。而门诊医生工作站的信息化也不是在原手工管理方式基础上的简单模仿,而是要对信息资源进行合理整合,并对业务流程进行优化配置后进行。需要经过系统规划和分析后,对现行系统的就医流程加以改进,提出门诊医生工作站系统的整体解决方案。可知在门诊医生工作站上,不仅要实现对处方、检查(检验)单、门诊手术单、预约入院单等具体诊疗过程的处理,还应实现书写门诊电子病历的功能,对药物剂量、配伍禁忌等有自动纠错和报警功能,还需要设置西药处方、中药处方模板的维护,从而使门诊医生进行方便、快捷的操作。

图 8-7 是门诊医生工作站系统的高层业务流程图,反映了门诊医生工作站系统的总体业务概况,涵盖了门诊医生工作站系统的主要功能,展现了医生接诊的全过程。需注意的是,图中虚线所绘部分是在现行系统的基础上增加的新功能,传统系统中并不存在,另外业务处理单位或部门如"挂号收费系统"简写为"挂号收费",本书在后续章节的表示方法与此类似。

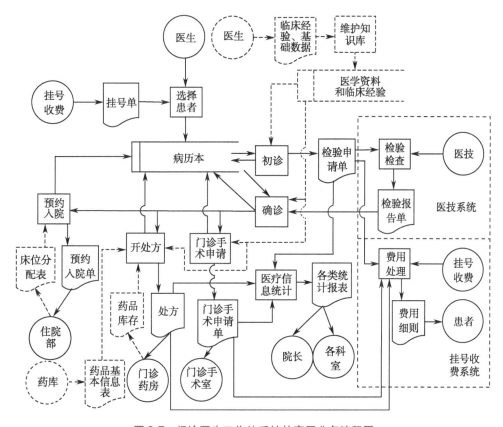

图 8-7　门诊医生工作站系统的高层业务流程图

增加新功能的目的是在引入了计算机技术后,不仅让门诊医生工作站系统与其他的子系统如挂号收费系统、医技系统等能够联网进行频繁的信息交换,及时获得必要的信息,而且也对医生的医疗活动进行信息支持,以辅助诊断,使得整个就医过程更加简捷、方便。这是采取信息技术后,对传统业务流程进行优化和改造的体现。

与图 8-6 相比,门诊医生工作站系统增加的新功能包括:维护知识库、床位查询、药品基本信息和药品库存信息的查询等。其中知识库是为了辅助医生诊断的一些基本设置,在低层业务流程图中会详细介绍;床位查询是指在医生为患者作诊断后,如果该患者需要住院,医生就可以对住院情况进行查询,查看当前有无空余床位,若有的话,就给该患者办理入院预约;而药品基本信息和库存信息的查询是为了方便医生开处方,防止开了药房没有库存的药品。

需要指出的是,图 8-7 体现的是门诊医生工作站系统的总体业务概况,所以系统外的其他科室的业务并没有完全表达出来,比如住院部、门诊药房等的业务都省略掉了,实际上这就是规定了系统的边界。

这张业务流程图只反映了主要的数据载体,如病历本、挂号单、处方、检查(检验)申请单、预约入院单等,实际业务中可能还涉及其他数据载体,可在低层业务流程图中进行表达。

(二) 低层业务流程图

门诊医生工作站系统中,医生要进行大量的诊疗工作,比如书写诊断结果和病程记录、开处方、开检查(检验)申请单等。若医生直接键入或采用文本型模板进行书写,不仅输入速度慢、容易出错,而且生成的文件为文本型,不利于病历校对、检索和统计。

门诊医生工作站系统的"维护知识库"业务正是为了满足这一实际需要而产生的,它可以帮助医生通过电脑快速书写病历和进行辅助诊断,提高了整个系统的综合诊断能力以及诊断的方便性、准确性,具有较强的应用价值。

"维护知识库"主要是将诊疗信息按知识特点进行分类、归纳、提炼并规范化,提供给医生各种诊疗模板以辅助诊断,以完成下列几个任务:

1. 引导和规范整个诊疗过程　从问诊到治疗,组织合理的模板可以帮助医生快速、准确地完成,并进行必要的提醒以防止出错。

2. 规范病历的内容　模板的制订借鉴了许多的文献和经验,内容较为完整、规范,防止医生偶尔的漏问、漏诊。

3. 简化数据录入方式　医生工作忙碌,模板的设计应当一目了然,输入应该快捷、方便。应该尽量让医生少打字,多采用单选或复选方式。

知识库的设计是非常复杂的。一个好的知识库,不仅知识要正确、完备,还要能实现机器学习。所以知识库的设计和完善是一个循序渐进的过程。本章仅对辅助医生诊断的知识库进行一些必要的基本设置,不作复杂的讨论。

对门诊医生工作站系统的"维护知识库"业务进行详细调查研究后,把该业务分为 7 个组成部分,分别是疾病编码维护、鉴别诊断维护、药品禁用维护、协定处方维护、治疗方案维护、体征代码维护、病程记录维护。

1. 疾病编码维护　对各种疾病输入码进行维护。包括疾病名称、ICD-10 编码、拼音代码等。例如流行性感冒,其 ICD-10 编码为 J11.101,拼音代码为 LXXGM 等。

2. 鉴别诊断维护　对于不同的诊断选择其有可能执行的医技检查或医技治疗。

3. 药品禁用维护　为特殊的诊断输入相应的药品禁用情况。

4. 协定处方维护　制订一些常用的协定处方模板。

5. 治疗方案维护　对各种疾病,设置相应的治疗方案,如所用的药品名称、药品剂量等,以方便就诊时使用。

6. 体征代码维护　体征是用来描述身体方面的病理改变的。体征包括以下三方面内容:部位、体征项目、体征项目值(正常与非正常值)。例如:瞳孔、针尖样大小(或放大)等。

7. 病程记录维护　对病历模板进行维护。一种疾病可对应多个主诉,每一种主诉对应唯一的体征模板和现病史模板。

图 8-8 是门诊医生工作站系统的低层业务流程图,反映的是"维护知识库"业务的详细情况。图 8-7 中,"初诊"和"确诊"这两个业务过程会用到疾病编码维护、鉴别诊断维护、体征代码维护和病程记录维护中的信息,而"开处方"业务过程会用到协定处方维护、药品禁用维护和治疗方案维护中的信息。

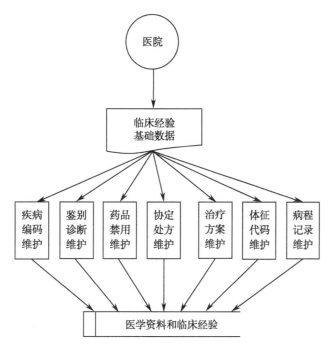

图 8-8　门诊医生工作站系统的底层业务流程图

类似地,采用自上向下的调查方法对图 8-7 的所有业务过程进行分解,可画出门诊医生工作站中反映业务活动的所有底层业务流程图。

三、绘制业务流程图的注意事项

业务流程图是系统分析员和用户之间相互交流思想的工具。对于用户来说,图形化方式的业务流程图很容易理解;对于系统分析员来说,绘制业务流程图的过程其实就是系统分析员采取自顶向下的方法进行系统调查和分析的过程,不仅能了解业务细节,还能够分析现行系统的业务流程是否合理,以求在新系统中加以改进。

系统分析员将业务流程图绘制好后,应和用户一起对其进行检查。

第一,检查所绘的业务流程图是否正确,是否反映了实际工作的整个流程,是否有被遗漏的部分,与原业务流程相比又有哪些地方作了改进。

第二,检查业务流程图的一致性。即在高层业务流程图中出现的各类报表、单证、数据存储、业务处理单位(或部门或人)等一定要在低层业务流程图中反映出来;在高层业务流程图中出现的业务过程,应该在低层业务流程图上得到放大,其输入、输出、业务处理的完成者应与高层业务流程图上的对应。

第三,检查低层业务流程图。要注意检查业务活动的输入和输出数据载体,若没有输入或者输出,则要考虑该业务活动是真的没有输入或输出,还是某些数据载体被遗忘了。

第四,要对业务活动等的名称进行审查。要保证命名的准确、确切、形象。一般来说,业务活动的命名是一个动宾结构,各类报表、单证、数据存储、业务处理单位(部门或人)等的命名应采用名词。

业务流程图的检查工作非常重要,一定要有用户的积极配合,因为用户对业务最熟悉最了解并且是最终新系统的使用者;检查确认无误后,业务流程图要请有关的业务人员签字,作为下一步绘制数据流程图的依据。

> **点滴积累** ╲╱
>
> 1. 业务流程表达规范:业务单位、各类单证、业务存储、业务流向等;
> 2. 业务流程分析:流程图的绘制、高层流程图向底层流程图的转化等。

第三节 临床信息管理系统数据流程分析

采取"自上向下"的方法将临床信息管理系统的业务流程分析清楚以后,数据流程也要分析清楚。这是因为系统开发的目的是为了在医院的日常业务处理过程中引入计算机技术,让计算机辅助人们完成各种工作,但并非所有的业务处理都能够由计算机来完成的,比如"开会讨论"就没法由计算机来完成。因此必须从现行业务中把计算机能够胜任的那部分业务活动抽取出来,这个抽取过程其实也是对业务流程图的再分析的过程,主要是把系统中的数据流抽取出来,研究系统中信息的处理过程,以便于建立系统的逻辑模型,为下一步信息系统的设计做准备。这个抽取数据流的过程就叫做数据流程分析,主要包括对信息的流动、处理、存储等的分析,数据流程分析的结果用数据流程图(Data Flow Diagram,DFD)来表达。

值得注意的是,虽然业务流程图形象地描述了系统的业务处理过程,也反映了信息的流动和存储过程,但它仍然没有脱离一些物质要素,得到的仅仅是现行系统的物理模型。而数据流程图是要舍弃组织机构、信息载体、物资、材料等具体事物,主要从数据的处理与流动过程描述和分析实际业务的数据处理模式,把数据流抽象出来,得到的是现行系统的逻辑模型。

一、数据流程图的表达规范

数据流程图能够用很少的符号精确地描述信息在系统中的流动、处理和存储的逻辑关系,是描述信息系统逻辑模型的主要工具,它不仅可以用来描述现行系统,而且可以用来刻画新系统。数据流程图的基本图例符号有以下几种,如图8-9所示。

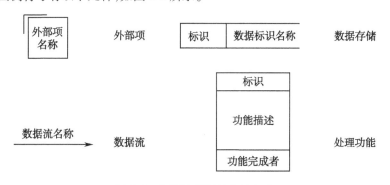

图8-9 数据流程图的表达规范

（一）外部项

外部项,也称外部实体,是指不受系统控制,独立于系统之外的人、部门或另一个信息系统,是系统的数据来源或数据终点。一般用一个正方形并在其左上角外加一个直角来表示外部项,正方形的内部标明外部项的名字,如图8-9所示。为避免出现数据流线条的交叉,同一外部项可以在一张图中出现若干次。

显然,外部项反映了系统的边界,也就是说,外部项使信息系统与外部世界得以交流,外部项负责向系统提供数据或从系统接收数据。例如提供病历数据的患者就是外部项。

（二）处理功能

处理功能是指对输入数据进行加工、变换与输出的逻辑处理过程。

数据流程图中用一个长方形来表示处理功能,如图8-9所示。处理功能的符号由上、中、下三部分构成,从上到下分别是标识部分、功能描述部分和功能完成者部分。

最上面的标识部分,其实是一个用字符串表示的标号,作为处理功能的唯一标识,如P1、P2、P3.1、P4.2.1等。由于处理功能是自上向下、逐层分解的,所以标识部分也应体现出扩展的层次性。如在高层数据流程图中处理功能的编号为1,2,3,…;对处理功能"1"分解所画出的数据流程图中处理功能标号为1.1,1.2,1.3,…;对处理功能"2"分解所画出的数据流程图中处理功能标号为2.1,2.2,2.3,…等,这样可以一眼就辨别出某个数据流程图是对哪一个处理功能的扩展,属于哪一个层次。

处理功能符号中间的功能描述部分,是用文字说明该处理的逻辑功能,即对数据进行变换的功能。

功能描述部分应对逻辑功能进行简明准确的表达,现说明如下:

1. 顶层数据流程图的功能描述部分可以是系统的名字。如:挂号收费系统、门诊医生工作站系统、药库系统等。

2. 低层数据流程图的功能描述部分要简明、确切,最好由动词或动宾词组构成,例如开处方、填写病程记录等。

处理功能符号最下面的功能完成者,指明的是该处理功能由谁来执行的问题,可以是企业中的一个人、一个部门,也可以是一段计算机程序。这部分内容并不是必须的,可省略。

（三）数据流

数据流，指系统中数据的流动方向，作为输入或输出功能。一般用一个水平或垂直的箭头来表示，箭头的上方可标注数据流的名称（采用名词形式，不能是动词），其示例如图 8-10 所示，有时一些含义明显的数据流也可以不标注，如图 8-10（b）所示。数据流可以是信件、票据、凭证，也可以是电话等。

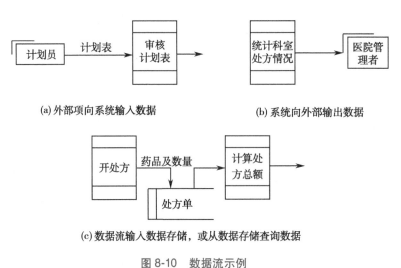

(a)外部项向系统输入数据　　　　(b)系统向外部输出数据

(c)数据流输入数据存储，或从数据存储查询数据

图 8-10　数据流示例

（四）数据存储

数据存储是指数据暂时停留或永久保存的地方，储存的是静态的数据，可以是一个手工文件，例如台账、档案等，也可以是计算机文件或数据库。

一般用一个右边开口的水平长方条来表示数据存储，长方条内需标明数据存储的名称和标识符（如图 8-9 所示），用字母 D 和数字组成，以便于区分和引用。为了页面布局的需要，数据存储也允许在数据流程图中重复出现，以尽可能避免数据流交叉的现象。如图 8-11 所示。

图 8-11　数据存储示例

二、数据流程分析

绘制数据流程图一般采用自上而下，逐层分解的方法。先将整个系统按总的处理功能画出顶层数据流程图，要把整个系统的外部项和数据流标清楚，即弄清整个系统的输入/输出；然后进行逐层细分，画出下一层、更下层的数据流程图，即把每一层的处理功能进行分解、展开，同时把每一层的外部项和数据流也都要标清楚，这样逐层进行放大，直到该层处理功能都是单一功能的处理，没必要再细化为止。

顶层数据流程图

在绘制业务流程图的基础上，可以对整个系统的数据流向和处理过程进行分析，由此画出系统的顶层数据流程图。顶层数据流程图是面向数据的，综合描述了逻辑系统的概貌。下面以"门诊医生工作站系统"为例,来说明绘制数据流程图的方法。

第一步是画顶层数据流程图。顶层数据流程图是表明信息系统的范围和边界的数据流程图。画顶层数据流程图时,将代表整个信息系统的处理功能符号画在中央。然后,在四周画外部项,并用数据流符号来连接外部项和中间的处理功能符号。

"门诊医生工作站系统"的顶层数据流程图如图 8-12 所示,虚线所绘部分是在传统系统的基础上增加的新功能,是对现行系统的改进和优化。本章后面的数据流程图中的处理方法与此相同。

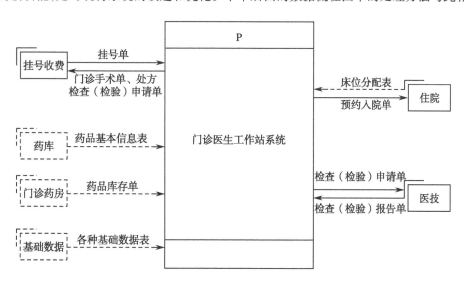

图 8-12 "门诊医生工作站系统"顶层数据流程图

"门诊医生工作站系统"的中心功能是门诊医生的处理,而医生处理过程中,与"挂号收费系统""药库系统""门诊药房系统""医技系统""住院系统""基础数据系统"之间存在数据交换关系。因此把"门诊医生工作站系统"作为处理功能画在图的中央,别的都是本系统的数据源,作为外部项处理,分别画在处理功能的四周(图中的外部项如"基础数据系统"简单标记为"基础数据",其余外部项的命名处理与此类似)。

从顶层数据流程图可以看出,数据流程图更注重描述业务内数据间的关系,并把业务看做一个整体功能,也就是更注重描述其"系统"特征,而该项业务通过外部项与其环境交换信息。

应当指出,业务流程图和数据流程图都是描述医院业务数据处理过程的图形工具,只是二者着眼点不同。从使用者的角度来看,应用业务流程图描述医院各项业务的数据处理过程更容易与用户进行交流。从分析、设计人员的角度来看,数据流程图较业务流程图抽象,描述的是医院业务数据处理过程的本质(业务的数据流动、处理及存储),但难以描述系统的控制流。

三、绘制数据流程图的注意事项

绘制数据流程图时应注意以下几点:

1. 绘制数据流程图时,布局要合理、疏密均匀,外部项分布在图的四周,数据流一般从处理功能的左侧输入、右侧输出,必要时可从上、下方输入和输出。

2. 对数据流程图的各基本要素进行合理编号,要一目了然。不仅要以不同的字母来表示不同的基本要素(如 P 表示处理功能,D 表示数据存储),而且编号要能清楚地反映出各个层次(如 P1.2.1)。

3. 数据流程图中各基本要素的命名要简单、具体、明确,处理功能名一般由一个动词和一个宾语(名词)组成,外部项、数据流和数据存储的名字一般都是名词。

4. 对于数据存储的处理,若属于某处理功能内部用到的数据存储,则画在该处理功能的内部;若属于外部也要用的数据存储,则画在外部或跨在边界上。

5. 低层数据流程图中出现的数据流,如果在高一层的数据流程图中并没有出现,那么最好打上"×",以方便辨别、分析。

6. 尽量避免数据流的交叉,交叉的数据流要使用圆弧线。为避免交叉,使图清楚易读,外部项和数据存储必要时可以重复出现。

7. 绘制出各层数据流程图后,还要进行校验工作。一方面要校验数据流程图与业务流程图的一致性,即校验一下所描述的业务过程是否符合实际,有无遗漏等问题。另一方面是校验数据流程图的一致性和完整性,不仅要校验每一张数据流程图自身的结构是否合理,例如是否有多余的或遗漏的数据流,是否存在没有输入或输出的处理功能等,而且还要校验上下层之间、同层之间的数据流的一致性。

数据流程图需要经过多次的反复修改才能最终形成,一定要经过仔细的检查以保证其正确性,防止在系统设计阶段和程序设计阶段出现大的麻烦。

▶▶ 课堂活动

请同学们分小组讨论,如何开发门诊挂号收费系统、门诊发药系统,并分别扮演系统分析员角色,根据医院就医的实际经验,确定系统的大致需求,绘出系统的业务流程图和数据流程图,并在课后进行完善。

点滴积累 〤

1. 数据流程图:数据流向、数据存储、外部数据流入、流出,数据处理等;

2. 数据流程图分析:数据流程图分析及分解,数据流程图绘制。

第四节 新系统逻辑模型的建立

通过对现行系统自上而下、逐步求精的分析过程,不仅对系统从全貌到细节都有了本质的了解,而且也认识到了系统目前存在的问题。因此,在此基础上,要进一步明确系统目标,对现行系统进行改进,保留其合理部分,增加必要的新功能,合并重复的功能,消除不合理的信息流,调整流向,最终确定出一个新系统的逻辑模型。新系统逻辑模型的建立是系统分析阶段的最终结果,它对下一步的系统设计和实现具有非常重要的指导意义。

一、新系统逻辑模型的内容

新系统的逻辑模型,从本质上说,是明确系统功能,规定系统应该做什么,即系统的逻辑描述。

从形式上看,新系统的逻辑模型与现行系统的逻辑模型的描述方法是一致的,主要是通过本章前面所介绍的各种工具对新系统进行描述,如图 8-13 所示。可见,新系统逻辑模型主要是由业务流程图、数据流程图(包括各层细化图)、数据字典、处理逻辑描述等构成。数据流程图是描述系统逻辑模型的核心,可以作为新系统逻辑模型方案图。

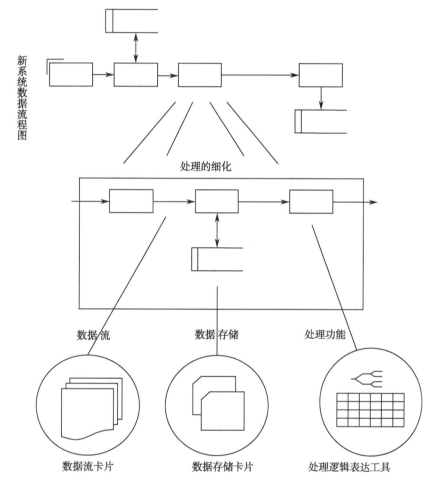

图 8-13　新系统逻辑模型构成示意图

二、新系统逻辑模型的提出

从功能上看,新系统的逻辑模型与现行系统的逻辑模型相比,变化可能并不大。可能由于以前历史遗留问题,或技术落后,或某种体制不合理,或管理思想不正确等原因导致了现行系统中存在着一些问题,如今在新系统中,只需要针对某个问题细节,对业务流程或数据流程的某些地方加以改进,或者是对某些数据存储进行重新组织即可。

比较典型的是,以前由于技术条件的限制,数据存储可能都是纸质文件形式的,存储和查找都不是很方便,现在医院信息化得到了长足的发展,可以采取计算机的存储方式,采用数据库技术,存储容量更多形式更丰富的数据资料,方便数据的管理。另外,以前的业务实现流程大多都是开环的,没有信息反馈,这样会导致系统流程的冗长或反复,加大系统开销,例如医生处方了某种药但该药没有库存,导致该患者需要退费,重新再开方交费取药。这种情况在引入临床信息管理系统后可以得到很好的解决,门诊医生工作站上可以直接查询到药房库存,没库存的药是不能开的;开药后,该药的库存要发生相应的变化。这样通过引入信息反馈,形成了一个闭环的系统,优化了流程,提高了系统效率。可见,新系统逻辑模型的提出一般是建立在对现行系统改进和优化的基础之上的。

点滴积累　∨

1. 逻辑模型:业务流程图向数据流程图转换、数据字典、处理逻辑等。
2. 新系统逻辑模型:业务流程图及数据流程图的优化、系统效率提高等。

第五节　药库管理系统流程分析

一、药库管理系统业务流程分析

药库管理在未采用计算机技术之前,一般包括入库、出库、盘存、调价、计划五项处理工作,全部由手工操作实现,管理难度较大,效率低下。药库管理系统的出现简化了药库人员的日常操作,业务流程得到了改进和优化。它可分为药库初始化、入库处理、出库处理、盘存处理、调价处理、计划处理和报警七个功能模块。其中药库初始化和报警两个处理功能是新系统中增加的两个模块,它们是业务流程优化的结果。

药库初始化是指在药品管理系统正式使用之前,定义药品的综合信息并录入到系统中。药品综合信息一般包括药品的基本、财务、库存信息。药品基本信息主要是指药品序号、名称、规格、属性、单位、拼音代码、高储数量等最基础的信息,药品财务信息主要是指药品零售价格、批发价格,药品库存信息主要是指库存数量。药库初始化的作用是对系统中的其他功能模块提供必要的数据支持。例如,在入库处理模块中,药库人员可以根据事先定义的药品基本信息,很方便地录入入库的药品名称、规格、属性等,从而加快入库过程,提高了效率。

其他六个功能模块说明如下。当药品进入医院后,由供货商提供这批药品的清单,通过药库人员的清点核对,数目、质量都符合后方可入库,然后再由医院财务处付清购买药品的款项,并向供货商索取发票,这一过程称为入库处理。相反,当医院药房或其他科室需要药品时,由他们提交领药申请,药库人员可以根据实际的药品库存情况使药品出库,这一过程就是出库处理。盘存处理指的是药品在药库存储期间,药库人员要不定期提交药品养护申请,以保证库存药品的质量,还要定期提交药品盘点申请,对库存药品盘存清点。调价处理指的是当国家、企业对某类药品的价格进行政策性调整时,药库人员需提交药品调价申请,更新药品综合信息,对药品入库价格及医院门急诊、住院药房的药品价格做出相应调整。报警处理是指根据药库初始化模块提供的药品基本信息和库存信息,为维护系统正常运行或减少损失进行必要的自动报警。在药品基本信息中,每种药品都有它的高储数量、低储数量和效期记录,系统会自动给出低储、高储、过期药品明细表,且每天更新。而计划处理,就是药库人员根据系统自动给出的低储和过期药品明细表填写计划申请,以便尽快按计划采购药品。

由以上分析可绘制药库管理系统的业务流程图,如图 8-14 所示,其中新系统中增加的功能有两个,即药库初始化和报警,均采用虚线框标出。另外入库处理与出库处理中需要的一些药库基础信息如次品类型等由医院的另一个子系统——基础数据系统(业务流程图中的业务处理单位简写为"基础数据")提供。

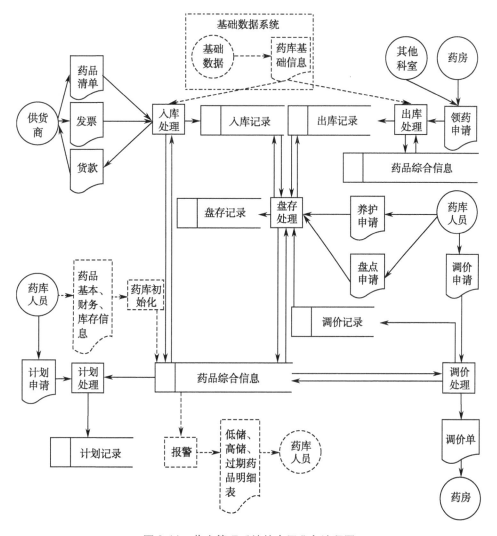

图 8-14 药库管理系统的高层业务流程图

二、药库管理系统数据流程分析

通过对药库管理系统业务流程的分析,可以转换成数据流程图,如图 8-15 所示。

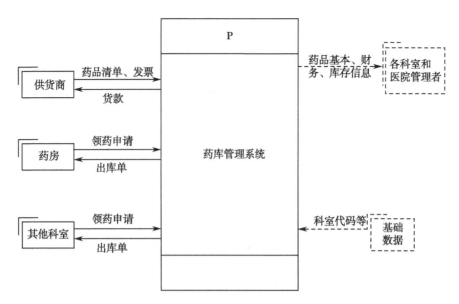

图 8-15　药库管理系统的顶层数据流程图

点滴积累 ∨
....

1. 药库业务流程图、药库数据流程图的绘制及其分析；

2. 药库业务流程图转换为数据流程图。

（王云光）

目标检测

一、简答题

1. 简述医院临床信息管理系统总体规划的必要性。

2. 医院总体规划核心小组由哪些人员构成？

3. 构建某医院临床信息管理系统体系结构。

4. 请叙述系统分析的任务及工作步骤。

二、实例分析

1. 请根据以下业务过程画出挂号收费系统的业务流程图，并根据业务流程图绘制数据流程图。

若患者是第一次来某医院就诊，需向操作员提供自己的基本信息办理诊疗卡，然后支付现金进行挂号；若患者不是第一次来某医院就诊，则直接提供诊疗卡和现金进行挂号。挂号操作成功后，打印挂号单给患者，同时将信息存入挂号表。

2. 试对住院结算系统进行调研和分析，绘制业务流程图和数据流程图。

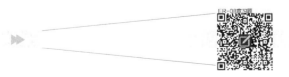

第九章

临床信息管理系统设计与开发

学习目标 ▽

学习目的

通过本章学习,对临床信息管理系统的设计和开发具有初步的了解,为深入学习临床信息管理系统奠定坚实的基础。

知识要求

1. 掌握临床信息管理系统设计的任务、目标和方法、系统结构图设计、临床信息数据库设计、输入输出设计;

2. 熟悉 UML 的基本元素、UML 的用例图、顺序图、类图、UML 建模的方法和面向对象的基本概念;

3. 了解程序流程图、盒图和伪码、面向对象开发方法、临床信息管理系统设计报告包括的内容。

能力要求

能够应用 UML 进行系统建模,并且能够设计和开发医院的临床信息管理系统。

导学情景 ▽

情景描述:

最近,某医家院为了提高服务效率和质量,需要设计和开发医院的临床信息管理系统。该系统应该包括设计的任务、目标和方法,还要包括设计语言和设计报告。系统设计人员根据医院的设计要求,对临床信息管理系统进行设计和开发。

学前导语:

临床信息管理系统设计与开发是在系统分析阶段将新系统"做什么"问题解决了的基础上,考虑采用什么样的技术手段和处理方法去实现这个系统,即解决"怎样做"的问题。

第一节　临床信息管理系统设计概述

在临床信息管理系统分析阶段中,通过对现行系统进行详细调查,了解用户的各项需求,包括系统应当具备什么功能,为了实现这些功能需要什么样的数据以及应该对数据进行什么样的处理,最终建立了新系统的逻辑模型。系统分析解决的是系统应该"做什么"的问题,是一个从具体到抽象的过程,属于系统的逻辑设计。

接下来的任务是考虑如何实现这些功能,即系统分析阶段定义的各项功能,在新系统中是如何用计算机的应用程序模块实现的,这个问题需要在系统设计阶段中得到解决。因此系统设计阶段解决的是"怎样做"的问题,建立的是新系统的物理模型,是一个从抽象到具体的过程,属于系统的物理设计。

如果说系统分析阶段的主要任务是调查研究、摸清实际情况的话,那么,系统设计阶段的主要任务就是在各种技术手段和实施方法中权衡利弊,确定出一个能在计算机系统上实现的新系统设计方案,提出各个细节处理方案,合理地使用各种资源,做好编程前的一切准备,以便系统的最终成功实现。

因此系统设计是继系统分析后的第二个重要阶段,为下一阶段系统测试、试运行等制订蓝图,关系到新系统开发质量的好坏及带来经济效益的多少。

一、临床信息管理系统设计的任务

系统设计的任务是依据新系统的逻辑模型,列举出新系统的各项功能并将它们分解成许多具体的任务,分析实现每一项任务可能采用的技术手段和方法,经过优劣比较、全局考虑后最终确定最合理的实现方案,即得到系统的物理模型。具体来说,就是要通过分析,采用正确的方法确定用计算机程序模块实现新系统的方案,包括确定新系统应该由哪些程序模块组成,它们之间如何联结在一起以形成一个最好的系统机内结构,设计的成果用何种工具能够很好地表达出来,另外还要进行数据库的具体设计、代码设计、人机交互设计、处理过程设计等。针对一个逻辑模型的实现,可以采用不同的物理结构、处理方法和工具,可生成多个物理模型,为了评价物理模型的优劣,在系统设计阶段还必须提供一组标准化的准则来进行评判。

系统设计阶段的工作是由系统设计员完成的,最终成果是系统设计报告。系统设计员必须具有丰富的计算机知识、系统分析和设计方法的知识以及应用软件开发经验。

二、临床信息管理系统设计的目标

如上所述,系统设计的任务是依据系统的逻辑模型,结合实际情况,设计出一个能在计算机系统上实现的物理模型。那么评价一个物理模型优劣的标准是什么?系统设计员在设计时如何选择一种更"好"的技术方法呢?这些其实都关系到系统设计的目标问题。

最重要最基本的目标是:物理模型必须符合逻辑模型的各种要求,能够完成逻辑模型所规定的功能和指标,满足用户的业务需求,例如能够有效地进行数据校验、能够进行必要的运算、能够提供给用户需要的数据输出等。

此外,系统设计中还应考虑以下一些目标:

(一) 系统的运行效率

系统的运行效率可用处理能力、处理速度、响应时间三方面来衡量,这是与时间有关的指标。

1. 处理能力 指单位时间内能够处理的业务量。如一个挂号收费系统每小时可以处理多少个挂号业务。

2. 处理速度 指在批处理状态下,处理单个业务的平均时间。如运行一次职工月工资处理系统所用时间。

3. 响应时间　指在联机处理状态下,从发出数据请求到得到应答信号的平均时间。

应强调指出的是,由于临床信息管理系统是一个人机系统,这里的运行效率指的是整个系统的综合效率,而不是单纯取决于计算机的运行效率。因此,人机界面设计的人性化、简单化,操作员的熟练度,对系统的运行效率至关重要。

（二）系统的工作质量

系统的工作质量是指系统是否能较好地满足管理业务的要求,这是与系统使用效果相关的指标,包括系统处理数据的正确性、及时性,友好的人机界面(即操作的方便性、输出信息的易读易懂性、帮助系统的完备性),辅助决策的可行性等。

（三）系统的可靠性

系统的可靠性是指系统在运行中能抵御各种外界干扰,对产生的故障作出处理并恢复到正常工作状态的能力。

（四）系统的可维护性

系统的可维护性是指对系统进行修改的难易程度,也称为系统的适应性。系统是否易于修改、维护和扩充,是决定其使用寿命长短的一个重要因素,一个可维护性好的系统才会有较长的生命周期。

（五）系统的经济性

系统的经济性是指系统收益与支出之比,应力争以较少的投入为用户获取较大的效益。

上述几个指标之间既相互矛盾,又相互促进。例如对输入数据进行校验及对错误情况进行处理,可以提高系统的可靠性,但这同时也会延长系统处理的时间,降低系统的运行效率。但是从另一方面来看,虽然校验和错误处理耽误了一些时间,但由于系统运行不出错了,可靠性大大提高,使得系统能长时间安全运行而不被中断,从而使得系统总体效率得到提高。因此在系统设计的过程中,要根据实际情况对这五个指标进行综合考虑。

三、临床信息管理系统设计的方法

系统设计是一项复杂的工作,为了使系统达到上述指标,需要系统设计的方法加以指导。临床信息管理系统设计的方法有很多,如:结构化设计(Structured Design,SD)方法、Jackson方法、面向对象的设计方法等。

结构化设计方法是各种设计方法中最成熟、最常用的一种方法,可以和结构化系统分析(SA)、结构化程序设计(SP)方法前后衔接起来使用,三者相辅相成,构成系统开发的结构化技术,成为目前使用最广泛的系统开发技术。

（一）结构化系统设计方法的基本原理

一个系统是由若干个组成部分构成的,而对系统的修改,往往只是对一个局部的变动。由于系统的各个组成部分之间存在着互相调用、互相控制和信息变换等多种关系,所以对系统的某一部分做一个哪怕小小的改动,都可能通过它与其他部分的关系,直接或间接地影响到系统的其他部分。

1974年美国的W. Stevens等提出了"结构化设计"的方法,其基本思想是模块化,即采用"自顶向下、逐步求精"的方法,将一个系统分解成若干个相互独立、功能单一、处于不同层次的、易于理解和修改的单元——模块,模块之间的联系较弱,并且要阐明,以便于在修改系统时进行跟踪和控制。由于每个模块都是相对独立的,可以独立地编程、调试和修改,使得复杂的系统设计工作变得相对简单,模块的相互独立性还能有效地防止某个模块出现错误在系统中扩散的问题。换句话说,结构化系统设计就是"用一组标准的准则和工具帮助系统设计员确定应该由哪些模块,用什么方式联结在一起,才能构成一个最好的系统结构",结构化系统设计方法的广泛应用能够大大提高信息系统的可维护性。

（二）结构化系统设计方法的步骤

实现系统设计阶段的任务可分为两大步骤:

1. **系统的总体设计** 即把总任务分解为许多基本的、具体的任务,合理地组织这些具体任务可以构成总任务,称为总体设计,也称为概要设计,主要就是结构图设计。其基本任务是:

（1）将系统划分为模块;

（2）决定每个模块的功能;

（3）决定模块之间的调用关系;

（4）决定模块之间信息的传递。

总体设计是系统开发过程中很关键的一步,决定了系统的整体特性和质量。系统越大,总体设计的影响就越大。

2. **系统的详细设计** 即为各个具体任务选择适当的技术手段和处理方法,包括数据库的具体设计、编码设计、人机交互设计、处理过程设计等。

（三）结构化系统设计方法的工具

在系统设计阶段描述新系统的物理模型,主要采用的工具是结构图。

结构图可以用来表达系统中已经被分解的模块及其之间的联结关系,能够反映系统的总体结构。结构图是基于系统分析的基础之上生成的,主要是采用两种设计策略将系统的数据流程图转换成结构图,这样就能比较容易地将一个复杂的信息系统加以分解并简化。这两种设计策略属于面向数据流的设计策略,一种是以事务为中心的设计策略(或称事务分析),另一种是以变换为中心的设计策略(或称变换分析)。至于各模块采用什么原则分解,怎样设计模块之间的联结关系才能够使系统有一个良好的结构,这必须遵循一组系统设计原则,包括系统模块之间的耦合性(或称为耦合程度)、每一个模块的内聚性(或称为内聚程度)、模块的分解、模块上下层次之间的扇入扇出原则等。

（四）结构化系统设计方法的特点

结构化系统设计方法具有以下特点:

1. 按照"自顶向下,逐步求精"的方法将系统分解成若干个功能模块,形成树状层次结构。

2. 采用图形表达工具——结构图。

3. 结构图是利用一组设计策略而得到的。

4. 运用一组设计原则对结构图进行优化,要尽量使得模块内部联系大、模块之间联系小。

5. 有一组系统设计的评价标准。

结构化的宗旨是要使设计工作简单化、标准化,结构化系统设计方法强调系统要有一个良好的机内结构。

点滴积累 ╲╱

1. 系统的运行效率可用处理能力、处理速度、响应时间三方面来衡量,这是与时间有关的指标。
2. 实现系统设计阶段的任务可分为系统的总体设计和详细设计。
3. 结构化的宗旨是要使设计工作简单化、标准化。

第二节　临床信息管理系统设计

一、系统结构图的设计

结构图是结构化设计的重要工具,主要采用"自顶向下"的原则将系统分解成若干个彼此独立、又具有一定联系的功能模块,并采用一组设计原则进行优化。结构图不仅可以表示一个系统的层次结构关系,还能够反映模块间的调用关系和数据传递关系等特性,图 9-1 和图 9-2 是结构图的示意图。

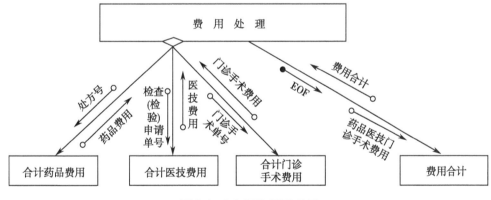

图 9-1　"费用处理"结构图

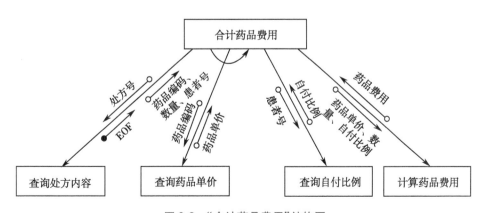

图 9-2　"合计药品费用"结构图

（一）结构图的构成

结构图由模块、调用、数据、控制信息和转接等五种符号组成,如图9-3所示。

1. 模块 模块是结构图中的基本构成元素,指能完成一定功能的程序集合体,因此它是一种物理实体,而不再是抽象的逻辑关系的简单描述。一个模块的规模可大可小,可以是一个程序,也可以是程序中的一个程序段或一个函数、过程等子程序。模块具有以下四种属性:

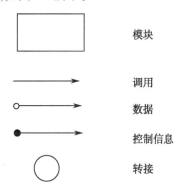

图9-3 结构图的五种符号

（1）输入/输出:一个模块从调用者那里获得输入,经过处理后把产生的输出结果返回给调用者,即模块的输入来源和输出去向是同一个调用者,反映的是模块与外部的信息交换。

（2）逻辑功能:指模块能做什么事,确切地说就是模块的具体功能,即能把输入数据转换为输出数据。

（3）运行程序:指用来实现模块逻辑功能的程序。

（4）内部数据:除输入输出数据外,该模块在运行程序时所引用的、自身的内部数据。

2. 调用 通过模块之间的调用,可以将系统中所有模块有序地组织在一起,形成一个层次关系。上层模块的任务可以分解成多个子任务,每个子任务由一个下层模块去完成。

在结构图中,只能明确模块之间的调用关系,而不能明确调用次序。模块间的调用分为直接调用、判断调用和循环调用三种。

（1）直接调用:是指一个模块无条件地调用另一个模块,这是一种最简单的调用关系。

（2）判断调用:是指要根据调用模块内部的某个条件来决定是否调用或调用哪一个下级模块,也称为条件调用。

（3）循环调用:指一个模块需要循环地调用某一个或若干个模块,也称为重复调用。一般用一个环状箭头来表示该调用是循环调用,其含义是上层模块对下层模块的多次反复的调用,而不是只调用一次。

3. 数据 在结构图中,有时一个模块需要传送一些数据供其他模块使用。一般用一个与调用箭头平行的尾部带空心圆的小箭头,来表示从一个模块传送给另一个模块的数据,旁边要标明数据名,小箭头则指明了数据传输的方向。

模块间传送的数据可以是一个或几个数据元素,也可以是数据结构。例如,在结构图9-1中,"费用处理"模块传送给"合计药品费用"模块的数据是"处方号"(这是一个数据元素),"合计药品费用"模块在接收到"处方号"后就运行程序计算出该处方中所有药品费用的总和(包括公费报销部分和自负部分,这是一个数据结构),并把运行的结果传送回"费用处理"模块。

4. 控制信息 为了指导、控制下级模块的运行,模块间有时还必须传送某些控制信息,主要是用来标志系统的运行状态或特征,通常取逻辑值(True 或 False)或数量有限的离散值(0、1、2 等)。例如,决定下级模块执行哪个分支,上级模块要给出控制信息;数据输入完成后要给出结束标志;文件读到末尾要给出文件结束标志等。控制信息的传递保证了当先序模块未完成时不能运行后继模块,从而避免了由于时序紊乱而容易造成的重大失误。

一般用一个与调用箭头平行的尾部带实心圆的小箭头,来表示从一个模块传送给另一个模块的控制信息,旁边要标明控制信息的名称,小箭头则指明了控制信息传输的方向。例如,在图9-1中,"费用处理"模块需要将"药品费用""医技费用"和"门诊手术费用"传送给"费用合计"模块以计算某患者全部费用的总和。有些患者可能只涉及三种费用中的一种或两种,所以在将患者发生的最后一种费用传送到"费用合计"模块的同时,可以传送一条控制信息 EOF,表示该患者的所有费用都已传送结束。

5. 转接 转接的表示方法是当结构图在一张纸上画不下,需要转接到另外一张纸上,或者在同一张纸上由于地方所限需要转换到另一地方,或者为了避免结构图上线条交叉,这些情况下都可使用转接符号,一般用带圆圈的小写字母表示转接,如图9-4所示。

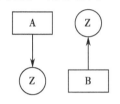

图9-4 转接的表示方法

(二)结构图的设计方法

数据流程图和结构图都是对系统的描述,都能够描述系统将输入数据转换为输出数据的过程,但前者着重描述逻辑功能,后者着重物理实现。结构图是可以由数据流程图变换得到的,绘制结构图的过程,实际上就是分析系统的逻辑功能并进行分解设计的过程。那么怎样由数据流程图导出结构图呢?首先要确定数据流程图的结构类型,一般有事务型和变换型两种典型类型;然后可分别通过事务分析和变换分析的方法导出结构图。

1. 事务分析 在系统分析中,数据流程图描述的是数据的处理过程。在数据处理的过程中要处理各种事务,不同的事务有不同的处理方法。顶层数据流程图中的处理功能基本上都是处理某类特定的事务,而且都是相对独立的,将其转换为结构图,如图9-5所示。

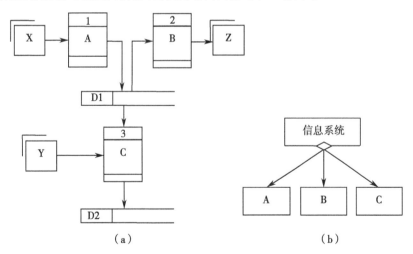

（a） （b）

图9-5 由事务分析产生的结构图

这里是把整个信息系统看成一个最高层模块,可以命名为信息系统的名字,如图9-5(b)所示;把数据流程图9-5(a)中的三个处理功能转变为信息系统的三个事务。最高层模块要根据用户的需求(即输入的数据流)来判断究竟调用三个模块中的哪一个,所以,最高层模块其实就是事务中心,而这三个模块可看做三个子系统。图9-5(b)若用程序来实现的话,最高层模块就对应一个主菜单,主菜单下共有三个子菜单,分别调用 A、B 和 C。

若一个信息系统比较复杂,对于每一层数据流程图都采用事务分析的方法对其进行分解,这样就得到了分层结构。例如门诊医生工作站系统,采用事务分析方法将顶层数据流程图转换成结构图,如图9-6和图9-7所示。

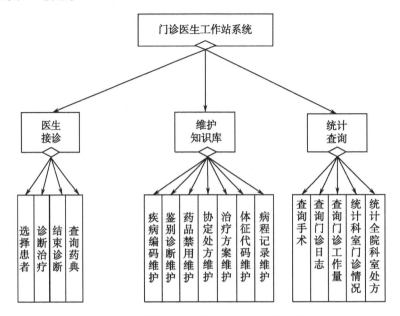

图9-6 门诊医生工作站系统高层结构图

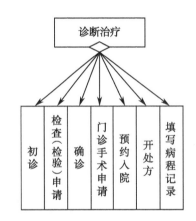

图9-7 门诊医生工作站系统第二层结构图

2. 变换分析 变换分析提供了一种将低层数据流程图转换成结构图的方法。

变换型结构的数据流程图是一种线状结构,即它的各个处理功能位于同一个线形链上。变换分析方法要对该数据流程图的处理功能进行分类,明显可分为输入功能、主处理功能和输出功能三类,其主要功能是完成对输入数据的变换,主处理是系统的变换中心。

第一类是输入功能。输入功能从外界接收数据,并进行一些形式上的加工,如编辑、验证、排列等,然后传送给主处理。第二类是主处理功能。主处理功能对数据流进行实质性的变换,即进行真正的处理。第三类是输出功能。输出功能是对主处理变换后的结果,按照用户的要求进行一些形式上的加工,如排列显示格式等,然后再输出。

图9-8中,数据流程图中的三类处理功能被设计成三个模块,分别执行输入、变换、输出功能,分别放在结构图顶层模块下面的左、中、右侧。其中,把进入主处理功能的数据流称为系统的"逻辑输

入"（A′），离开主处理功能的数据流称为系统的"逻辑输出"（B′）；而由系统外数据源传入系统的数据流称为系统的"物理输入"（A），传出系统的数据流称为系统的"物理输出"（B）。

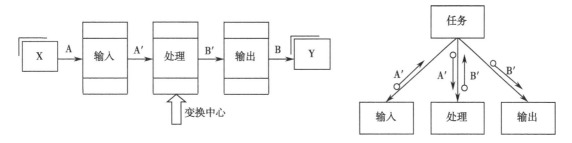

图 9-8　利用变换分析转换为结构图

（三）结构图的设计原则

结构图不仅把系统分解成相对独立的模块，而且还反映出了各模块之间的联系，成为日后编程的基础。而模块划分是否合理，将直接影响到系统设计的质量，影响系统开发的时间、开发成本以及性能指标（例如可维护性）等各个方面。

为了使系统具有良好的层次结构，在划分模块时要遵循这样的总原则：模块之间彼此相对独立，模块间的联系越少越好。因为模块之间联系越多，维护系统就越困难。由数据流程图导出的结构图只是一张初始的草图，还必须依据以下几个原则将其优化：

1. **内聚性原则**　模块的内聚性，也称紧凑性，是指模块内部各组成部分为了执行处理功能而组合在一起的相关程度，是衡量一个模块内部整体统一性的指标。显然，内聚性越高，模块内部相关性就越高，模块独立性就越好。换句话说，提高系统的内聚性就是要讨论把什么样的内容放入同一个模块，才能使该模块尽量保持单一功能的问题。

2. **耦合性原则**　模块的耦合性，是表示一个模块与其他模块之间联系的紧密程度。耦合性越高，模块之间联系就越多，相互影响就越大，波动效应就越明显，修改就越困难，模块独立性就越差。所以在系统设计时，要做到保持模块之间必要的联系，消除各种不必要的联系，即要求模块间的联结程度应尽量弱，尽可能降低耦合性。

3. **结构图设计的其他原则**　进行系统结构图设计时，除了要遵循高内聚、低耦合这两个最重要的原则外，还需要考虑其他一些设计原则，这些原则与模块的分解、扇入与扇出有关。

（1）模块的分解：模块的分解是指将一个模块分解成若干个较小的新模块（图 9-9）。模块的分解一方面使得系统结构更清晰，更容易被人理解，另一方面使得在程序设计阶段，程序员能够分模块独立地进行编程。因此，考虑一个模块究竟分解到什么程度，是件很有意义的工作。

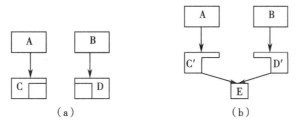

图 9-9　模块分解示意图

（2）模块的扇入和扇出原则：模块的扇出系数是指一个模块所拥有的直属下级模块的个数。而模块的扇入系数，是指一个模块的直属上级模块的个数。

若模块很大，那么它的功能及内部组成必定比较复杂，内聚性较低，而和其他模块之间的耦合性较高，因此，应将这个模块分解成若干个较小的模块，使每个小模块只完成原来大模块的一部分功能，功能尽可能单一；而原来的大模块本身的内容则大为减少，主要作为小模块的上级调度模块。当然，模块也不该划分得过小，划分过小的模块虽然内聚性很强，但此时模块的层次和联系必然会很复杂。

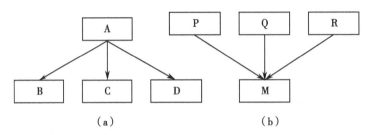

图9-10　模块的扇入与扇出

如图9-10所示，图（a）中，模块 A 的扇出系数是3，模块 B、C、D 的扇入系数都是1。图（b）中，模块 P、Q、R 的扇出系数都是1，模块 M 的扇入系数是3。

可见，扇出系数反映了一个模块对下级模块的控制范围，扇出系数越大，说明该模块需要调用的直属下级模块就越多，内聚性可能就越低；而扇出系数过小的话，则会影响系统的效率。经验表明，一个模块的扇出系数控制在 7 以内是比较合理的，扇出系数过大过小都不合适。

扇入系数反映的是一个模块能被多少个模块调用，即模块的公用性。扇入系数越大，说明模块分解得好，调用的次数多，公用性强，冗余度低，维护时能够减少对同一功能的修改量，提高模块的扇入系数是有利的。

综上所述，结构图设计是临床信息管理系统总体设计的重要内容。为了使所设计的系统具有合理的结构和良好的可维护性，模块设计应遵循"高内聚，低耦合，精分解，高扇入，低扇出"的原则。

二、临床信息数据库设计

数据库设计主要可分四大步，即数据需求分析、概念模型设计、逻辑结构设计、物理设计。

在系统总体规划和系统分析阶段已经对数据进行了规划和分析，划分出主题数据库，并对数据库进行规划处理形成了规范式结构。这些工作实际上是完成了数据库需求分析、概念模型设计和部分逻辑结构设计的任务。系统设计阶段的数据库设计工作就是要完善数据库的逻辑结构设计，最后进行数据库的物理设计。

（一）数据需求分析

数据需求分析的任务是分析用户的需求，分清系统的边界，进行业务流程和数据流程的分析，绘制出数据流程图，并完成相应的数据字典。

（二）概念模型设计

概念模型设计的任务是建立概念模型，即从数据流程图出发，绘制出系统的实体联系图（即 E-R

图），消除冲突和冗余。概念模型是独立于具体的数据库管理系统（DBMS）的数据模型，能够客观、抽象地反映现实世界。

（三）逻辑结构设计

逻辑结构设计的任务是将 E-R 图转换为某一 DBMS 所支持的数据模型，建立整个系统的数据库全局逻辑结构，并且以规范化理论为指导进行优化，确定各个主题数据库、数据表和属性，另外还要确定数据表之间的关联、设计用户子模式、定义用户对数据的存取权限等。

在系统分析阶段已经得到主题数据库模型，建立了整个系统的数据库全局逻辑结构。下一步就是要将这个数据模型向某个特定的 DBMS 所支持的模型进行转化。除了要在现有的 DBMS 上建立数据库、基本表，定义各个属性（包括属性名、数据类型、长度、精度等）以外，还要完成下面一系列工作：

1. 确定基本表之间的连接关系 经过数据的规范化处理后，几乎每个基本表都是规范的，只能反映一个实体或者一个联系。这些单独的表并不能完整地反映事物，通常需要建立主码和外码作为各个基本表之间连接的纽带，这样才能全面、客观地反映问题。例如，在门诊医生工作站系统的诊断信息主题数据库中，就诊历史记录、诊断结果等多个基本表是用来共同反映患者的一次就诊情况记录的，这些表之间就是通过"就诊号"这个字段进行关联的。

2. 设计用户子模式 在将概念模型转换为全局逻辑模型后，即生成了数据库系统的模式后，还应该根据系统的局部应用需求，设计用户的外模式。

模式，又称逻辑模式、概念模式或概念视图，是数据库中全体数据的逻辑结构和特征的描述。模式处于三级结构的中间层，它是现实世界某应用环境的所有信息内容的抽象表示，是所有用户的公共数据视图。

外模式也称子模式，或用户模式，位于三级结构的最外层，是用来定义局部逻辑数据结构的，即数据库个别用户能够看到和使用的那部分数据，是模式的一个子集，一般与某一具体应用有关，它能为应用程序的设计提供依据。

内模式也称存储模式，是数据物理结构和存储方式的描述，是整个数据库实际存储的表示，位于三级结构中的最内层。

可以通过关系数据库的视图概念，设计出更符合局部用户需要的外模式，设计外模式时应充分考虑用户的习惯与方便。

（1）为了更加符合用户的习惯，在视图中可使用别名代替属性名：模式的设计是基于整个系统出发的，其中基本表中的属性名不一定会符合某一局部应用中用户的习惯。例如，模式中定义的职工号，在医生工作站中习惯称作医生号，在护士工作站习惯称作护士号……利用视图机制可以在设计外模式时为这一属性重新命名，使之符合用户习惯，给他们带来方便。

（2）为确保系统安全，可对不同类型的用户定义不同的视图：假设有关系模式——处方（处方号，发票号，处方类型，患者号，就诊号，开方日期，科室代码，医生号，发药工号，发药日期，配药工号……）。

可以为门诊医生建立视图：

处方1(处方号,处方类型,患者号,就诊号,开方日期,科室代码,医生号)

可以为门诊药房药师建立视图:

处方2(处方号,处方类型,患者号,发药工号,发药日期,配药工号)

可见,通过视图机制可以将需要保密的数据对无权存取的用户隐藏起来,让每个用户只看到该看到的那一部分数据,防止数据的非法访问,是存取控制的一种方法。

(3)将复杂的查询定义为视图,简化用户对系统的使用:在实际应用中经常要使用一些很复杂的查询,包括多重条件查询、分组统计、多表连接、子查询等,此时可将这些已完成的复杂查询定义为视图。用户使用时,不必每次都重写复杂的查询语句,而只需对已定义好的视图进行查询即可,查询视图的语句非常简单,使用起来方便又快捷。

3. 定义用户权限 为了保证数据库系统的安全,需要通过授权赋予用户访问数据库中各种对象的权限。任何一个用户都不能随意存取数据库中的任何记录,必须要由数据库管理员根据该用户的职责,赋予他对应的权限。例如,数据库中存放的来自医技系统的检查(检验)报告单的内容,门诊医生和住院医生只具有查询的权限,而不能进行录入、修改。录入、修改工作只能由医技科室的相关人员去完成。而对于药库等其他非相关系统的用户来说,他们可能对报告单的任何访问权限都没有。

4. 定义数据的完整性 完整性是指数据的正确性和相容性,分为实体完整性、参照完整性和用户定义的完整性三种。

为了防止数据库中存入不符合要求的数据,防止错误信息的输入与输出,需要定义数据库的完整性约束条件,它们会作为模式的一部分存入数据库。例如,对于上例的处方表来说,处方号是主码,就一定不能取空值。

(四) 物理设计

数据库物理设计的任务是确定数据库在物理设备上的存储结构和存取方法,实现物理建库。

为一个给定的数据库逻辑结构选取一个最适合应用环境的物理结构的过程,称为数据库的物理设计。数据库的物理设计依赖于具体的数据库管理系统,因此必须深入了解数据库管理系统的功能和内部特性,才能进行物理设计。

1. 确定数据库的物理结构 数据库物理设计的内容包括数据库的存储结构和存取方法。

存储结构设计将直接影响物理介质空间的利用率,主要是要确定数据的存放位置和存储结构,包括确定关系、聚簇、索引、备份、日志等的存储安排和存储结构,以及确定系统配置等。

存取方法是为存储在物理设备上的数据提供存储和检索能力的方法。数据库系统是多用户共享的系统,存取方法的选取将直接影响数据的存取速度和吞吐量,因此多种存取方法的采用,有利于提供存取数据库的多个入口、多条存取路径。常用的存取方法有三类:索引方法(例如 B+树索引),聚簇(cluster)方法和散列(hash)方法。

2. 评价数据库的物理结构 由于在物理设计过程中需考虑的因素很多,包括系统具体的应用需求、存取空间的利用率、存取速度和维护代价等等,进行权衡后,可能会产生多种物理设计方案。评价物理结构应该依赖于所选用的 DBMS,以时间和空间效率为评价重点,选出一个较优的物理结构。

三、输入输出设计

信息系统主要的作用是将输入转变为输出,即把原始的输入数据加工处理成有用的信息,再通过一定的格式进行输出,提供给用户使用。对于大多数用户来说,他们关心的只是系统最终输出的结果,而并不关心系统设计的过程和细节。输出结果在多大程度上能帮助用户完成自己的业务工作,成为他们判断系统性能好坏的一个重要标准。因此,必须十分重视输出设计。

(一) 输出设计

输出设计主要包括以下三方面的内容:

1. 确定输出内容　确定输出内容有两方面的含义。一方面是要确定用户对输出信息的使用有哪些要求,包括使用目的、使用周期、有效期、报告量、输出份数、安全性要求等。另一方面是要根据用户要求,确定输出信息的内容,包括信息的表现形式(如文字、表格或图形等)、输出项目、数据类型(如字符型、数字型等)、长度、精度、取值范围、数据来源及生成算法等。

2. 选择输出设备和输出介质　最常用的输出设备是显示器和打印机,另外还有磁带机、磁盘机、卡片或纸带输出机、绘图仪、缩微胶卷输出器、多媒体设备等。输出介质有纸张、磁带、磁盘、卡片或纸带、图纸、缩微胶卷、光盘、多媒体介质等。输出设备和输出介质的选择主要取决于信息的用途,另外还需考虑现有设备和资金条件。

3. 确定输出格式　输出格式的设计,必须充分考虑到用户的使用要求,适应用户的习惯,例如,门诊医生工作站中处方的显示和打印格式,可以设计成与手写处方一模一样的格式;还应尽可能采用标准化的格式,以便符合国家或企业上级主管部门的统一规定。常用的输出格式有报表、图表等。

(二) 输入设计

系统需要输入什么样的数据是由输出要求决定的,而系统能否输出正确数据则依赖于正确的输入和数据处理。因为如果输入数据是错误的,即使数据处理的过程完全正确,输出数据也必定还是错误的。因此,输入设计主要有两方面的要求,一是要保证输入的正确性;二是要考虑输入操作的方便性。

1. 输入设计的原则　输入设计就是要保证一切不准确、不完整、不合理、不符合要求的数据不能进入到系统,一般应遵循以下原则:

(1)准确性原则:输入设计首先要保证原始数据的准确性,这是保证输入数据正确性的一个重要前提。

(2)最小量原则:临床信息管理系统的输入速度会严重影响到系统的效率,人工输入速度慢已成为影响系统效率的"瓶颈",这在门诊医生工作站系统中表现得尤其明显。如果医生站的输入没有经过良好的设计,那么医生在下诊断、开处方、写病程时可能需要输入很多汉字,药名、病名本身就比较复杂,更有一些医学术语,这对于医生这种非计算机专业的人员来说,想做到正确输入是很困难的。

(3)方便性原则:临床信息管理系统的输入过程应该尽可能简单,操作方便。除了要考虑减小输入量外,还应考虑输入方法、格式和界面的设计。

（4）一致性原则：在进行输入设计时，应进行统筹考虑，尽量做到同样的数据只输入一次，多部门均可使用。这样不仅减少了工作量，而且避免了多次输入带来的数据不一致的情况。

（5）少转换原则：输入的数据应尽量采用处理所需形式进行记录，以避免数据由一种介质转换到另一种介质时可能产生的错误。

2. 输入设计的内容　输入设计要考虑以下几个方面内容：

（1）确定输入的内容：输入数据的内容取决于需要输出哪些信息。输入数据的内容设计，包括确定输入数据项名称、数据类型、长度、精度、取值范围等。

（2）确定输入方式与设备：应该根据数据量的多少、数据特性及处理要求来选择合适的输入方式和设备。常见的几种形式有：键盘输入，磁盘、磁带输入，数模/模数转换（D/A、A/D），网络传送数据等方法。

（3）确定输入数据的记录格式：输入数据的记录格式是用户和计算机之间的衔接形式，如果记录格式设计的好，可以减少差错，提高输入的准确性、速度和效率。输入数据的记录格式必须要简单、清楚，便于现场填写和计算机输入。

四、人机交互设计

人机交互是指系统运行过程中，用户与计算机之间进行信息交流。目前，键盘—屏幕方式是主要的人机交互方式。用户通过键盘向计算机输入所需的数据，或控制计算机的处理过程；计算机则通过屏幕询问用户处理方式、内容等，并将处理后的结果反馈给用户。因此，人机交互设计又称为人机对话设计。

选择某一医疗器械销售网站，分析该网站的输入输出设计和人机交互设计的质量，有哪些地方设计得好，有哪些地方设计得不好，不好的话如何加以改进。

人机交互方式有许多种，目前常用的有以下几种：

1. 问答式　程序运行到一定阶段，通过屏幕向用户提问，系统根据用户的回答决定下一步如何执行。问答式主要有两种典型应用：一种是用户回答简单的"Y"（Yes）或"N"（No），常用于控制程序的执行和防止出错的情况，例如，用户要求删除某一记录时，程序一般会给出提问以确认用户是否真的要执行此操作，如图9-11所示。另一种应用中，用户回答的内容是程序运行时需要的一些参数值，如文件名、物品编码等，一般用于查询或输入，如图9-12所示。

（显示要删除的记录）
删除该条记录吗（Y/N）？Y
还有记录要删除吗（Y/N）？N

请输入患者号：_____
（显示该患者的处方信息包括药品
　情况和应收费用总数）
实收：_____元
（显示患者的找零情况）

图9-11　问答式屏幕设计　　　　图9-12　一般问答式屏幕设计

2. 菜单式　通过屏幕显示出一系列处理选项，并允许用户根据需要选择其中一个选项，可通过键入选项号、按下功能键或使用其他输入设备（如鼠标或触摸屏）来选择选项。这种交互方式就如同通过菜单进行点菜，用户在层层菜单的引导下，选择需要的处理，非常简单、实用。图 9-13 是菜单式的一个典型应用。

1
诊断
2
检查（检验）
申请
3
开处方
4
预约入院
5
门诊手术
申请
6
填写病程
记录
0
退出
请输入您的选择（0–6）_____

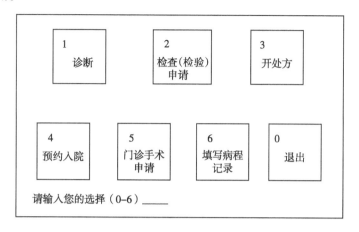

图 9-13　菜单式屏幕设计

上例中菜单采用的是输入选项号的方式，如今，菜单的设计越来越美观、方便，有下拉式菜单、弹出式菜单、级联式菜单、平铺式菜单等。

3. 填表式　这种方式是在屏幕上以表格方式显示出需要输入的项目，由用户逐项输入数据，如图 9-14 所示。程序运行后输出结果时，也可以采取填表式。

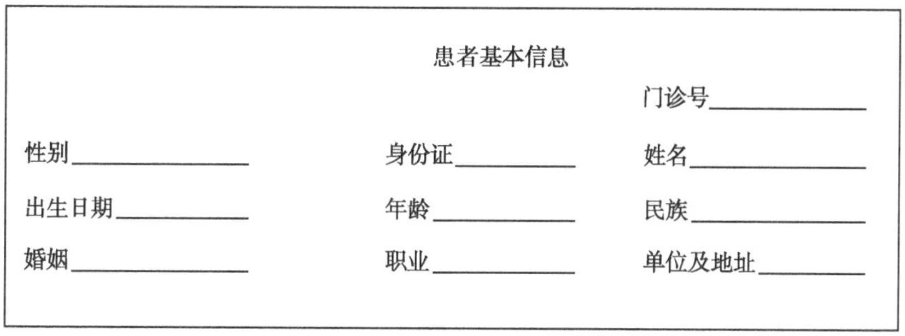

患者基本信息
门诊号
性别
身份证
姓名
出生日期
年龄
民族
婚姻
职业
单位及地址

图 9-14　填表式屏幕设计

五、处理过程设计

在前面的设计中，已经采用“自顶向下”的方法将系统分解为若干个功能模块，并决定了各个模块的外部特征（即输入/输出、逻辑功能），对于数据库、编码、系统界面等也进行了设计；但是，对各个模块的内部特征（即运行程序、内部数据），还没拿出详细的处理过程的方案，即没有交代模块功能究竟是如何一步步完成的。计算机处理过程设计的目的就是用一种合适的表达方式来描述每个模块的内部执行过程，为编写程序制定一个周密的计划。

在进行处理过程设计时，要考虑两方面的问题：一个是要决定实现每个模块的算法；另一个是如何精确地表达这些算法。目前，常用的算法表达工具有程序流程图、盒图、伪码等。

（一）程序流程图

程序流程图（program flowchart），又称程序框图，是最古老的处理过程的描述工具，是从设计过渡到程序编码的重要工具。

　　程序流程图用方框表示一个个小的处理动作,框内标注简洁、确切的文字或符号作为具体处理动作的名字;用箭头的流向来表示处理动作的先后顺序;用菱形框表示逻辑判断条件,如图 9-15 所示。

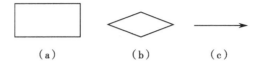

图 9-15　程序流程图的表达规范
(a)处理;(b)逻辑条件;(c)控制流

　　用程序流程图可以表示顺序、分支、循环三种基本结构,如图 9-16 所示。任何复杂的处理逻辑都可由这三种基本结构组成。

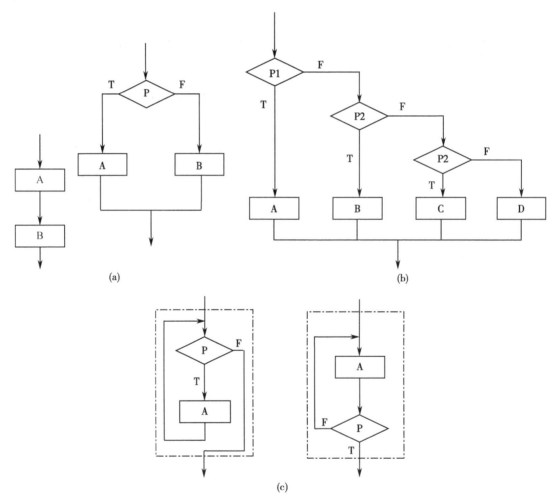

图 9-16　程序流程图基本结构
(a)顺序结构;(b)分支结构;(c)循环结构

　　由于程序流程图容易阅读与理解,便于转化成程序,在过去使用较多。但由于程序流程图允许使用箭头来随意转移程序流向,太过灵活以致难以控制,不能保证程序的结构化,因此应尽量采用顺序、分支和循环三种基本结构反复嵌套绘制程序流程图,称为结构化流程图(structured flowchart)。

（二）盒图

盒图（NS 图）是一种用于描述结构化程序的流程图。NS 图的基本特征是采用盒子来描述顺序、分支、循环三种基本结构，如图 9-17 所示。其中处理动作的每一步都用一个盒来表示，一个盒或多个盒嵌套构成一个个模块。

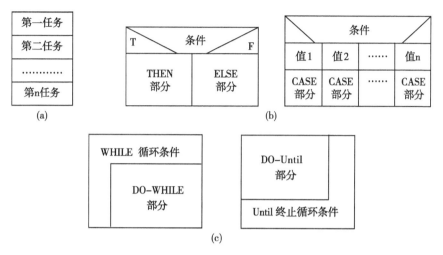

图 9-17　盒图基本结构
（a）顺序结构；（b）分支结构；（c）循环结构

NS 图的优点在于它取消了用箭头表示的控制流，只能采用三种基本结构来描述，不能采用类似GOTO 语句的非标准结构。盒子只能从上头进入，从下头走出，除此之外别无其他出入口，从而限制了程序流向的随意转移，并容易确定局部数据和全局数据的作用范围，保证了良好的程序结构。

点滴积累

1. 结构图由模块、调用、数据、控制信息和转接等五种符号组成。

2. 模块的四种属性是输入/输出、逻辑功能、运行程序和内部数据。

3. 内聚性越高，模块内部相关性就越高，模块独立性就越好。耦合性越高，模块之间联系就越多，相互影响就越大，波动效应就越明显，修改就越困难，模块独立性就越差。

4. 程序流程图可以表示顺序、分支、循环三种基本结构。

第三节　基于 UML 的临床信息管理系统开发方法

一、统一建模语言 UML 概述

（一）面向对象技术的基本概念

随着软件规模的不断扩大，其复杂性远远超出人脑能直接控制的程度，复杂性是大型系统软件的固有特征，开发过程必然受到系统复杂性的影响。人们无法消除软件的复杂性，只能采取措施尽量加以控制。常用的方法有分解、抽象、模块化、信息隐蔽等。面向对象（object-oriented，OO）技术是上述方法的充分体现,可以有效地提高生产效率,缩短开发周期,提高质量,是控制软件复杂性的有效途径。OO 技术开发的系统比较稳定,易于理解,对现实世界的映射更直观,对应关系更好,系统的适应性更强,可靠性高。

面向对象的基本概念:

1. **对象**　对象(object)是系统中用于描述客观事物的一个实体,它是构成系统的基本单位。一个对象由一组属性和操作属性的方法组成。对象只是描述客观事物的特征,对象间通过消息通信,对象是动态的。

2. **类**　类(class)是具有相同属性和方法的一组对象的集合,它为属于该类的全部对象提供了统一的抽象描述。类是静态的,如患者类,是对患者的抽象。

3. **实例**　实例(instance)与对象很相似,但概念更广泛。如对类来说,类的实例就是对象。

4. **封装**　封装(encapsulation)是把对象的属性和方法结合成一个独立的单位,并尽可能地隐蔽对象的内部细节,封装使对象形成两部分:接口和实现。封装为对象提供保护,防止用户存取对象的内部细节,用户可见的是接口。

5. **继承**　继承(inheritance)是指子类从父类获得属性和方法。继承增加了软件重用的机会,可以降低软件开发的费用,也是 OO 技术的明显特征。

6. **多态**　多态(polymorphism)就是有多种形态的意思,在 OO 技术中,多态就是一个实体在不同的上下文中具有不同的意义或用法的能力。多态是保证系统具有较好适应性的重要手段,也是 OO 技术的重要特征。

7. **消息**　消息(message)是对象间通信的方式,是对象发出的服务请求。

（二）统一建模语言 UML

统一建模语言(unified modeling language,UML),是一种通用的可视建模语言,用于说明、可视化、构造并文档化软件系统的体系结构。UML 是一种定义良好的、易于表达的、功能较强的建模语言。其应用包括建立软件系统的模型,描述非软件领域内的系统模型以及处理复杂数据的信息、实时工业控制等。目前 UML 已成为建模语言的工业标准。作为一种建模语言,UML 具有以下特点:①统一了各种方法对不同类型系统、不同开发阶段及不同内部概念的不同观点,有效消除各种建模语言的差异;②建模能力比其他建模方法强。

UML 的基本元素包括:

1. **UML 的构造模块**　UML 包括一些可以相互组合的图形元素,这些图形元素的作用是用多个视图展示一个系统,这组视图称为一个模型。模型只是给出了系统的功能,但并不定义系统是如何被实施的。

UML 从组成结构上由以下三大部分组成,第一部分是指包含 UML 建模的基本元素、关系和图构造块部分;第二部分是实现特定目标的公共 UML 方法的公共机制,公共机制包含规格说明、修饰、通用划分和扩展机制;第三部分是构架,它反映系统的组织结构,包括组成、关联、交互等等,反映在系统中最高级别的概念。

第一部分:基本元素是整个模型的基础,可细分为结构性、行为性、分组性、注释性建模元素;关系是说明多个模型元素在语意上的相关性,并可形成更高层次的语意定义,主要用在结构性和分组性的元素之间,可细分为依赖、关联、聚合、组合、包含、泛化、实现;图是指模型视图,从系统的不同侧面描述软件系统,可细分为用例图、对象图、顺序图、协作图、类图、状态图、活动图、组件图、部署图等,表9-1列出了 UML 的图和视图类型。

表 9-1　UML 的图和视图的类型

图	视图
用例图(use case diagram)	用例视图(use case view)
对象图(object diagram)	用例和设计视图(use case and design)
顺序图(sequence diagram)	用例和设计视图(use case and design)
协作图(collaboration diagram)	用例和设计视图(use case and design)
类图(class diagram)	设计视图(design view)
状态图(statechart diagram)	设计和进程视图(design and process view)
活动图(activity diagram)	设计和进程视图(design and process view)
组件图(component diagram)	实现视图(implementation view)
部署图(deployment diagram)	部署视图(deployment view)

第二部分:实现特定目标的公共 UML 方法的公共机制,公共机制包含规格说明、修饰、通用划分和扩展机制。其中规格说明是模型语意的文本描述,是模型的语意背板,视图是背板的可视化投影,用语意背板可以保证模型的完整性和一致性;通用划分包括类与对象的划分,接口与接口实现的划分;修饰是指 UML 的建模元素在不同的展示场合可以选择不同的表示方式,如类有长格式和短格式,没有必要每次都把图的所有部分都表示出来,使图更容易阅读;扩展机制包括约束、构造型、标记值机制。

第三部分:构架,它反映系统的组织结构、包括组成、关联、交互等等,反映在系统中最高级别的概念。UML 的基本视图包括逻辑视图、进程视图、实现视图、部署视图、用例视图,又被称为 4+1 视图。

2. UML 规则　UML 的规则主要有命名(name)、作用域(scope)、可见性(visibility)、整体性(integrity)、执行性(execution)等。

3. 公共机制　UML 规定了语言的四种公共机制:规格说明、修饰、通用划分、扩展机制。

(1)规格说明:UML 不只是一个图形语言,还规定了对于每一个 UML 图形的文字说明(specification)的语法和语义。通常使用 UML 的图形表示法可视化一个系统,使用 UML 的说明叙述系统的细节。

(2)修饰:大多数的 UML 元素有唯一的直接的图形表示法,表达该元素的最重要的特征。此外,可以对该元素加上各种修饰(adornment),说明其他方面的细节特征,如可视性标记。

(3)通用划分:对 UML 的事物规定了两种类型的划分(common division)。一种是如类与对象的划分,类是对象的抽象,对象是类的实例。另一种是如接口与接口的实现的划分,接口声明了一个约定(协议),实现负责执行接口的全部语义。

(4)扩展机制:允许 UML 的使用人员根据需要自定义一些构造型等语言成分扩展(extensibility)

UML 和把 UML 用户化,更便于完成自己的软件系统的开发工作。UML 规定可以自定义 3 种语言成分:构造型(stereotype)、标记值(tagged value)和约束。这里不再详细叙述。

4. **UML 框架** UML 是由图和元模型组成的,图是 UML 的语法,而元模型则给出图的含义,是 UML 的语义。UML 语义是定义在一个四层建模框架中的,这四层是:

(1)元-元模型层:组成 UML 最基本的元素事物,代表要定义的所有事物;

(2)元模型层:组成 UML 的基本元素,包括面向对象和面向组件的概念,这一层的每个概念都是元-元模型中"事物"概念的实例;

(3)模型层:组成了 UML 的模型,这一层中的每个概念都是元模型中概念的一个实例,这一层的模型通常称为类模型或类型模型;

(4)用户模型层:本层中的所有元素都是 UML 模型的例子,该层中的每个概念都是模型层的一个实例,本层的模型通常称为对象模型。

二、基于 UML 的临床信息管理系统实现步骤

现假设某医院要上一套 HIS,采用 B/S 模式,包括门诊、病房、财务、院办、各医技科室等均可通过单位局域网络访问患者相关资料,各部门根据各自的职责与业务分为不同的用户,具有不同的操作权限。下面用 UML 方法进行系统的分析与设计。

1. **确定系统功能范围和系统边界** 本阶段主要任务是深入客户群进行反复的调查了解,初步确定系统的业务需求、用户需求、功能需求、其他非功能需求及其相关的约束条件,并以原型法创建模型不断地和用户沟通修改需求,描绘系统用例图及用例说明,并最终提交用户需求说明书系统。

2. **定义活动者** 本阶段的主要任务是继续深入现场,进行系统的初步调查、可行性研究、现行系统的详细调查并提出新系统逻辑模型,明确逻辑系统地数据流流程并获取系统的分析类图及活动图,最终提交系统分析说明书。系统分析说明书应包括现行系统描述、拟建立系统的目标、数据描述、处理过程定义、系统成本、系统设计实施的研究计划等内容。最后将系统分析说明书给用户和专家审议,通过后实施第三阶段。

3. **系统设计阶段** 本阶段主要目标和任务是将系统分析阶段所提出的充分反映了用户信息需求的系统分析类图细化为设计类图并最终形成可以实施的基于计算机与网络技术的物理(技术)方案信息系统,根据系统分析阶段对系统的逻辑功能的要求,并考虑到经济、技术和运行环境等方面的条件,确定系统的总体结构和系统各组成部分的技术方案,合理选择计算机和通信的软、硬件设备,提出系统的实施计划。

4. **系统实施阶段** 将按照详细设计阶段产生的程序设计说明书,用选定的程序设计语言书写源程序,是信息系统最终产品的最重要部分之一,工作重点在系统编程工作;另外辅以完成各类文档资料和手册的编写、系统安装和新旧系统转换等工作。

5. **系统维护和评价阶段** 在系统构建后,对系统的功能和结构进行确认,使用多种测试方法和手段来完善系统并做出评价。

三、基于 UML 的临床信息管理系统需求分析

以上述的 HIS 为例,用 UML 进行需求分析,由于该系统非常庞大,所以此处仅以门诊子系统部分中的预约挂号系统为例进行分析。

1. **系统描述** 预约挂号系统的作用是提供患者进行随时查询预约的功能,同时医生可通过系统查询自己的被预约情况并对患者进行处理,系统管理员可对医生进行管理并负责系统的运行维护。使用该系统能最大限度地方便患者预约,提高门诊工作效率。

2. **功能分析** 对预约挂号系统要求提供以下服务:

(1)患者功能:负责患者的预约工作。患者功能方面应提供的服务功能如下:①患者注册:患者可随时登录系统进行预约注册,并且允许改变或注销注册信息;②信息查询:可以查询本人的预约信息、最大可预约数量信息、当前可预约数量信息和医生信息;③预约管理:患者可查看自己的预约或选择某医生进行预约或取消预约。

(2)医生功能:负责患者预约和病历管理。医生功能方面应提供的服务功能如下:①预约管理:医生可查询自己被预约的情况,包括预约人数、时间等;②患者及病历管理:患者到诊后,医生从预约队列中创建该患者的病历,系统自动从预约记录中删除该患者的预约记录,并更新当前可预约数量。

(3)管理员功能:管理员负责对系统进行管理。管理员功能方面应提供的功能如下:①医生管理:使用预约挂号系统管理对医生信息进行维护;②系统维护管理:包括医生管理和系统维护。

四、基于 UML 的临床信息管理系统分析与设计

1. **系统角色** 根据前面的分析,首先来确定该子系统中的角色。在 HIS 门诊子系统中,主要包括患者和操作员两种角色。患者是 HIS 服务的对象,可分为普通患者、医保患者、特殊患者等。操作员是 HIS 的使用者,可分为普通操作员、门诊医生和系统管理员等。普通操作员又可分为挂号室操作员、划价收费处操作员、门诊医技科室操作员等,其关系如图 9-18 所示。

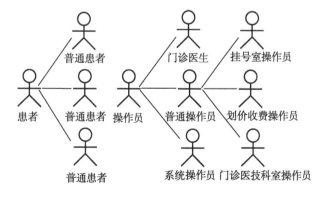

图 9-18 系统中的角色划分

该系统中的角色有患者和操作员。患者使用预约挂号系统登记注册成为用户,查询医生信息并基于查询结果进行预约。医生操作员使用预约挂号系统查看患者的预约情况、查询患者病历、创建

患者病历和对患者的病历进行修改或删除。管理员使用预约挂号系统增加或删除医生账号。

2. 寻找用例　确定了角色,就需要寻找各个角色的用例,可按照前述的寻找用例的方法进行。用例分析可确定各用例与 HIS 之间的关系,即角色如何通过 HIS 完成其工作或得到相应服务。通过前面分析得到本系统的用例图(图 9-19)。

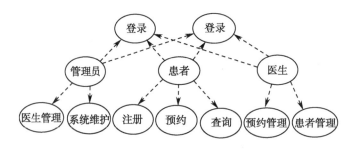

图 9-19　预约挂号系统用例图

3. 活动图　找到各个角色用例,还不能描述角色与系统交互的具体流程。还要用活动图来显示动作及其结果(图 9-20)。

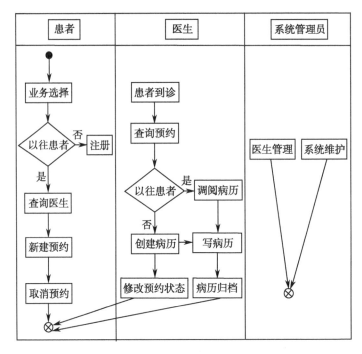

图 9-20　预约挂号系统活动图

通过活动图细化各个用例,就可以了解 HIS 需要完成的工作应该怎么做。建立了各个用例的活动图,就可以清楚的了解系统角色如何使用系统,从而完成系统的需求定义。

4. 类图　类图可显示系统中类与类间的交互,给出各类的属性和方法。图 9-21 给出了预约挂号系统的类图。

以上只是对预约挂号系统进行了功能分析与设计,后面还有许多环节,包括数据库设计及最后的部署图等,不再进行讨论。

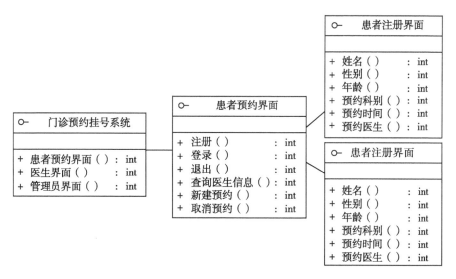

图 9-21　预约挂号系统类图

点滴积累

1. 对象是构成系统的基本单位，对象是描述客观事物特征的，是动态的。

2. 类是具有相同属性和方法的一组对象的集合，类是静态的。

3. 统一建模语言是一种通用的可视建模语言，用于说明、可视化、构造并文档化软件系统的体系结构。

4. UML 是由 UML 构造模块、规则和通用机制三部分组成的。

第四节　临床信息管理系统设计报告与案例

一、设计报告

系统设计阶段的最后一项工作是将系统设计的各项结果编辑形成系统设计报告（又称系统设计说明书），并由有关人员组织进行评审。系统设计报告包括以下几方面的内容：

（一）引言

1. 摘要：新系统的名称、目标、功能。

2. 背景：开发单位、用户，所开发的系统与其他系统或机构之间的关系。

3. 系统环境与约束：硬件、软件和运行环境方面的限制、保密和安全的限制等。

4. 参考资料。

5. 专门术语。

（二）系统设计方案

1. 结构图设计。

2. 数据库设计。

3. 编码设计。

4. 输入设计。

5. 输出设计。

6. 界面设计。

7. 处理过程设计。

8. 系统配置方案设计。

9. 安全保密设计。

（三）实施计划及审批

1. 实施计划:说明工作任务的分解、进度安排和经费预算。

2. 方案的审批:列出审批人员名单、评审意见。经评审后,系统设计报告才正式生效,成为下一阶段开发工作的指导性文件。

二、设计案例

根据系统的管理需求,采用事务分析的方法可将药库管理系统分为入库处理、出库处理、盘存处理、计划处理、调价处理、报警和药库初始化七大部分。由此可建立药库管理系统的高层结构图,如图 9-22 所示。

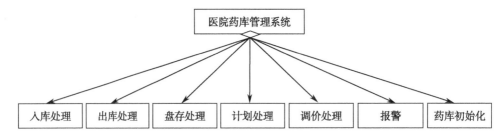

图 9-22　药库管理系统的高层结构图

图 9-22 中的每个模块可采用事务分析的方法对其进行分解。

1. **入库处理模块**　入库处理模块的结构图如图 9-23 所示。入库处理模块可分为入库登记、其他入库登记、实物验收、财务验收、付款处理、采购查询六部分。

2. **出库处理模块**　出库处理模块的结构图如图 9-24 所示。出库处理可分为出库登记、其他出库登记、出库验证、出库方式汇总、科室消耗汇总五部分。

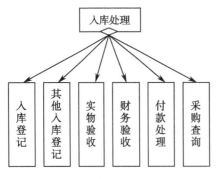

图 9-23　入库处理模块结构图

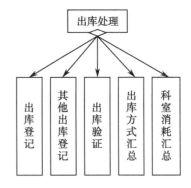

图 9-24　出库处理模块结构图

3. **盘存处理模块**　盘存处理模块的结构图如图 9-25 所示。盘存处理分为药品养护、养护执行、库存盘点、盘点执行、月底过账五部分。

4. **计划处理模块**　计划处理模块的结构图如图 9-26 所示。计划处理分为计划编制、计划审批、计划执行、计划评估四部分。

5. **调价处理模块**　调价处理模块的结构图如图 9-27 所示。调价处理分为调价登记、调价执行、调价历史查询、调价差额汇总四部分。

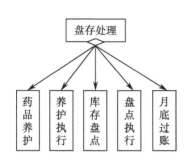

图 9-25　盘存处理模块结构图

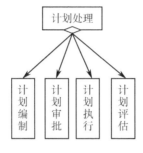

图 9-26　计划处理模块结构图

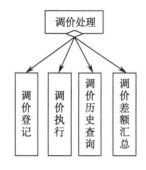

图 9-27　调价处理模块结构图

药库初始化与报警模块由于比较简单，其结构图无需继续分解。

完成结构图的设计之后，接着应进行数据库设计、输入输出设计等，由此完成一个完整的系统设计过程，不再详细介绍。

点滴积累 \/

1. 系统设计报告又称系统设计说明书。

2. 系统设计报告包括引言、设计方案、实施计划及审批。

（齐　峰）

目标测试

简答题

1. 试述临床信息管理系统设计的任务、方法、步骤和工具。

2. 何谓模块？在系统设计中主要考虑模块的哪些属性？

3. 试述结构图的设计原则。

4. 请指出 UML 的三个主要的特性。

5. UML 是由哪三个部分组成的，请分别说明它们的作用。

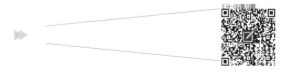

第十章

临床信息管理系统测试与安全

学习目标 ∨

学习目的

通过本章学习，对临床信息管理系统的测试和安全具有深入的了解，为后续章节知识的学习做好准备。

知识要求

1. 掌握临床信息管理系统测试的目的、原则和基本方法、白盒测试、黑盒测试、临床信息管理系统安全等级保护；

2. 熟悉代码审查和代码走查的概念、目的、评审内容、好处和过程；

3. 了解临床信息管理系统测试过程、计算机网络安全的定义、现状、威胁的类型和防护措施。

能力要求

能够应用测试工具对所设计的临床信息管理系统进行测试并采取有效措施对临床信息管理系统进行安全防护。

导学情景 ∨

情景描述：

某市医院的临床信息管理系统设计和开发阶段完毕后，进入到了测试阶段。测试人员首先在系统中录入若干条数据到数据库中，然后建立测试用例，对系统进行相应的性能测试。并针对测试结果对系统的实现细节作出相应的优化，最终达到医院所需要的设计要求。

学前导语：

临床信息管理系统测试的目的决定了如何去组织测试，如果测试目的是为了尽可能多地找出错误，那么测试就应该直接针对软件比较复杂的部分或出错比较集中的位置。如果测试的目的是为了给最终用户提供具有一定可信度的质量评价，测试就应该直接针对实际应用中经常用到的商业假设。通过学习软件测试的基础知识，为后续章节中临床信息管理系统的运维奠定知识基础，培养学生软件测试的能力。

第一节 临床信息管理系统测试概述

随着信息技术的飞速发展，软件产品已应用到社会各个领域，软件产品的质量自然成为人们共同关注的焦点。不论开发人员多有能力、多么细心,想编写出一个无故障的程序事实上是不可能的。质量不佳的系统不仅使开发商的维护费用和用户的使用成本大幅度增加,还可以产生其他的责任风险,造成公司信誉下降,在一些关键应用中使用质量有问题的软件,还可能造成灾难性的后果,如银行结算系统、军事防御和核电站安全控制系统等。

美国质量保证所对软件测试的研究结果表明:越早发现软件中存在的问题,开发费用就越低;在编码后修改软件缺陷的成本是编码前的 10 倍,在产品交付后修改软件缺陷的成本是交付前的 10 倍。

软件质量越高,软件发布后的维护费用越低。根据对国际著名 IT 企业的统计,它们的软件测试费用占整修软件工程所有研发费用的 50% 以上。因此,引入软件测试是十分必要的。

一、测试的目的与原则

1. 测试的目的　软件测试是使用人工或自动的手段来运行或检测某个系统的过程,其目的在于检验它是否满足约定的需求或是比较预期结果与实际结果之间的差别。

许多人都引用 Glenford J. Myers 在《The Art of Software Testing》一书中的观点:软件测试是为了发现错误而执行程序的过程;测试是为了证明程序有错,而不是证明程序无错误;一个好的测试用例是在于它能发现至今未发现的错误;一个成功的测试是发现了至今未发现的错误的测试。总的来说,测试的目的如下:

(1)测试的目的是想以最少的人力、物力和时间找出软件中潜在的各种错误和缺陷,通过修正错误和缺陷提高软件的质量。

(2)通过分析错误产生的原因可以帮助发现当前开发工作所采用的软件过程的缺陷,以便进行软件过程改进。

(3)测试是以评价程序或系统属性为目标的一种活动,测试是对软件质量的度量与评估,以验证软件的质量是否满足用户的需求,为用户选择与接受软件提供有力的依据。

2. 测试的基本原则

(1)Good enough 原则:对于相对复杂的产品或系统来说,zero-bug 只是一种理想,而 good-enough 则是测试的原则。不充分的测试是不负责任的,而过分的测试是一种资源的浪费,同样也是一种不负责任的表现。这使测试操作变得非常困难:如何确定什么样的测试是不充分的,什么样的测试是过分的,目前唯一可用的答案就是:制定最低测试通过标准和测试内容,然后具体问题具体分析。

(2)Bug 的 80-20 原则:一般情况下,在分析、设计、实现阶段的复审和测试工作中能够发现和避免 80% 的 bug,而系统测试又能找出剩余 bug 中的 80%,最后的 4% 的 bug 只有在用户的大范围、长时间使用后才会暴露出来。因为测试只能够保证尽可能多地发现错误,而无法保证能够发现所有的错误。

(3)我国软件测试工作的常用原则:软件测试从不同角度派生出两种不同的测试原则,从用户角度:希望通过测试能充分暴露软件中存在的问题和缺陷,从而考虑是否可以接受该产品;从开发者角度:就是希望测试能表明软件产品不存在错误,已经正确满足了用户的需求,确立用户对软件质量的信心。

中国软件评测中心的测试原则是：从用户和开发者的角度出发进行软件产品测试，通过测试，可以为用户提供放心的产品，并对优秀的产品进行认证。

在遵守以上原则的基础上进行软件测试，可以以最少的时间和人力找出软件中的各种缺陷，从而达到保证软件质量的目的。

为达到上述的原则，需要注意以下几点：

（1）独立测试：不管是程序员还是开发小组都应当避免测试自己的程序或者本组开发的功能模块。若条件允许，应当由独立于开发组和客户之外的第三方测试组或测试机构来进行软件测试。但这并不是说程序员不能测试自己的程序，事实上应当鼓励程序员进行调试，因为测试由别人来进行可能会更加有效、客观，并且容易成功，而允许程序员自己调试也会更加有效和有针对性。

（2）尽早和不断地测试：应当把软件测试贯穿到整个软件开发的过程中，而不应该把软件测试看作是这个过程中的一个独立阶段。在软件开发的每一环节都有可能产生意想不到的问题，其影响因素有很多，比如软件本身的抽象性和复杂性、软件所涉及问题的复杂性、软件开发各个阶段工作的多样性，以及各层次工作人员的配合关系等。所以要坚持软件开发各阶段的技术评审，把错误克服在早期，从而减少成本，提高软件质量。

（3）要充分注意测试中错误集中发生的现象：在发现几个错误并且解决这些问题之后，不要以为就不需要测试了，反而这里是错误群集的地方，对这段程序要重点测试。

（4）对测试用例的要求：测试用例应当由测试输入数据和预期输出结果这两部分组成；在设计测试用例时，不仅要考虑合理的输入条件，更要注意不合理的输入条件，因为一些不合理的输入条件可以发现更多的软件缺陷。

（5）制定严格的测试计划：测试前要制定严格的测试计划，并严格执行测试计划，排除测试的随意性，以避免发生疏漏或者重复无效的工作。

（6）全面检查：一定要全面地、仔细地检查每一个测试结果，这一点往往被人们忽略，导致许多错误被遗漏。

（7）妥善保存相关资料：测试用例、测试计划、测试报告和最终分析报告，要妥善保存，以备回归测试及维护之用。

二、测试的基本方法

软件测试的方法和技术是多种多样的。软件测试技术，可以从不同的角度加以分类：从是否需要执行被测软件的角度，可分为静态测试和动态测试；从是否涉及系统的内部结构角度来看，可分为白盒测试和黑盒测试等。软件测试的手段和方法如图10-1所示。

（一）机器测试和人工测试

机器测试是通过在计算机上运行要测试的程序来完成测试。

人工测试是不用计算机运行被测程序，而采用人工手段来进行测试。实践表明，人工测试能相当有效地查找错误。

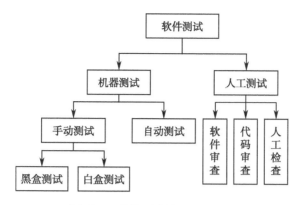

图 10-1 软件测试的手段和方法

人工测试的主要手段,就是召开评审会,对软件开发中的所有产品进行评审和审查。为了有效地保证软件质量,在一个软件的开发过程中,应使用一种或多种人工测试技术。

人工测试的主要方法包括:软件审查、代码审查、人工检查被测程序等。软件审查主要是针对软件开发过程中各种文档的审查。代码审查和人工检查被测程序都要求一组人员来阅读程序。人工检查被测程序不仅要阅读代码,还要进行人工运行程序。

使用代码审查和人工检查被测程序方法测试有代表性的程序时,能有效地发现30%～70%的逻辑设计和编码的错误。一个对照实验发现,人工检查被测程序和代码审查平均能找出被测程序的38%错误。人工测试方法不但对测试一个新程序有很大作用,而且对测试一个程序的修改方案是否正确也具有同样甚至更好的作用。

(二)黑盒测试和白盒测试

1. 黑盒测试 黑盒测试也称功能测试或数据驱动测试,它是在已知产品上所应具有的功能,通过测试来检测每个功能是否能正常使用,在测试时完全不考虑程序内部结构和内部特性的情况下,测试者在程序接口进行测试,它只检查程序功能是否按照规格说明书的规定正常使用,程序是否能适当地接收输入数据而产生正确的输出信息,并且保持外部信息(如数据库或文件)的完整性。黑盒测试法着眼于程序执行结果、不考虑内部逻辑结构、针对软件界面和软件功能进行测试。"黑盒"法是穷举输入测试,只有把所有可能的输入都作为测试情况使用,才能以这种方法查出程序中所有的错误。实际上测试情况有无穷多个,人们不仅要测试所有合法的输入,而且还要对那些不合法但是可能的输入进行测试。临床信息管理系统软件的测试经常用到这种测试方法。图 10-2 所示为黑盒测试的示意图。

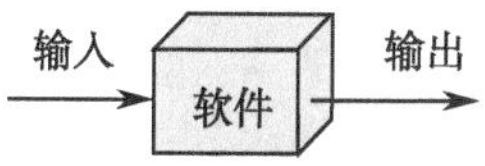

图 10-2 黑盒测试的示意图

黑盒测试能发现以下类型的错误:

(1)功能错误或遗漏;

(2)界面错误;

(3)数据结构或外部数据库访问错误;

(4)性能错误;

(5)初始化和终止错误。

2. 白盒测试 白盒测试有时也称为透明盒测试。它是把测试对象看作一个打开的盒子,对软件的过程性细节做细致的检查。白盒测试允许测试人员利用程序内部的逻辑结构及有关信息设计或选择测试用例,对程序所有逻辑路径进行测试。通过在不同点检查程序状态,确定实际状态是否与预期的状态一致。因此,白盒测试也称结构测试或逻辑驱动测试。图 10-3 所示为白盒测试示意图。

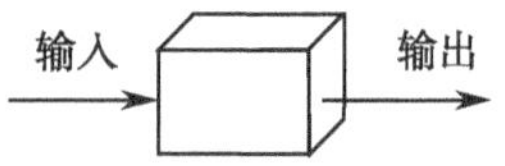

图 10-3　白盒测试的示意图

白盒测试是知道产品内部工作过程,通过测试来检测产品内部动作是否按照规格说明书的规定正常进行,按照程序内部的结构测试程序,检验程序中的每条路径是否都有能按预定要求正确工作,而不理会它的功能。白盒测试主要用于软件验证。

白盒测试主要是对程序模块进行如下检查:

(1)对程序模块的所有独立的执行路径至少测试一遍;

(2)对所有的逻辑判定,取"真"与取"假"的两种情况都能至少测试一遍;

(3)在循环的边界和运行的界限内执行循环体;

(4)测试内部数据结构的有效性等。

3. 测试用例　测试用例是按一定的顺序执行的与测试目的关的测试活动的描述,是确定"怎样"测试。测试用例被看作是有效发现软件缺陷的最小测试执行单元,也被视为软件的测试规格说明书。在测试工作中,测试用例的设计是非常重要的,是测试执行的正确性、有效性的基础。如何有效地设计测试用例,一直是测试人员所关注的问题;设计好测试用例,也是保证测试工作的关键的因素之一。

设计测试用例,也分为白盒设计方法和黑盒设计方法。白盒设计方法又分为逻辑覆盖法和基本路径覆盖法,而黑盒设计方法分为等价类划分法、边界值划分法、错误推测法、因果图法等。在实际测试用例设计过程中,常常是综合运用多个方法,以使测试用例的设计更为有效。

(三)静态测试和动态测试

静态测试和动态测试是白盒测试实施过程中所采用的常用技术。

1. 静态测试　静态测试是指不运行被测程序本身,仅通过分析或检查源程序的语法、结构、过程、接口等来检查程序的正确性。静态测试通过程序静态特性的分析,找出欠缺和可疑之处,例如不匹配的参数、不适当的循环嵌套和分支嵌套、不允许的递归、未使用过的变量、空指针的引用和可疑的计算等。静态测试结果可用于进一步的查错,并为测试用例选取提供指导。

2. 动态测试　动态测试是指通过运行被测程序,检查运行结果与预期结果的差异,并分析运行效率和软件的健壮性等性能。目前,动态测试也是测试工作的主要方式。这种方法由三部分组成:构造测试实例、执行程序、分析程序的输出结果。在动态测试中,通常使用白盒测试和黑盒测试从不同的角度设计测试用例,查找软件代码中的错误。

点滴积累 ˅

1. 软件测试是为了发现程序中的错误而执行程序的过程。

2. 软件测试的基本原则包括 good enough 原则和 bug 的 80-20 原则。

3. 软件测试的基本方法有机器测试和人工测试、黑盒测试和白盒测试、静态测试和动态测试。

第二节 人工测试技术

人们对软件测试往往有一种错误的认识,即测试只能通过在机器上运行程序才能进行。实际上,软件测试应该包括机器测试和人工测试两方面。其中人工测试是非常必要的。这是因为:第一,人工测试可以在软件开发完成时即可开展;第二,错误发现的越早,修改错误的代价越低;第三,修改在机器测试时发现的错误,比修改人工测试所发现的错误更容易产生新的错误。代码审查和人工走查是两种基本的人工测试技术。

一、代码审查

代码审查是由若干程序员和测试员组成一个审查小组,通过阅读、讨论和争议,对程序进行静态分析的过程。代码审查分两步。第一步,小组负责人提前把设计规格说明书、控制流程图、程序文本及有关要求、规范等分发给小组成员,作为审查的依据。小组成员在充分阅读这些材料后,进入审查的第二步,召开程序审查会。

代码审查的目的是要识别出会导致安全问题和事故的不安全编码技术和漏洞。虽然可能很耗时,但代码审查必须是项目开发周期中的常规事件,这是因为在开发时修复安全缺陷会比以后在产品部署或维护修复周期中再做这项工作节省大量的成本和工作量。

1. 代码审查的评审内容

(1)编码规范问题:命名不规范、魔数(magic number)、system out 等。

(2)代码结构问题:重复代码、分层不当、紧耦合等。

(3)工具、框架使用不当:Spring、Hibernate、AJAX 等。

(4)实现问题:错误验证、异常处理、事务划分、线程、性能、安全、实现过于复杂、代码可读性不佳、扩展性不好等。

(5)测试问题:测试覆盖度不够、可测试性不好等。

2. 代码评审的好处

(1)提高代码质量。

(2)在项目的早期发现缺陷,将损失降至最低。

(3)评审的过程也是重新梳理思路的过程,双方都加深了对系统的理解。

(4)促进团队沟通、促进知识共享、共同提高。

3. 代码审查的过程

(1)交叉评审:团队成员互相检查代码,参与者可以是任意两个组员,或开发组长分别与每个组员结对进行,时机可以选择在下班前,对当天改动的模块进行评审,代码作者讲解如何以及为何这样实现、评审者提出问题和建议,每次解决的问题要记录到 SVN 注释或 JIRA,每次评审不要贪多。

(2)会审:以项目为单位,召开专门的代码评审会议,参与者包括项目组全体成员,其他组的开发组长也应尽量参加,时机可以选择在开发进行到某一阶段时,对共性问题进行总结,对好的做法进行提炼和推广。

4. 会前准备工作 组织者应通知各参与者本次评审的范围,参与者阅读源代码,列出发现的问题、亮点,汇总给组织者。准备工作要细致,需要给出问题详细描述以及相关代码在 SVN 上的 URL 地址等。评审代码的应选择最近一次迭代开发的代码、系统关键模块、业务较复杂的模块和缺陷率较高的模块。

5. 会议议程 如果是第一次会议,先由该项目开发组长做整体介绍,参加者依次发言,结合代码讲解发现的问题,每讲完一个问题,针对其展开讨论。如果问题不多,还可以安排该组成员对最近开发的代码进行地毯式的讲解和排查;或者针对某个方面对整个项目做评审,例如性能、安全性等。

6. 会后总结 把会议上提出来的所有问题、亮点及最终结论详细的记录下来,供其他团队借鉴,未能讨论清楚的问题,会后解决。

7. 实行代码评审制度前的准备工作 架构师提供开发规范、指南,为代码评审提供依据,建立起单元测试规范,否则无法达到测试覆盖度的要求、难以修正发现的问题。最好有样例代码库作参照,以提高代码评审的可操作性,提供评审案例,用评审前的代码与评审后优化的代码作对比。

8. 问题跟踪 对评审中发现的问题代码应加以跟踪,确保问题得以解决,防止复发。

9. 审查程度 进行全面的代码评审成本较高,也没有必要,对发现的问题要本着集体代码所有制的观点和就事论事的原则进行审查。

二、代码走查

代码走查和代码审查是两种不同的代码评审方法,代码审查是一种正式的评审活动,而代码走查的讨论过程是非正式的。

代码走查是一种非正式的代码评审技术,它通常在编码完成之后由代码的作者向一组同事来讲解他自己编写的代码,由同事来给出意见。

代码走查的目的主要有:

1. 通过代码走查活动,及时了解程序员编写的代码是否符合设计要求以及编码规范。

2. 通过代码走查活动,及时了解程序员在编码过程中遇到的问题,并给以协助,从而达到有效、透明地掌控项目进度的目的。

3. 通过代码走查活动,及时了解代码中可以重用的代码,并将其提取为公共方法或模块,提高代码的可重用性以弥补设计能力不足的现状。

代码走查与代码审查基本相同,其过程分为两步。第一步把材料先发给走查小组每个成员,让他们认真研究程序,然后再开会。开会的程序与代码审查不同,不是简单地读程序和对照错误检查表进行检查,而是让与会者充当计算机,即首先由测试组成员为被测程序准备一批有代表性的测试用例,提交给走查小组,走查小组开会,集体扮演计算机角色,让测试用例沿着程序的逻辑运行一遍,随时记录程序的踪迹,供分析和讨论使用。

点滴积累

1. 代码审查的目的是要识别出会导致安全问题和事故的不安全编码技术和漏洞。
2. 代码审查是一种正式的评审活动，而代码走查的讨论过程是非正式的。

第三节　测试过程

一般情况下，我们可以分几个阶段对临床信息管理系统进行测试，即单元测试、集成测试、确认测试、系统测试和验收测试。图 10-4 为测试过程流程。

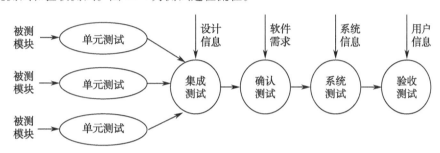

图 10-4　测试过程流程

单元测试是针对每个模块的测试，以确保每个模块能正常工作。集成测试是对已测试过的模块进行组装，进行集成测试，以检验与软件设计相关的程序结构问题；确认测试是检验所开发的软件能否满足所有功能和性能需求的最后手段；系统测试是检验软件产品能否与系统的其他部分（比如硬件、数据库及操作人员等）协调工作；验收测试是检验软件产品质量的最后一道工序，主要突出用户的作用，看系统能否满足用户的需求，同时软件开发人员也应有一定程度的参与。

一、单元测试

单元测试大多采用白盒测试。单元测试的主要内容有：模块接口、局部数据结构、边界条件、路径测试和出错处理。

1. **模块接口**　在单元测试的开始，应对通过被测模块的数据流进行测试，检查进出程序单元的数据流是否正确。

2. **局部数据结构**　在模块工作过程中，必须测试模块内部的数据能否保持完整性，包括内部数据的内容、形式及相互关系不发生错误。

3. **路径测试**　在单元测试中，最主要的测试是针对路径的测试。测试用例必须能够发现由于计算错误、不正确的判定或不正常的控制流而产生的错误。

常见的错误有：不正确的或误解的算术优先级，混合模式的运算，初始化错误，精度不够精确，表达式符号表示不正确等。

4. **边界条件**　边界测试是单元测试的最后一步，要求采用边界值分析方法来设计测试用例，认真仔细地测试为限制数据处理而设置的边界处，检查模块是否能够正常工作。

一些可能与边界有关的数据类型如数值、字符、位置、数量、尺寸等,还要注意这些边界的首个、最后一个、最大值、最小值、最长、最短、最高、最低等特征。

5. 出错处理 测试出错处理的重点是模块在工作中发生了错误,其中的出错处理设施是否有效。检验程序中的出错处理可能面对的情况有:

(1)对运行发生的错误描述难以理解;

(2)所报告的错误与实际遇到的错误不一致;

(3)出错后,在错误处理之前就引起系统的干预;

(4)例外条件的处理不正确;

(5)提供的错误信息不足,以至于无法找到错误的原因。

二、集成测试

集成测试又称"组装测试",是指一个应用系统的各个部件的联合测试,以决定它们能否在一起共同工作,各单元接口之间是否存在问题。其中的部件可以是代码块、独立的应用、网络上的客户端或服务器端程序。

一般集成测试以前,需要完成单元测试。通常,在单元测试的基础上,需要将所有模块按照设计要求组装成为系统,发现并排除在模块连接中可能出现的问题,最终构成要求的软件系统。

集成测试可以划分成三个级别:模块内集成测试、子系统内集成测试和子系统间集成测试。

一般来说,按测试过程中组合模块的方式,有两种不同的测试方式,一次性集成方式和增值式集成方式。

1. 一次性集成方式 一次性集成方式是一种非增殖式组装方式,也叫做整体拼装。使用这种方式,首先对每个模块分别进行模块测试,然后再把所有模块组装在一起进行测试,最终得到要求的软件系统。

这种方法的缺点在于,当一次集成的模块较多时,测试容易出现混乱,因为测试时可能发现了许多故障,为每一个故障定位和纠正非常困难,并且在修正一个故障的同时,可能会引入新的故障,新旧故障混杂,很难判定出错的具体原因和位置。

2. 增殖式集成方式 这种集成方式又称渐增式集成。首先对一个个模块进行模块测试,然后将这些模块逐步组装成较大的系统。在集成的过程中边连接边测试,以发现连接过程中产生的问题,通过增殖逐步组装成为要求的软件系统。

增殖式测试的集成是逐步实现的,逐次将未曾集成测试的模块和已经集成测试的模块(或子系统)结合成程序包,再将这些模块集成为较大系统,在集成的过程中边连接边测试,以发现连接过程中产生的问题。

按照不同的实施次序,增殖式集成测试又可以分为三种不同的方法:

(1)自顶向下增殖式测试:这种集成方式是将模块按系统程序结构,沿着控制层次自顶向下进行组装。自顶向下的增殖方式在测试过程中较早地验证了主要的控制和判断点。选用按深度方向组装的方式,可以首先实现和验证一个完整的软件功能。

（2）自底向上增殖式测试：这种集成的方式是从程序模块结构的最底层的模块开始集成和测试。因为模块是自底向上进行组装，对于一个给定层次的模块，它的子模块（包括子模块的所有下属模块）已经组装并测试完成，所以不再需要桩模块。在模块的测试过程中需要从子模块得到的信息，可以直接通过运行子模块得到。

自顶向下增殖式测试和自底向上增殖式测试各有优缺点。

自顶向下增殖式测试的主要优点在于它可以自然的做到逐步求精，一开始就能让测试者看到系统的框架。主要缺点是需要提供桩模块，并且在输入/输出模块接入系统以前，在桩模块中表示测试数据有一定困难。

自底向上增殖式测试的优点在于，由于驱动模块模拟了所有调用参数，即使数据流并未构成有向的非环状图，生成测试数据也无困难。而缺点在于，直到最后一个模块被加进去之后才能看到整个系统的框架。

（3）混合增殖式测试：混合增殖式测试是把自顶向下增殖式测试和自底向上增殖式测试这两种方式结合起来进行集成和测试。这样可以兼具两者的优点，而摒弃其缺点。

常见的两种混合增殖式测试方式：①衍变的自顶向下增殖式测试：基本思想是强化对输入/输出模块和引入新算法模块的测试，并自底向上集成为功能相对完整且相对独立的子系统，然后由主模块开始自顶向下进行增殖式测试。②自底向上自顶向下增殖式测试：首先对含有读操作的子系统自底向上直至根节点模块进行集成和测试，然后对含有写操作的子系统做自顶向下的集成与测试。

由上叙述可知，非增殖式测试的方法是先分散测试，然后集中起来再一次完成集成测试。假如在模块的接口处存在错误，只会在最后的集成测试时一下子暴露出来。而增殖式测试是逐步集成和逐步测试的方法，把可能出现的差错分散暴露出来，便于找出问题和修改。而且一些模块在逐步集成的测试中，得到了多次的考验，因此，可能会取得较好的测试效果。可见，增殖式测试要比非增殖式测试具有一定的优越性。

3. 回归测试 是指修改了旧代码后，重新进行测试以确认修改没有引入新的错误或导致其他代码产生错误。自动回归测试将大幅降低系统测试、维护升级等阶段的成本。

在集成测试策略的环境中，回归测试是对某些已经进行过测试的某些子集再重新进行一遍，以保证上述改变不会传播无法预料的副作用或引发新的问题。

回归测试可以通过重新执行所有的测试用例的一个子集人工地进行，也可以使用自动化地捕获回放工具来进行。

回归测试可遵循下述基本过程进行：

（1）识别出软件中被修改的部分；

（2）从原基线测试用例库中，排除所有不再适用的测试用例，确定那些对新的软件版本依然有效的测试用例，其结果是建立一个新的基线测试用例库；

（3）依据一定的策略从测试用例库中选择测试用例测试被修改的软件；

（4）如果必要，生成新的测试用例集，用于测试测试用例库无法充分测试的软件部分；

（5）用新的测试用例集执行修改后的软件。

其中,第(2)和第(3)步测试验证修改是否破坏了现有的功能,第(4)和第(5)步测试验证修改工作本身。

在实际工作中,回归测试需要反复进行,通过测试自动化可以提高回归测试效率。为了支持多种回归测试策略,自动测试工具应该是通用的和灵活的,以便满足达到不同回归测试目标的要求。

回归测试并不减少对系统新功能和特征的测试需求,回归测试包应应包括新功能和新特征的测试。如果回归测试包不能够达到所需的覆盖要求,必须补充新的测试用例使覆盖率达到规定的要求。

在组织回归测试时需要注意两点,首先是各测试阶段发生的修改一定要在本测试阶段内完成回归,以免将错误遗留到下一测试阶段。其次,回归测试期间应对该软件版本冻结,将回归测试发现的问题集中修改,集中回归。

三、确认测试

确认测试也称为有效性测试,是检验所开发的软件是否能按用户提出的要求进行。软件确认要通过一系列证明软件功能和要求一致的黑盒测试来完成。

1. 进行有效性测试(黑盒测试)　有效性测试是在模拟的环境(可能就是开发的环境)下,运用黑盒测试的方法,验证被测软件是否满足需求规格说明书列出的需求。

首先制订测试计划,规定要做测试的种类。还需要制定一组测试步骤,描述具体的测试用例。

通过实施预定的测试计划和测试步骤,确定:

(1)软件的特性是否与需求相符。

(2)所有的文档都是正确且便于使用。

(3)对其他软件需求,例如可移植性、兼容性、出错自动恢复、可维护性等进行测试。

在全部软件测试的测试用例运行完后,所有的测试结果可以分为两类:

(1)经过检验的软件的功能、性能及其他要求均已满足需求规格说明书的规定,则可被认为是合格的软件。

(2)经过检验发现与需求规格说明书有相当的偏离,得到一个各项缺陷清单。

2. 软件配置审查　确认测试过程的重要环节就是配置审查工作。其目的在于确保已开发软件的所有文件资料均已编写齐全,并得到分类编目,足以支持运行以后的软件维护工作。配置审查的文件资料包括用户所需的用户手册、操作手册、设计资料等,如设计说明书、源程序以及测试资料(测试说明书、测试报告)等。

四、系统测试

系统测试是将通过确认测试的软件,作为整个基于计算机系统的一个元素,与计算机硬件、外设、某些支持软件、数据和人员等其他系统元素结合在一起,在实际运行环境下,对计算机系统进行一系列的组装测试和确认测试。

系统测试的目的在于通过与系统的需求定义作比较,发现软件与系统的定义不符合或与之矛盾的地方。

由于软件只是计算机系统中的一个组成部分,软件开发完成之后,最终还要和系统中的硬件系统、某些支持软件、数据信息等其他部分配套运行。因此,在投入运行前要完成系统测试,以保证各组成部分不仅能单独地得到检验,而且在系统各部分协调工作的环境下也能正常工作。尽管每一个检验有特定的目标,然而所有的检测工作都要验证系统中每个部分均已得到正确的集成,并能完成指定的功能。

严格地说,系统测试超出了软件工程范围。通常这项工作并不由系统开发人员或系统开发组织来承担,而是由软件用户或软件开发机构委托独立测试机构来完成。

五、验收测试

验收测试是部署软件之前的最后一个测试操作。验收测试的目的是确保软件准备就绪,并且可以让最终用户将其用于执行软件的既定功能和任务。

经集成测试后,已经按照设计把所有的模块组装成一个完整的软件系统,接口错误也已经基本排除了,接着就应该进一步验证软件的有效性,这就是验收测试的任务,即软件的功能和性能满足用户的要求。

用户验收测试是软件开发结束后,用户对软件产品投入实际应用以前进行的最后一次质量检验活动。它要回答开发的软件产品是否符合预期的各项要求,以及用户能否接受的问题。由于它不只是检验软件某个方面的质量,而是要进行全面的质量检验,并且要决定软件是否合格,因此验收测试是一项严格的正式测试活动。需要根据事先制订的计划,进行软件配置评审、功能测试、性能测试等多方面检测。

用户验收测试可以分为两个大的部分:软件配置审核和可执行程序测试,其大致顺序可分为:文档审核、源代码审核、配置脚本审核、测试程序或脚本审核、可执行程序测试。

要注意的是,在开发方将软件提交用户方进行验收测试之前,必须保证开发方本身已经对软件的各方面进行了足够的正式测试。

用户在按照合同接收并清点开发方的提交物时,要查看开发方提供的各种审核报告和测试报告内容是否齐全,再加上平时对开发方工作情况的了解,基本可以初步判断开发方是否已经进行了足够的正式测试。

用户验收测试的每一个相对独立的部分,都应该有目标、启动标准、活动、完成标准和度量(应该收集的产品与过程数据)。

点滴积累 ⋁ ···

1. 单元测试的主要内容有模块接口、局部数据结构、边界条件、路径测试和出错处理。
2. 集成测试可以划分成三个级别:模块内集成测试、子系统内集成测试和子系统间集成测试。
3. 确认测试也称为有效性测试。
4. 验收测试是部署软件之前的最后一个测试操作。

第四节 测试工具

随着软件测试重要性的逐步提高,测试工具的发展和应用也逐步进入成熟化阶段。这些测试工具的针对性强,效率高,可以帮助测试者减少重复劳动,提高测试质量,并可实现测试的自动化。

测试工具一般可分为白盒测试工具和黑盒测试工具,另外还有用于测试管理的工具。

一、白盒测试工具

白盒测试工具一般是针对代码进行测试,测试中发现的缺陷可以定位到代码级,根据测试工具原理的不同,又可以分为静态测试工具和动态测试工具。

1. **静态测试工具** 静态测试工具直接对代码进行分析,不需要运行代码,也不需要对代码编译链接,生成可执行文件。静态测试工具一般是对代码进行语法扫描,找出不符合编码规范的地方,根据某种质量模型评价代码的质量,生成系统的调用关系图等。

常用的静态测试工具有:Telelogic 公司的 Logiscope,PR 公司的 PRQA 等。

2. **动态测试工具** 动态测试工具与静态测试工具不同,动态测试工具是一般采用"插装"的方式,向代码生成的可执行文件中插入一些监测代码,用来统计程序运行时的数据。其与静态测试工具最大的不同就是动态测试工具要求被测系统实际运行。

常用的动态测试工具有:Compuware 公司的 DevPartner,Rational 公司的 Purify 系列等。

二、黑盒测试工具

黑盒测试工具适用于黑盒测试的场合,黑盒测试工具包括功能测试工具和性能测试工具。黑盒测试工具的一般原理是利用脚本的录制/回放,模拟用户的操作,然后将被测系统的输出记录下来同预先给定的标准结果比较。黑盒测试工具可以大大减轻黑盒测试的工作量,在迭代开发的过程中,能够很好地进行回归测试。

黑盒测试工具的代表有:Rational 公司的 TeamTest、Robot,Compuware 公司的 QA Center 等。

三、测试管理工具

测试管理工具用于对测试进行管理。一般而言,测试管理工具对测试计划、测试用例、测试实施进行管理,并且,测试管理工具还包括对缺陷的跟踪管理。

测试管理工具的代表有:Rational 公司的 Test Manager,Compuware 公司的 Track Record,Mercury Interactive 公司的 TestDirector 等。

点滴积累 ∨

1. 白盒测试工具又可以分为静态测试工具和动态测试工具。
2. 黑盒测试工具包括功能测试工具和性能测试工具。

第五节　临床信息管理系统安全

随着计算机技术的迅猛发展和网络社会化的到来,计算机网络已经无所不在,其影响着社会政治、经济、文化、军事和生活等各个领域。促进了人们生活和生产发展。但是受计算机网络信息自身发展安全特点的影响,在应用计算机网络信息的时候会出现一些安全问题,为了更好地促进计算机网络信息建设和应用,需要有关人员采取有效的措施加强对计算机信息网络安全隐患的防护。

一、安全问题及对策

(一)计算机网络安全的定义

计算机网络系统是开放的系统,具有众多的不安全因素,如何保证网络中计算机和信息的安全是一个重要且复杂的问题。目前研究网络安全已经不仅仅只是为了信息和数据安全,它已经涉及国家发展的各个领域。

计算机网络安全是指计算机及其网络系统资源和信息资源不受自然和人为有害因素的威胁和危害,即指计算机、网络系统的硬件、软件及其系统中的数据受到保护,不因偶然的或者恶意的原因而遭到破坏、更改和泄露,确保系统能连续可靠正常地运行,使网络服务不中断。计算机网络安全从其本质上来讲就是系统上的信息安全。计算机网络安全是一门涉及计算机科学、网络技术、密码技术、信息安全技术、应用数学、数论和信息论等多种学科的综合性科学。

从广义来说,凡是涉及到计算机网络信息的保密性、完整性、可用性、真实性和可控性的相关技术和理论都是计算机网络安全的研究领域。所以,广义的计算机网络安全还包括信息设备的物理安全性,诸如场地环境保护、防火措施、防水措施、静电防护、电源保护、空调设备、计算机辐射和计算机病毒等。

(二)计算机网络安全的现状

随着现代网络技术的飞速发展,计算机网络安全系统具有复杂性和多样性,其安全现状存在隐患。目前,攻击网络安全的各种手段、行为繁多复杂,黑客组织猖獗、病毒种类繁多、攻击性强等特征使得网络安全系统受到多方威胁,由于互联网本身的无时空和地域限制,一种病毒能够迅速地利用系统漏洞攻击计算机网络安全,造成网络系统瘫痪,对人们日常的办公生活、企业机关部门信息安全存在极大的不利影响,由此,本节我们来具体分析一下现代计算机网络安全存在的问题。

1. 网络犯罪行为严重　网络犯罪,是指行为人运用计算机技术,借助于网络对其系统或信息进行攻击,破坏或利用网络进行其他犯罪的总称。既包括行为人运用其编程、加密、解码技术或工具在网络上实施的犯罪,也包括行为人利用软件指令、网络系统或产品加密等技术及法律规定上的漏洞在网络内外交互实施的犯罪,还包括行为人借助于其居于网络服务提供者特定地位或其他方法在网络系统实施的犯罪。简言之,网络犯罪是针对和利用网络进行的犯罪,网络犯罪的本质特征是危害网络及其信息的安全与秩序。

2. 用户安全意识不强　提高全民网络安全的意识和技能,特别是提升亿万网民依法上网、文明上网、安全上网的意识,来共同维护网络安全和国家安全、维护网民的切身利益已成为全社会的重大课题。2014 年 11 月 24 日首届国家网络安全宣传周活动正式启动,是我国网络安全意识培养工作的突破性之举,为加强全民网络安全宣传教育、提升网民的网络安全防范意识和技能提供了一个良好的途径。广大网民可通过积极参与国家网络安全宣传周各项活动,获取网络安全知识和技能,做好个人数据资料的保护,谨慎进行电子交易、网上支付等涉及经济利益的操作,及时修复安全漏洞,防范个人主机或移动终端被木马或僵尸网络操控,防范个人信息泄露和财产损失。

3. 黑客技术发展迅速 互联网不断发展,商业活动越来越多,现在出现的很多病毒都是带有商业利益的,病毒的方式有木马、蠕虫、间谍程序等,导致网络中的信息和数据被盗取。黑客之所以能给用户数据带来威胁,因为他们能使病毒进行伪装和隐藏,以至于一般的杀毒软件无法检查并查杀病毒。

（三）计算机网络安全威胁的类型

网络威胁是对网络安全缺陷的潜在利用,这些缺陷可能会导致未授权的访问、信息泄密、资源耗尽、资源被盗或者被破坏。网络安全所面临的威胁可以来自多方面,且随着时间变化而变化。网络安全威胁的类型主要有如下几类。

1. 物理威胁 总体来说,物理安全的威胁主要包括:地震、水灾、火灾等环境事故,电源故障,人为操作失误或错误,设备被盗、被毁,电磁干扰,线路截获,高可用性的硬件,双机多冗余的设计,机房环境及报警系统、安全意识等,因此要尽量避免网络的物理安全风险。

2. 软件漏洞 无论多强大的软件在设计之初都难免存在缺陷或漏洞,操作系统软件也不例外。系统主机之间互异的操作系统具有相对的独立性,同样性质的漏洞,也会由于操作系统软件设计开发过程的不同,而具有不一样的表现形式。攻击者可以很"方便"的通过漏洞对计算机系统进行破坏,造成主机瘫痪、重要资料丢失等,严重影响系统的正常运行。

3. 计算机病毒 计算机病毒是编制或者在计算机程序中插入的破坏计算机功能或者破坏数据,影响计算机使用并且能够自我复制的一组计算机指令或者程序代码,它具有寄生性、传染性、破坏性、潜伏性以及可触发性等特点。计算机病毒主要是通过复制、传送数据包以及运行程序等操作进行传播,在日常的生活中,闪存盘、移动硬盘、硬盘、光盘和网络等都是传播计算机病毒的主要途径。计算机病毒的产生是计算机技术和以计算机为核心的社会信息化进程发展到一定阶段的必然产物。

（四）计算机网络安全的防护对策

1. 加强用户账号安全 用户账号的涉及面很广,包括系统登录账号和电子邮件账号、网上银行账号等应用账号,而获取合法的账号和密码是黑客攻击网络系统最常用的方法。为加强用户账号安全,首先是对系统登录账号设置复杂的密码,其次是尽量不要设置相同或者相似的账号,尽量采用数字与字母、特殊符号的组合的方式设置账号和密码,并且要尽量设置长密码并定期更换。

2. 网络防火墙技术 是一种用来加强网络之间访问控制,防止外部网络用户以非法手段通过外部网络进入内部网络,访问内部网络资源,保护内部网络操作环境的特殊网络互联设备。当一个网络接上 Internet 之后,系统的安全除了考虑计算机病毒、系统的健壮性之外,更主要的是防止非法用户的入侵,而目前防止的措施主要是靠防火墙技术完成。防火墙能极大地提高一个内部网络的安全性,并通过过滤不安全的服务而降低风险。它对两个或多个网络之间传输的数据包如链接方式按照一定的安全策略来实施检查,以决定网络之间的通信是否被答应,并监视网络运行状态。

3. 文件加密与数字签名技术　是为提高信息系统及数据的安全保密性,防止秘密数据被外部窃取、侦听或破坏所采用的主要技术之一。根据作用不同,文件加密和数字签名技术主要分为数据传输、数据存储、数据完整性的鉴别三种。

4. 入侵检测技术　是指通过对行为、安全日志、审计数据或其他网络上可以获得的信息进行操作,检测到对系统的闯入或闯入的企图。入侵检测是检测和响应计算机误用的学科,其作用包括威慑、检测、响应、损失情况评估、攻击预测和起诉支持。

二、信息系统安全等级保护

(一)信息系统安全等级保护概念

我国信息安全技术在近年来得到迅速发展,随着信息化步伐的加快,信息安全问题显得越来越突出,信息安全受到广泛关注。信息系统安全等级保护采用分等级的方法实现信息的安全保护目标。对信息系统的安全保护,是指对信息系统中所存储、传输和处理的数据信息的安全保护,所以从信息系统安全方案设计与实现的角度,将信息安全等级保护称为信息系统安全等级保护。

信息系统安全等级保护是指对国家安全、法人和其他组织及公民的专有信息,以及公开信息和存储、传输、处理这些信息的信息系统分等级实行安全保护,对信息系统中使用的信息安全产品实行按等级管理,对信息系统中发生的信息安全事件分等级响应、处置。

(二)信息系统安全等级保护基本原则

我国在实施等级保护工作时,应根据计算机信息系统中系统资源的重要程度、系统资源在遭到破坏后对国家造成的影响、对社会公众利益造成的危害、对经济建设造成的损失来对信息系统进行不同等级的划分,等级保护在具体实施的过程中必须按照以下的几个基本原则来执行:

1. 自主保护原则　信息系统的运行部门在遵循等级保护法律规定和等级保护标准的前提下,能够自主的按照计算机系统资源的重要程度来确定系统的具体安全等级,从而使得对于要实行安全等级保护的信息系统单位,能够独立的组织并同时可以对系统的资源实施相应的安全保护工作。

2. 同步建设原则　同步建设原则指的是在计算机信息系统进行变更的同时,应当进行同步的规划并给出具体的安全实施方案,同时需要花费一定的资金来进行信息安全设施的建设工作,从而最终使得信息安全与信息化建设可以达到同步的发展。

3. 重点保护原则　在对计算机系统实施安全保护的时候,应该依据信息系统中资源重要性的等级保护相关知识不同、遭到破坏后对国家社会产生的不同影响以及系统应用的不同需求,将系统划分成不同的几个安全等级,然后根据不同等级的信息系统所需要的安全需求的不同来实现不同程度的系统安全保护功能,优先保护比较重要的计算机信息系统。

4. 适当调整原则　该原则指的是计算机系统应在其需求出现变更时,要及时调整系统所采取的安全防护措施,最终使得防护措施能够满足系统的安全需求。

（三）信息系统安全等级保护划分

根据目前信息系统所处的重要地位,以及倘若信息系统遭到破坏后对国家安全、社会秩序、公共利益,以及公民、法人和其他组织的合法权益的危害程度等因素,将信息系统安全等级由低到高分为五个等级。

第一级:用户自主保护级　本级的计算机信息系统可信计算基通过隔离用户与数据,使用户具备自主安全保护的能力。它具有多种形式的控制能力,对用户实施访问控制,即为用户提供可行的手段,保护用户和用户组信息,避免其他用户对数据的非法读写与破坏。

第二级:系统审计保护级　与用户自主保护级相比,本级的计算机信息系统可信计算基实施了粒度更细的自主访问控制,它通过登录规程、审计安全性相关事件和隔离资源,使用户对自己的行为负责。

第三级:安全标记保护级　本级的计算机信息系统可信计算基具有系统审计保护级所有功能。此外,还提供有关安全策略模型、数据标记以及主体对客体强制访问控制的非形式化描述;具有准确地标记输出信息的能力;消除通过测试发现的任何错误。

第四级:结构化保护级　本级的计算机信息系统可信计算基建立于一个明确定义的形式化安全策略模型之上,它要求将第三级系统中的自主和强制访问控制扩展到所有主体与客体。此外,还要考虑隐蔽通道。本级的计算机信息系统可信计算基必须结构化为关键保护元素和非关键保护元素。计算机信息系统可信计算基的接口也必须明确定义,使其设计与实现能经受更充分的测试和更完整的复审。加强了鉴别机制;支持系统管理员和操作员的职能;提供可信设施管理;增强了配置管理控制。系统具有相当的抗渗透能力。

第五级:访问验证保护级　本级的计算机信息系统可信计算基满足访问监控器需求。访问监控器仲裁主体对客体的全部访问。访问监控器本身是抗篡改的;必须足够小,能够分析和测试。为了满足访问监控器需求,计算机信息系统可信计算基在其构造时,排除那些对实施安全策略来说并非必要的代码;在设计和实现时,从系统工程角度将其复杂性降低到最小程度。支持安全管理员职能;扩充审计机制,当发生与安全相关的事件时发出信号;提供系统恢复机制。系统具有很高的抗渗透能力。

三、信息系统安全等级保护基本要求

临床信息管理系统安全等级保护应依据信息系统安全保护等级情况保证它们具有相应等级的基本安全保护能力,不同安全保护等级的信息系统要求具有不同的安全保护能力。基本安全要求是针对不同安全保护等级信息系统应该具有的基本安全保护能力提出的安全要求,根据实现方式的不同,基本要求从物理安全、网络安全、主机安全、应用安全和数据安全几个层面提出。

（一）物理安全

物理安全保护的目的主要是使存放计算机、网络设备的机房以及信息系统的设备和存储数据的介质等免受物理环境、自然灾难以及人为操作失误和恶意操作等各种威胁所产生的攻击。物理安全是防护信息系统安全的最底层,缺乏物理安全,其他任何安全措施都是毫无意义的。

物理安全主要涉及的方面包括环境安全(防火、防水、防雷击等)设备和介质的防盗窃防破坏等方面。具体包括:物理位置的选择、物理访问控制、防盗窃及防破坏、防雷击、防火、防水及防潮、防静电、温湿度控制、电力供应和电磁防护等十个控制点。

(二) 网络安全

网络安全为信息系统在网络环境的安全运行提供支持。一方面,确保网络设备的安全运行,提供有效的网络服务;另一方面,确保在网上传输数据的保密性、完整性和可用性等。由于网络环境是抵御外部攻击的第一道防线,因此必须进行各方面的防护。对网络安全的保护,主要关注两个方面:共享和安全。开放的网络环境便利了各种资源之间的流动、共享,但同时也打开了"罪恶"的大门。因此,必须在二者之间寻找恰当的平衡点,使得在尽可能安全的情况下实现最大程度的资源共享,这是我们实现网络安全的理想目标。

网络安全主要关注的方面包括:网络结构、网络边界以及网络设备自身安全等,具体的控制点包括:结构安全、访问控制、安全审计、边界完整性检查、入侵防范、恶意代码防范和网络设备防护等七个控制点。

(三) 主机安全

主机安全是包括服务器、终端/工作站等在内的计算机设备在操作系统及数据库系统层面的安全。终端/工作站是带外设的台式机与笔记本计算机,服务器则包括应用程序、网络、Web、文件与通信等服务器。主机系统是构成信息系统的主要部分,其承载着各种应用。因此,主机系统安全是保护信息系统安全的中坚力量。

主机系统安全涉及的控制点包括:身份鉴别、安全标记、访问控制、可信路径、安全审计、剩余信息保护、入侵防范、恶意代码防范和资源控制等九个控制点。

(四) 应用安全

通过网络、主机系统的安全防护,最终应用安全成为信息系统整体防御的最后一道防线。在应用层面运行着信息系统的基于网络的应用以及特定业务应用。基于网络的应用是形成其他应用的基础,包括消息发送、Web 浏览等,可以说是基本的应用。业务应用采纳基本应用的功能以满足特定业务的要求,如电子商务、电子政务等。由于各种基本应用最终是为业务应用服务的,因此对应用系统的安全保护最终就是如何保护系统的各种业务应用程序安全运行。

应用安全主要涉及的安全控制点包括:身份鉴别、安全标记、访问控制、可信路径、安全审计、剩余信息保护、通信完整性、通信保密性、抗抵赖、软件容错和资源控制等十一个控制点。

(五) 数据安全及数据备份

信息系统处理的各种数据(用户数据、系统数据、业务数据等)在维持系统正常运行上起着至关重要的作用。一旦数据遭到破坏(泄露、修改、毁坏等),都会在不同程度上造成影响,从而危害到系统的正常运行。由于信息系统的各个层面(网络、主机、应用等)都对各类数据进行传输、存储和处理等,因此,对数据的保护需要物理环境、网络、数据库和操作系统、应用程序等提供支持。各个"关口"把好了,数据本身再具有一些防御和修复手段,必然将对数据造成的损害降至最小。

另外,数据备份也是防止数据被破坏后无法恢复的重要手段,而硬件备份等更是保证系统可用的重要内容,在高级别的信息系统中采用异地适时备份会有效的防治灾难发生时可能造成的系统危害。

点滴积累

1. 网络安全威胁的类型主要有物理威胁、软件漏洞和计算机病毒。

2. 信息系统安全等保护基本要求主要从物理安全、网络安全、主机安全、应用安全和数据安全几个层面提出。

3. 等级保护的基本原则包括: 自主保护原则、同步建设原则、重点保护原则和适当调整原则。

（齐 峰）

目标测试

简答题

1. 软件测试过程分为几个阶段? 各阶段的主要任务是什么?

2. 黑盒测试的主要目的是什么? 在软件测试的哪个阶段使用黑盒测试?

3. 软件测试工具分类? 每一类工具有什么特点?

4. 简述信息系统安全等级保护的概念和基本原则。

第十一章

ER-11章PPT

临床信息管理系统实施与运行维护

学习目标

学习目的

通过学习临床信息管理系统实施与运维的相关内容，掌握临床信息管理系统实施的步骤，运维的目的和内容，以及临床信息管理系统的文档管理。本章的学习，指导学生在实习见习中顺利完成临床信息管理系统维护工作。

知识要求

1. 掌握临床信息管理系统实施的步骤，系统基础数据准备的阶段，系统转换的方式、优缺点和适用情况；临床信息管理系统维护类型；DAS、NAS、SAN 的优缺点和适用环境，RAID 的特点。

2. 熟悉临床信息管理系统的系统环境实施工作内容；临床信息管理系统运行维护的目的、内容、组织与制度；容错技术、容灾技术的基本概念。

3. 了解临床信息管理系统实施人员组织，人员培训的对象和内容；临床信息管理系统评价的目的和内容；RAID 的级别。

能力要求

熟悉临床信息系统的实施方案的编制，临床信息系统运行维护的内容及步骤。能完成临床信息系统的日常维护工作。熟悉常用的容错容灾技术的优缺点和适用范围。

导学情景

情景描述：

某新建三甲医院建设临床信息管理系统，包括门急诊系统、住院系统、医生工作站、电子病历系统、影像信息系统、实验室信息系统等。系统在医院正式上线实施和长期运行，信息技术人员要完成相关工作任务。

学前导语：

系统实施是新系统投入使用的过程，系统运维是系统长期平稳运行的保证。本章我们将学习临床信息管理系统实施和运维过程中的工作内容。

临床信息管理系统在经过系统规划、系统分析、系统设计之后，就进入系统实施阶段，在系统投入运行后进入运行维护阶段。系统实施阶段是实现新系统的过程，系统运行与维护是为了保证系统能高效平稳的使用而采取的各种措施，是一个长期的工作。

第一节　临床信息管理系统实施

▶▶ 课堂活动

　　作为系统实施工程师，即将在医院实施新的临床信息管理系统。这时的主要工作有哪些？怎么保证系统顺利上线？

　　临床信息管理系统是一个庞大的系统工程，关系到医院软硬件资源、网络环境的支持，各部门、各科室、各层次医务人员和管理人员的协调配合，准确规范的管理规章制度的保证。为了确保临床信息管理系统顺利实施，需要坚持"总体规划，分步实施"的原则，逐步完善和发展。

　　临床信息管理系统实施步骤主要包括确定建设人员组织、制定实施细则、系统环境实施、基础数据准备、修改测试、人员培训、系统转换和系统验收八个阶段。

一、确定人员组织

　　包括建立临床信息管理系统实施领导小组、组建一个项目实施团队、建立医院信息部门。

（一）临床信息管理系统实施领导小组

　　由医院院长、信息化项目团队负责人和各行政部门负责人组成。根据系统实施的需要召开会议，研究讨论并作出决议。主要任务有：全面领导、协调、监督实施工作的顺利进行；组建项目工程实施组；研究制定系统实施规划，确认实施方案；监督实施进度；合理分配人力、物力、财力资源；研究制订实施所需的指示、规章制度、办法等；协调医院各部门之间的关系，明确各部门在系统实施过程中的职责与任务以及系统实施后期的考核与验收等工作。

（二）临床信息管理系统项目实施团队

　　作为一个临时性的技术机构，是领导小组的日常办事机构，在临床信息管理系统的实施期间，全面负责项目的组织和执行。该小组的成员应包括信息系统技术负责人、计算机专业技术人员和医院各部门的信息管理小组负责人。其中计算机专业技术人员应能完成网络、系统软件、数据库管理、硬件维修与支持以及应用软件开发与运行等相关技术支持；各部门的信息管理小组负责人也应是既熟悉本部门业务流程，又掌握一定计算机信息技术的业务骨干。项目实施团队的主要任务是：及时向领导小组汇报项目进展情况；实现医院信息标准化，准备各类分类编码字典；制定详细的实施计划和时间表，并按实际情况及时调整计划；配合软件供应商完成系统需求调查；及时发现项目实施过程中发生的问题，提出解决方案；组织对应用人员的培训。

　　临床信息管理系统实施前后组织架构如图 11-1 所示。

二、制定实施细则

　　临床信息管理系统建设实施细则应由信息化项目团队负责人组织各信息系统建设工程师编制，

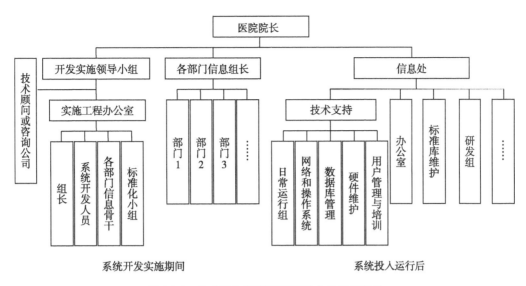

图 11-1　临床信息管理系统建设人员组织架构

实施细则应符合医院的特点,在系统实施前完成。实施细则编写要求严格执行国家、地方的规范及标准并考虑项目自身的特点,尽可能对专业方面的技术指标量化、细化,使其更具有可操作性。还可在关键点、实施难点设置"质量控制点",在工程过程中设置一些容易检测和纠正的标志性控制点,并为每个控制点确定检测标准,即该控制点的目标。

　　一般情况下是按专业分工编制建设实施细则,对不同专业有不同的信息系统建设技术,不同阶段有不同的信息系统建设手段。

三、系统环境实施

　　系统环境的实施就是系统实施配置方案进行硬件设备购置、连接、软件安装及系统环境调试等工作。系统环境是系统实现的基础。

　　(一)设备购置

　　设备购置应该由专业技术人员充分论证,根据系统设计中拟定的机器型号和配置清单进行。系统需要的关键设备包含:服务器、中心交换机、楼层交换机、集线器、用户工作站等。对目前系统中运行情况良好,与新系统没有冲突的设备和软件可以加以保留,但要重点考虑设备的质量和稳定性。在购买新设备时,应尽量选择知名品牌的产品,以保证日后信息系统的稳定。如果硬件频繁出现故障,将会对系统造成破坏或数据丢失,带来无法弥补的损失。同时还要考虑购买一定数量的备用设备,如交换机、集线器等。一般医院不具备硬件设备特别是服务器与交换设备的维修能力,一旦出现问题,很难在需要时间内将设备维修好。所以储备一定数量的完好设备,可以有效地应付突发性网络故障。

　　(二)服务器与数据库安装

　　设备购置到货后,由医院信息技术人员和硬件供应商根据系统设计的方案,决定设备的分布位置和连接方式进行安装连接调试。服务器与数据库安装是指在硬件服务器安装并调试完成后,在服务器上安装操作系统和数据库软库,配置相关参数,使服务器能够以良好的运行稳定性和运行效率支持信息系统的运行。

(三) 软件安装

待服务器安装、配置完成后,由医院信息技术人员在客户端机器上装入应用系统的软件环境,如操作系统、数据库管理系统以及各种辅助的工具软件等。应注意软件与硬件及不同软件间的兼容关系,还要根据业务科室的不同需要安装不同模块的客户端软件,并配置参数,使客户端软件数据能正确、及时的保存到服务器数据库中,并实现数据共享。这个环节是数据准备、应用培训、系统试运行以及正式运行的基础。

(四) 系统环境调试

硬件与软件都安装完成后,要由专业技术人员对系统的整个软硬件环境进行调试。如为了方便业务部门操作或输出特殊内容、格式的文件,需要对客户端各种打印机、扫描枪等硬件进行调试。系统环境的调试是对系统环境的最后检验,检查系统的性能指标是否与设计相符,是否能满足实际需要。

四、基础数据准备

数据是系统运行的基础,数据准备的好坏直接影响各应用系统能否顺利运行。医院应该充分重视,安排专人负责联系、协调、组织数据字典的收集准备工作。主要包括数据采集、录入和验收三个阶段,需要对基础数据进行收集、整理、校验、录入、核对和修改。

(一) 数据采集

主要是人工采集,其难点是内容多且杂,采集时间长,占用人力多。需要注意:①负责各数据字典采集的人员应是今后字典的直接维护人员,从而保证字典内容的准确性与完整性。如:职工主索引由人事部门来完成,医疗收费项目字典应由物价处与各诊疗科室协作完成等。②分工进行数据收集的部门或人员,应该将采集的数据汇总,集中检查,避免存在重复或遗漏的情况。③把采集的数据根据要求进行初步整理,并完整保留,以备检查核对。

(二) 数据录入

数据录入可挑选有初步计算机知识、打字速度快、准确率高的人来做。但需要不断与相应数据采集人员进行交流,以便及时发现错误,还要能够随时处理变化数据,为将来的维护使用工作做好准备。录入时还需要挑选录入人员熟悉的录入工具软件,以提高录入效率。数据录入完成后,安排专人检查核对,改正错误。

(三) 数据验收

用户核对数据字典后,由系统工程师检查数据是否满足系统的要求,如有修改则及时调整。验收检查主要是针对数据的结构及编码规则,关于数据具体含义的正确性由用户把关。

五、修改测试

由信息技术人员根据需求分析的结果对模块进行修改测试。先是各模块的单元测试,所有模块的单元测试完成后再进行系统整体的集成测试。整个过程要由各科室业务骨干人员参与配合,完善系统各模块功能。

六、人员培训

临床信息管理系统的用户是医院医务工作人员,只有做好培训工作,提高用户的信息素质和使用新系统的能力,才能使系统实现平稳过渡,充分发挥新系统的性能。根据用户的计算机知识和在系统使用时的工作不同,培训一般分成:

(一) 系统管理员培训

此培训面向医院内的计算机技术人员,他们负责后台数据库的维护、日常数据的维护、服务器的维护等。培训由信息系统开发公司的专职系统管理人员组织培训,其目的是使医院的系统管理员具有在系统正式运行时对最终用户提供技术支持的能力。培训内容应包括:操作系统和数据库的知识与操作、各子系统的功能划分和基本流程、系统的后台作业设计与任务内容、系统安全设计与实现策略、数据转移与备份方法、系统实现中的常见问题与解决办法。

系统管理员的工作是整个系统安全稳定与正常运转的重要保障。系统管理员除了要在培训中提高专业技术水平,还需要在日常的工作中积累经验,认真钻研,从而能独立、迅速的解决临床信息管理系统常见问题。

(二) 系统用户培训

该培训面向医院内各子系统的系统操作人员,可以由医院信息技术人员或信息系统开发公司完成。培训应在与日后实际工作环境相一致的软件环境和数据环境中完成。主要培训内容包括:相关子系统操作方法、系统操作中的常见问题与解决办法、系统管理规章制度。

该阶段培训人员多而广,牵涉到医院各部门,而且培训效果直接关系到日后对系统的使用,因此应充分重视。在培训过程中,注意合理安排各子系统的培训顺序。例如对于住院部分,先培训住院患者管理,再培训医嘱管理,然后培训住院药房。这样,每个子系统培训时,都可利用上期培训的有关数据,使培训工作连贯起来。还应该计划好被培训人员自己练习的时间,让用户在实际操作中发现问题、解决问题、熟悉系统。

系统用户的培训是系统得以正常运行的必要条件。通过培训,使院内各部门操作人员能够利用新系统完成日常工作;医院管理人员能利用新系统了解工作情况,并进行有效的管理、控制;医院领导能够使用新系统掌握单位状况、辅助决策。

七、系统转换

完成相关的培训及有关准备工作,就可以准备将旧系统向新系统转换。系统转换任务是要完成新旧系统数据转换、系统运行环境转换、资料建档与移交等工作,保证新老系统能平稳、可靠地交接,最后,新系统正式投入使用取代旧系统。系统转换工作需要系统开发单位与医院密切配合,制定严密计划,保证系统成功转换。系统转换的方式有以下三种:

(一) 直接转换

直接切换就是新系统验收测试通过后,直接投入运行,同时终止老系统运行,中间没有过渡期。

这种方法的优点是转换快,节省投资费用。缺点是具有一定风险,对于数据处理较为复杂的系统来说,容易转换失败,造成重大损失。这种方式适用于规模较小的系统或老系统已完全不能满足需要时。为了防止直接转换失败带来麻烦,可以先做好初始数据的备份,老系统取消前可暂时处于待运行的状态。经过一段时间确认新系统运行正常后再取消旧系统。

(二) 并行转换

并行转换是新旧系统有一段并行期,最好是一个财政年度。在并行期内,新旧系统并存,各自运行。经过新旧系统处理的结果相互验证,新系统经过考验期的验证证明正确无误且运行可靠后,再终止旧系统的运行。这个过程还可以让医院各部门熟悉新系统的环境和实际使用方法,顺利转换。这种转换方式安全,风险小,并保证了转换期间工作不间断。缺点是由于两个系统要同时运行一段时间,人、财、物力投入较大。这种方法适合系统规模较大或要求比较高的情况,并行时间不宜过长。

(三) 分阶段转换

分阶段转换是指分期分批转换系统的方式。首先在一部分子系统进行试点,成功后再逐步推广到其他模块,分几个阶段完成整个系统的转换。优点是转换成本不高,新旧系统转换过渡比较平稳,还避免了并行转换的高投入和直接转换的高风险。大型信息系统往往采用这种方式。缺点是时间比较长,新旧系统之间的数据使用和转换太麻烦。这种转换方式,应该注意新旧系统互相提取数据时,解决好系统间的接口问题。而且先期转换部分的成败对后续工作影响很大,必须选好新旧系统转换的突破口,综合考虑分批转换的先后顺序。

八、系统验收

一般系统正式运行满一个月,实施双方将对系统进行最终确认,即医院按合同条款组织验收工作。医院与信息系统开发公司共同商定验收方案,并相互配合进行工程验收,发现技术问题及时解决。信息系统开发公司交付信息系统最终配置方案、用户操作手册,双方签署最终项目报告书,向医院高层通报最终实施情况。系统验收代表项目的阶段性完成,验收后进入系统维护期。

点滴积累 ∨

　　1. 临床信息管理系统实施的步骤　确定建设人员组织、制定实施细则、系统环境实施、基础数据准备、修改测试、人员培训、系统转换、系统验收。

　　2. 系统转换的方式　直接切换、并行转换、分阶段转换。

第二节　临床信息管理系统运行维护

临床信息管理系统在完成系统实施、投入正常运行之后,就进入了系统运行与维护阶段。系统运维是一个长期的工作,从系统投入运行开始至被更新或淘汰的整个系统生命周期内,始终离不开系统运维。现在医院信息工作逐渐由系统建设转向运维管理,系统高效稳定运行、数据的准确与安全、做好信息服务成为了重心。

一、临床信息管理系统运维目的

临床信息管理系统的运维目的是排除系统故障，确保系统可靠运行。主要包括优化新系统的功能，并随着业务变化做微调整；消除软件中潜在的错误。还要根据用户的新需求和环境的变化进行改善和提高或增加新的功能，以充分发挥作用。避免由于维护不当，造成重复投资和不必要的人力、物力、财力资源的浪费。

二、临床信息管理系统维护类型

根据维护的作用与意义的不同，临床信息管理系统维护通常可分为以下几个类型：

（一）纠错性维护

由于系统可能存在隐藏错误，会在系统运行的实际应用过程中暴露出来，系统发生异常或故障不能正常运行时，诊断和修正系统中的错误，使系统尽快投入正常运行的维护称之为纠错性维护。纠错性维护的特点具有突发性，一般无法预估，而且要求能快速解决。如果遇到非常重要的错误，甚至可能会影响整个系统的正常运行，这类维护工作必须迅速分析故障，并制订计划进行修改，还要进行复查和控制。

（二）完善性维护

在系统的使用过程中，用户会提出新的功能需求或要求对现有功能中个别不满意的地方要求改进，希望对系统的某些性能改善。这类维护属于完善性维护。例如：为医院临床信息管理系统增加一个新的模块、某个业务流程有了变化、调整用户界面等。随着用户对系统的使用和熟悉，这种维护经常需要，在整个维护工作中所占比重较大，也关系到系统开发的质量。这方面的维护要有计划、有步骤完成，还要注意将相关的文档资料加入到系统分析和设计阶段相应的文档中。

（三）适应性维护

系统运行的外界环境在不断变化，为改善系统硬件环境和运行环境，用户提出对系统进行更新换代的需求。为使系统适应环境的变化而进行的维护工作称之为适应性维护。现在计算机硬件的更新周期越来越短，操作系统和其他应用软件不断更新，医院临床信息管理系统的使用寿命还在延长，因此系统不能适应新的应用环境。另外机构的调整、管理体制的改变、数据与信息需求的变更等都需要对系统进行适应性维护。

（四）预防性维护

指在可能发生的错误尚未发生前进行的系统维护。这是一种主动的维护，可以避免一些可预见错误的发生。对使用周期长、有生命力的软件，即使目前能正常使用，也要根据发展趋势主动进行维护或优化，这样可以为未来的修改与调整奠定更好的基础。预防性维护在各种维护工作中所占的比重较少。

三、临床信息管理系统运维内容

▶▶ **课堂活动**

医院的新临床信息管理系统顺利上线，在以后长期的运维阶段，需完成哪些工作以保证系统平稳运行？

（一）环境管理

环境包括计算机、网络机房环境以及设置有网络终端的办公环境,明确环境安全管理的责任部门或责任人。环境管理包括支持系统软硬件设备运行的必需条件和工作人员的管理。

1. 指定专门的部门或人员定期对机房供配电、空调、温湿度控制等设施进行维护管理。

2. 配备机房安全管理人员,对机房的人员出入、服务器的开机或关机等工作进行管理。

3. 建立机房安全管理制度,对有关机房物理访问、物品带进、带出机房和机房环境安全等方面的管理作出规定,对重要区域设置门禁控制手段,或使用视频监控等措施。

4. 加强对办公环境的保密性管理,包括工作人员调离办公室应立即交还该办公室钥匙和不在办公区接待来访人员等。

（二）资产管理

资产管理是将资产作为信息系统的组成部分,从安全和信息系统角度对资产进行管理,按其在信息系统中的作用进行管理。包括与信息系统相关的各类资产的管理及制度。

1. 编制系统资产清单,包括资产责任部门、重要程度和所处位置等内容。

2. 建立资产安全管理制度,规定信息系统资产管理的责任人员或责任部门,并规范资产管理和使用的行为。

（三）介质管理

包括对承载临床信息系统数据的存储介质,如硬磁盘机、磁盘阵列、光盘等的管理。

1. 确保介质存放在安全的环境中,对各类介质进行控制和保护,并实行存储环境专人管理。

2. 对介质归档和查询等过程进行记录,并根据存档介质的目录清单定期盘点。

3. 加强对涉外维修、敏感数据销毁等过程的监督控制,对需要送出维修或销毁的介质,首先清除其中的敏感数据,防止信息的非法泄露。

4. 根据所承载数据和软件的重要程度对介质进行分类和标识管理。

（四）设备管理

包括信息系统相关的各种设备管理维护与管理制度。

1. 对信息系统各种设备、线路等指定专门的部门或人员定期进行维护管理。

2. 建立基于申报、审批和专人负责的设备安全管理制度,对信息系统的各种软硬件设备的选型、采购、发放和领用等过程进行规范化管理。

3. 对终端计算机、工作站、便携机、系统和网络等设备的操作和使用进行规范化管理,按操作规程实现关键设备的启动/停止、加电/断电等操作。

（五）网络安全管理

网络安全是信息系统安全运行的基础,从网络的连通性、网络性能、监控管理三个方面实现对信息系统的运维管理。包括维护信息系统网络软硬件安全及规范管理。

1. 指定人员对网络进行管理,负责运行日志、网络监控记录的日常维护和报警信息分析和处理工作。

2. 建立网络安全管理制度,对网络账号管理、安全配置、日志保存时间、安全策略、升级与安装系统补丁、口令更新周期等方面作出规定。

3. 根据企业提供的软件升级版本对网络设备进行更新,并在更新前对现有的重要文件进行备份。

4. 定期对网络系统进行漏洞扫描,对发现的网络系统安全漏洞进行及时的修补。

5. 对网络设备的配置文件进行定期备份,对设备的运行数据进行记录,形成报表进行统计分析,便于进行网络系统的分析和故障的提前预知。

6. 保证所有与外部系统的连接均得到授权和批准。

（六）系统安全管理

影响系统安全有自然因素、硬件及物理因素、软件因素和人为及管理因素等。系统安全管理是为了防范这些因素影响信息系统的运行而采取的安全保护措施,包括:

1. 根据业务需求和系统安全分析确定系统的访问控制策略。

2. 定期进行漏洞扫描,对发现的系统安全漏洞及时进行修补。

3. 安装系统的最新补丁程序,在安装系统补丁前,应首先在测试环境中测试通过,并对重要文件进行备份后,方可实施系统补丁程序的安装。

4. 建立系统安全管理制度,对系统安全策略、安全配置、日志管理和日常操作流程等方面作出规定。

5. 依据操作手册对系统进行维护,详细记录操作日志,包括重要的日常操作、运行维护记录、参数的设置和修改等内容,严禁进行未经授权的操作。

6. 定期对运行日志和审计数据进行分析,以便及时发现异常行为。

（七）恶意代码防范管理

恶意代码是一种程序,通过把代码隐蔽地镶嵌到另一段程序中,达到破坏被感染电脑数据的安全性和完整性的目的。恶意代码可以分成:病毒,木马,蠕虫、移动代码和复合型病毒。恶意代码防范管理应包括:

1. 提高所有用户的防病毒意识,告知及时升级防病毒软件,在读取移动存储设备上的数据以及网络上接收文件或邮件之前,先进行病毒检查,对外来计算机或存储设备接入网络系统之前也应进行病毒检查。

2. 指定专人对网络和主机进行恶意代码检测并保存检测记录。

3. 对防恶意代码软件的授权使用、恶意代码库升级、定期汇报等作出明确规定。

（八）密码管理

使用符合国家密码管理规定的密码技术和产品。

1. 严格执行密码管理制度,保障密码强度,定期更换。

2. 服务器系统密码、数据库密码由专人分头保管。

3. 负责密码管理的人员因故外出时,应交由上级或上级委任人员管理,密码管理人员回岗位时,应及时收回密码并更换。

（九）变更管理

1. 确认系统中要发生的重要变更,并制订相应的变更方案。

2. 系统发生重要变更前,应向主管领导申请,审批后方可实施变更,并在实施后向相关人员通告。

（十）备份与恢复管理

备份与恢复管理是保证系统数据安全的重要手段。包括:

1. 识别需要定期备份的重要业务信息、系统数据及软件系统等。

2. 规定备份信息的备份方式、备份频度、存储介质、保存期等。

3. 根据数据的重要性及其对系统运行的影响,制定数据的备份策略和恢复策略,备份策略指明备份数据的放置场所、文件命名规则、介质替换频率和数据离站运输方法。

（十一）安全事件处置

1. 报告所发现的安全弱点和可疑事件,但任何情况下用户均不应尝试验证弱点。

2. 制定安全事件报告和处置管理制度,明确安全事件类型,规定安全事件的现场处理、事件报告和后期恢复的管理职责。

3. 根据国家相关管理部门对计算机安全事件等级划分方法和安全事件对本系统产生的影响,对本系统计算机安全事件进行等级划分。

4. 记录并保存所有报告的安全弱点和可疑事件,分析事件原因,监督事态发展,采取措施避免安全事件发生。

（十二）应急预案管理

做好应急预案管理,可以提高保障信息安全和处置突发信息安全事件的能力。

1. 在统一的应急预案框架下制定不同事件的应急预案,应急预案框架应包括启动应急预案的条件、应急处理流程、系统恢复流程、事后教育和培训等内容。

2. 对系统相关的人员进行应急预案培训,应急预案的培训应至少每年举办一次。

（十三）文档管理

文档是记录人们思维活动及其结果的文字资料,是系统开发使用和维护的必备资料,是系统维护人员的工作指南,也是开发人员与用户交流的工具。临床信息管理系统文档管理应注意:

1. 完善文档管理制度,文档标准化、规范化。明确系统开发运行和维护人员在文档建立和使用工作中应承担的责任和任务,制定文档借阅记录的登记制度、文档使用权限控制规则等。

2. 确保文档一致性与可追踪性。保持系统程序与文档的一致性和可追踪性,文档集中统一管理,分类分版本存放,区分标识,方便用户或开发人员查找核对。

3. 文档管理手段现代化,实现文档一体化管理。电子文档是实现文档一体化管理的基础,充分利用各种软件工具,如文字处理软件、图形工具、文档自动生成工具等,加快系统开发进度,保证系统开发质量。

四、临床信息管理系统运维组织与制度

（一）设置信息管理部门，确定人员队伍

各医院必须建立专门的信息管理与技术支持部门，一般叫做信息中心或信息处（科）。它的主要工作为负责系统日常的运行和技术支持，包括硬件、软件、操作系统、数据库、网络管理、用户管理与培训等；监督、检查、协调各科室、各部门信息系统的运作情况；制定新的规章制度与奖惩办法；提出信息系统运行相关的人、财、物的计划、建议和意见；拓展信息系统的应用广度与深度，开发新的信息应用项目。

1. 系统管理人员　系统管理人员的职责是系统的全面技术管理以及其他人员的协调工作，从而保证医院整个系统正常、高效、安全地运转。系统管理人员拥有信息系统行政管理职能，应该由熟悉本院事务管理，并熟练掌握信息技术的人来担任。

2. 系统维护人员　系统维护人员负责系统日常的运行和技术支持，包括硬件维护人员、软件开发维护人员、数据库维护人员和网络维护人员。

硬件维护人员主要职责是对全院系统中计算机的技术管理、设备保养、维修等，以保证系统的计算机设备正常运行，及时解决使用过程中出现的技术问题，为系统的运行提供一个良好的环境和基础。

软件开发维护人员主要职责是与用户沟通，接受用户提出的新要求，开发或完善应用系统，并负责应用系统软件的运行维护工作，保证系统的程序处于良好的运行状态，适合用户和发展的需要。

数据库维护人员主要负责系统中的数据安全性、完整性和一致性。主要包括数据备份、恢复及错误数据的更正等数据库维护，并负责数据库中数据字典的建立与维护。临床信息管理系统要求每天 24 小时、每周 7 天不间断地运行，需要保证数据的稳定性，还经常要纠正错误数据、更新数据。数据库的正确与及时的维护，直接影响到系统的正常运行，需要专人专职进行数据库维护。因为数据库中包含大批标准数据，数据库管理人员应该留有系统开发与实施中数据标准化小组的成员。

网络维护人员主要负责医院主干网的网络设备（路由器、交换机等）和光纤线路的维护、运行和管理；网络信息服务系统的建立、运行和维护；各科室局域网的规划、设计和技术支持等工作。临床信息管理系统是一个联机系统，稳定的网络环境是系统发挥作用的基础。

（二）制定规章制度

临床信息管理系统的运行维护是一个长期的、复杂的系统工程，除了强大的技术支持，完善的规章制度是实行系统管理与维护的保证。信息系统相关制度应该包括系统中人员的组成与分工、管理程序、工作内容与职责、系统的使用环境及其保护措施、系统操作人员的守则、纪律条例、系统的操作规范，还有工作考核与奖罚制度、人事制度等相关辅助制度。

五、临床信息管理系统评价

临床信息管理系统评价贯穿系统整个生命周期各个阶段，如系统分析阶段的可行性分析评价、系统设计阶段的系统设计方案评价。实施阶段和运维阶段要进行性能、应用和经济方面的评价。

（一）系统评价的目的

系统评价的目的是要对系统进行全面评价,考察和评审新系统是否达到了预期目标,技术性能是否达到设计要求,经济效益是否理想。根据评价结果,提出系统的进一步改进意见,并形成系统评价报告。从而使系统更加完善,可以产生更大的经济效益。

评价目的还应该包括临床信息管理系统的实施和运维给医院组织和管理带来的影响。临床信息管理系统是医院利用计算机软、硬件技术、网络和数据库技术等,通过现代管理理念对卫生信息资源的深度开发和广泛利用,优化医院的组织结构、管理模式和管理制度,进而提高医院管理水平和经济社会效益。

（二）系统评价的内容

临床信息管理系统评价主要包括:明确系统方案的目标体系、确定评价项目和指标体系、制定评价方法、可行性研究、技术经济评价和综合评价等几个步骤。评价的内容可以从三方面考虑:系统的性能评价、系统的管理效果评价和系统的经济评价。

1. 系统的性能评价 系统的性能评价指标包括系统的可靠性、高效性、可维护性、易用性、可移植性和可扩展性等。性能评价指标主要是评价系统的技术能力。其作用是检查系统的实际效能,判断其完成情况,找出不足之处,为以后的更新提供依据。

系统的可靠性是指系统软、硬件可靠性和数据可靠性,以及系统的安全保密性。应采取多种安全保护措施来保障系统的安全,通过与系统直接相关的技术手段防止事故产生,同时还需要有行政管理、法律制度保证以及其他物理措施。

系统的高效性是指系统平均无故障时间、联机作业响应时间、数据处理速度和信息吞吐量等指标。

系统的可维护性是指维护人员为纠正系统错误或缺陷以及满足新的需求而理解、修改和改进系统的难易程度。要求整个系统的模块化程度要高,系统设计和实施达到易于操作、易于修改。

系统的易用性是指考虑到用户的需求,系统应该具有友好的界面和简便快速的使用方法。系统的易用性会影响用户对系统的接受度和满意度。

系统的可移植性是指现有系统能通过很少的工作量就能移植到新的软、硬件环境中去。良好的可移植性可以延长系统的生命周期。它要求在设计过程中采用通用的程序设计语言和运行支撑环境,并遵循相关国际、国内标准。

系统的可扩展性是指系统能适应用户需求等客观因素变化的能力,可以根据需要进行系统的性能和功能的增加,同时还能适应不同的硬件接口或操作系统。

2. 系统的管理效果评价 好的管理效果反映医院管理水平的提高。表现在组织结构、管理模式和管理制度的合理化和医院业务流程最优化,提高医院管理效率,降低医务人员的工作强度。评价系统的管理效果时主要从领导、管理人员、操作者对系统的满意程度、对业务流程的管理深度、医院管理水平的变化、对医院领导的决策参考作用,以及外部环境对系统的评价等几个方面展开。

3. 系统的经济评价 系统的经济评价包括直接经济效益和间接经济效益评价。经济效益评价主要采用成本(费用)/效益分析法。

直接经济效益主要取决于下列要素:系统正式投入运行后,因合理利用现有的资源带来的材料或经费的节约;系统运行费用的降低,包括消耗性材料费、系统投资折旧费、硬件维护费以及其他费用;"跑冒滴漏"现象的控制减少医院损失等。

间接经济效益是指临床信息管理系统运行间接给医院带来的收入增加。主要包括医务人员工作效率提高,住院患者平均住院日、门诊患者人均就诊时间的缩短,单位时间内收治更多的患者,提高了经济效益;患者满意度提高,医院形象提升,吸引更多的患者前来就医;医院各项管理更规范透明,管理水平提高,住院患者欠费率、药品破损、报废率、门诊处方流失率等降低带来的经济效益。这种效益的影响因素复杂,在评价的时候也应全面考虑。

> **点滴积累** ⋁
>
> 1. 系统维护类型　纠错性维护、完善性维护、适应性维护、预防性维护。
> 2. 系统运维内容　环境管理、资产管理、介质管理、设备管理、网络安全管理、系统安全管理、恶意代码防范管理、密码管理、变更管理、备份与恢复管理、安全事件处置、应急预案管理、文档管理。
> 3. 系统评价内容　性能评价、管理效果评价、经济评价。

第三节　临床信息管理系统容错容灾技术

随着医院信息化建设的普及和深入,临床信息管理系统的成熟与完善,医院业务运行对信息系统的依赖性越来越高。一旦信息系统出现问题或遇到意外突发情况,造成的损失不可估量,所以,信息安全问题不容忽视。容错容灾技术是信息安全保障的重要技术,近些年来,获得了飞速发展和广泛应用。

一、概述

容错技术:就是当由于各种原因在系统中出现了数据、文件损坏或丢失时,系统能够自动将损坏或丢失的文件和数据恢复到发生事故以前的状态,从而保证系统能够连续正常运行的一种技术。

容灾技术:当突发性灾难如火灾、水灾、地震、战争等不可抗拒的自然灾难以及计算机犯罪、恐怖事件等人为灾难发生时,在保证生产系统的数据尽量少丢失的情况下,保持生存系统的业务不间断地运行的技术。容灾技术包括数据容灾和应用容灾。

灾难恢复:指自然或人为灾难后,重新启用系统的数据、硬件及软件设备,恢复正常工作的过程。

当前主要应用的容错容灾技术有存储技术、备份技术、冗余技术、迁移技术、复制技术、双机备份技术、集群技术、数据快照技术、失效检查技术等。下面将主要介绍网络存储技术和独立磁盘冗余阵列(Redundant Array of Independent Disks,RAID)技术。

二、网络存储技术

网络存储技术根据存储网络架构划分,主要包括直连式存储(Direct Attached Storage,DAS)、网络附属存储(Network Attached Storage,NAS)和存储区域网络(Storage Area Network,SAN)几种主流的

网络存储架构。

（一）直连式存储

直连式存储（Direct Attached Storage，DAS）是一种直接与主机系统相连接的存储设备，如作为服务器的计算机内部硬件驱动。它将外置存储设备通过电缆（SCSI 或 FC 接口）直接连接到应用服务器上，其本身是硬件的堆叠，不带有任何存储操作系统。目前，DAS 是计算机系统中最常用的数据存储方法。

1. DAS 优缺点

（1）成本低，实施简单。设备成本低，管理比较简单，不需要专业人员维护。

（2）实现大容量存储和较快传输速率。DAS 解决方案的核心是磁盘阵列，可以提高存储容量的同时，还可以提高硬盘的读取性能，在磁盘系统和服务器之间具有很快的传输速率。

（3）实现数据与服务器系统分离。数据存放在磁盘阵列中，可以实现数据集中管理，当服务器出现故障时，不会造成数据丢失。

（4）资源利用率低。在这种连接方式下，每台服务器单独拥有自己的存储硬盘，容量再分配和管理比较困难。

（5）对服务器性能要求较高。DAS 的存储设备没有独立操作系统，依赖服务器主机操作系统对数据进行读写和存储维护，数据备份也需占用服务器主机资源。

2. DAS 适用环境

（1）服务器地理分布分散，采用其他网络存储方式非常困难。

（2）存储系统必须被直接连接到应用服务器。

（3）包括许多数据库应用和应用服务器在内的应用，需要直接连接到存储器上。

（二）网络附属存储

网络附属存储（Network Attached Storage，NAS）是一种包括存储设备和内嵌系统软件在内的专用数据存储服务器，它将分散独立的数据整合成集中化管理的数据中心，不同的主机和应用服务器可以访问，实现跨平台文件共享。设备都分配有 IP 地址，客户机可以在网络上存取数据，甚至在某些情况下，不需要任何中间介质客户机也可以直接访问。

1. NAS 优缺点

（1）配置简单，方便管理。NAS 设备支持多平台，用户通过网络支持协议可进入，无需改造即可用于混合 Unix/Windows NT 局域网内，不需要构建专网，较少的配置就可以实施运行。

（2）兼容性好，共享方便。因为使用的是标准的网络协议和标准的网络文件系统，不同企业的 NAS 产品可以集成在一起，支持多系统之间的数据共享。

（3）减少服务器负荷，降低成本。NAS 把存储功能从通用文件服务器中分离出来，既可减小服务器压力，也能显著改善网络的性能。同时优化软硬件功能，去除冗余的模块，降低存储设备的成本，提高设备性能。

（4）系统性能易受网络影响。NAS 存储数据通过普通网络传输，因此当网络上有其他大数据流量时，会严重影响系统性能，同时还存在数据泄露等安全问题。

（5）数据备份消耗带宽。NAS 需要使用网络进行数据备份和恢复。在文件备份时，网络设备除了必须处理正常的用户传输流外,还必须处理包括备份操作的存储磁盘请求。

2. NAS 适用环境

(1)NAS 设备适合于数据必须长距离传送的环境,是主要面向中小企业的简单、易用的存储解决方案。

(2)NAS 存储系统与应用服务器之间交换的是文件,而不是数据块,因此 NAS 存储系统产品比较适合于文件存储,不适合数据库应用。

(三)存储区域网络

存储区域网络(Storage Area Network,SAN)是依托光纤通道(fibre channel),通过光纤交换机连接存储阵列和服务器,建立专用数据存储的区域网络。网络速率可达千兆位,连接距离更远、吞吐能力更强、连通更可靠。

1. SAN 优缺点

(1)存储整合,数据统一高效管理。SAN 简化管理和集中控制,实现了存储整合,提供大容量存储设备数据共享,可以实现计算机与高速存储设备的高速互连。

(2)提高存储资源利用率。利用光纤通道技术可以有效传输数据块,有效提高存储资源利用率,优化管理成本。

(3)成本较高。光纤通道技术要求的特定设备价格昂贵。

2. SAN 适用环境　SAN 适用于存储量大的工作环境,包括银行、电信信息中心等。随着各种用户数据量的剧增,对存储的可用性、可扩展性提出更高的要求,SAN 的应用也更加广泛。

三、独立磁盘冗余阵列技术

独立磁盘冗余阵列(Redundant Array of Independent Disks,RAID,简称磁盘阵列)的概念,1987 年由美国加利福尼亚大学伯克利分校 David Patterson 教授提出,是指将多个独立的磁盘,通过一定算法,组合成一个容量巨大的存储系统,提供更高的存储性能和数据备份技术。它把相同的数据存储在硬盘磁盘的不同地方,储存冗余数据增加容错。RAID 通常是由在硬盘阵列塔中的 RAID 控制器或电脑中的 RAID 卡来实现。

(一)RAID 特点

1. 传输速率提高　RAID 在多个磁盘上同时存储和读取数据,从而大幅提高存储系统的数据吞吐量。在 RAID 中,可以同时让多个磁盘驱动器传输数据,而这些磁盘驱动器在逻辑上作为一个磁盘驱动器,所以 RAID 可以达到单个磁盘驱动器几倍、几十倍甚至上百倍的速率。

2. 提供容错功能　普通磁盘驱动器无法提供容错功能,RAID 容错是建立在每个磁盘驱动器的硬件容错功能之上的,所以它提供更高的安全性。在很多 RAID 模式通过数据校验,有较为完备的恢复措施,甚至是直接相互的镜像备份,大大提高了 RAID 系统的容错度,提高了系统的稳定冗余性。

(二)RAID 级别

RAID 技术根据不同的需求使用不同的技术,每种技术对应一种级别,不同 RAID 级别代表着不同的存储性能、数据安全性和存储成本。目前业界公认的标准级别是 RAID 0、RAID 1、RAID 2、RAID

3、RAID 4、RAID 5。

1. **RAID 0** RAID 0采用条带化技术,将数据分块写入多个磁盘,系统有数据请求时,多个磁盘并行的执行,每个磁盘执行属于它自己的那部分数据请求。这样可以充分利用总线的带宽,显著提高磁盘整体存取性能。它代表了所有RAID级别中最高的存储性能。

RAID 0的缺点是没有采用校验技术,不提供数据冗余,数据不具备安全性,一旦用户数据损坏,损坏的数据将无法得到恢复;只要有一个磁盘损坏,所有数据也将会损坏并无法恢复。

RAID 0适用于对性能要求较高,而对数据安全要求不高的应用,如图形工作站等。能满足个人用户提高硬盘存储性能的要求。

2. **RAID 1** RAID 1采用数据镜像技术,把用户写入磁盘的数据全部自动复制到另外一个磁盘上。RAID 1需要两个物理磁盘组建,一个为主磁盘,另一个为备份磁盘,数据写入主磁盘时,同时写入备份磁盘。它可以最大限度地保证用户数据的可用性和可修复性。

在所有RAID级别中,RAID 1提供最高的数据安全保障。但同时,数据读写速度略有降低,备份数据占了总存储空间的一半,所以磁盘空间利用率低,存储成本高。

RAID 1的高数据安全性,适用于存放重要数据,如服务器和数据库存储等领域。

3. **RAID 2** RAID 2把数据分成多个条块(单位为位或字节),存放在多个磁盘上,使用"海明码"技术来提供错误检查及数据恢复。这种技术可以在数据发生错误的情况下进行校正,保证正确的输出。同时,检查及恢复信息需要多个磁盘存放,技术较复杂。

RAID 2存取数据时,整个磁盘阵列里的各磁盘同时存取,因此它的数据传送速率相当高。RAID 2应用在需要连续存取大量数据的计算机,如进行影像处理或者CAD/CAM的工作站等,并不适用于一般的多用户环境、网络服务器。

4. **RAID 3** RAID 3与RAID 2类似,都是将数据条块化分布在磁盘上,RAID 3使用较简单的异或逻辑运算校验代替海明码校验,校验码在写入数据时产生并保存在另一个磁盘上。

RAID 3访问数据时一次处理一个带区,这样可以提高读取和写入速度。在一个硬盘阵列中,多个磁盘同时出现故障率的几率很小,使用RAID 3,安全性是有保障的。但与RAID 0相比,RAID 3在读写速度方面略慢。

RAID 3适合大文件类型且安全性要求较高的应用,主要用于图形(动画)等要求吞吐率比较高,如视频编辑、硬盘播出机、大型数据库等。

5. **RAID 4** RAID 4是带奇偶校验码的独立磁盘结构,以数据块为单位进行存储。在独立访问阵列中,每个磁盘都是独立运转,RAID 4对数据的访问也是按数据块进行的,I/O请求只需涉及组中两个硬盘(一个数据盘,一个校验盘),提高了小量数据I/O速度。RAID 4的特点与RAID 3相似,但失败恢复时,RAID 4的难度较大,控制器的设计难度很大,且访问数据的效率不太高。对于随机分散的小数据量I/O,固定的校验盘又成为I/O瓶颈,I/O必须一个一个的串行执行,不能并发完成。在实际使用中,逐步被RAID 5取代。

6. **RAID 5** RAID 5被称为分布式奇偶校验的独立磁盘结构,是使用最为广泛的一种,结构较复杂。RAID 5以数据块为单位将数据和对应的奇偶校验信息分别存储到不同的磁盘上,在所有磁盘上交叉地存取数据及奇偶校验信息。当其中一个磁盘数据损坏时,会利用剩下的数据和奇偶校验信息去重建磁盘数据,恢复被损坏的数据,从而提高 RAID 5 的可靠性。总的说来,RAID 5 的读出效率很高,写入效率一般,块式的集体访问效率较高。RAID 5 更适合于小数据块和随机读写的数据。

点滴积累

1. 网络存储技术: DAS、NAS、SAN。

2. RAID 的标准级别: RAID 0、RAID 1、RAID 2、RAID 3、RAID 4、RAID 5。

第四节　临床信息管理系统实施与运维案例

案例一:某医院电子病历系统实施案例

某新建二级医院,需要建设临床信息管理系统,信息系统包括医院信息系统(HIS)、电子病历系统(EMRS)、实验室信息系统(LIS)、医学影像归档与通信系统(PACS)、院长决策查询系统等。以电子病历系统为例,其实施方案如下:

一、项目概况

电子病历系统实现患者从门急诊入院就诊—住院—离院整个诊疗过程中的信息化采集、加工、存储、归档管理,实现患者就诊记录的电子化管理过程,要涵盖从门急诊到住院,从医生到护理,从临床到质量管理等各个方面的信息集成,包括对医嘱的管理、病历书写的管理、病历质量的管理,并且要完成与 LIS、PACS、HIS、病案管理系统之间的数据接口,实现信息的全面共享。

二、项目人员组织

(一)项目组织架构

信息系统实施项目组织架构如图 11-2 所示。

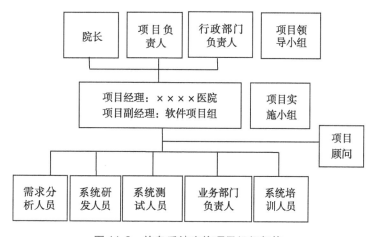

图 11-2　信息系统实施项目组织架构

（二）项目人员安排

信息系统项目人员安排如表 11-1 所示。

表 11-1　信息系统项目人员安排表

角色	职责
项目经理	负责上线管理工作,监督项目执行过程,把握项目质量,做好双方之间的协调沟通工作
项目副经理	负责现场项目管理与协调沟通工作,根据项目进度表进行项目进度的把握和调控,及时与院方进行现场沟通
需求分析人员	负责项目需求确认、反馈给公司研发人员,修改结果反馈给院方
系统培训人员	负责系统用户培训、使用指导
系统研发人员	负责项目客户化需求的修改、接口的调试工作
系统测试人员	负责项目修改程序的测试
业务部门负责人	负责相关用户手册、需求文档的整理工作

三、项目实施规划

（一）实施规划

由于医院信息化是一个周期长、工程复杂、多系统并存的项目,在建设过程中要考虑医院目前的实际情况,各个系统的衔接应该有序进行。同时要考虑尽量不要影响医院的正常业务流程,以及考虑到上线系统多,涉及部门、人员较多,应分步骤分系统逐步上线实施,如先上线电子病历、医护病历书写管理模块,然后逐步上线 HIS、电子医嘱功能模块,逐步推进。

（二）实施步骤

1. 完成医院基础电子病历系统建设　可先进行住院电子病历的建设,完成住院期间患者所有的病历文书的电子化管理过程,实现医护病历的书写、疾病上报、院感登记的电子化上报和监督管理。

实现电子病历的质量管理过程,建立电子病历的质量管理与安全管理机制,提供病历质量管理,为下一步电子病历的全院共享以及远程借阅和访问奠定基础。

2. 完成医院 HIS 以及电子医嘱的建设

（1）完成医院挂号、收费、住院登记、结算、药房药库、卫材管理体系的建立;

（2）完成农医保报销体系建设;

（3）完成银医卡接口工作;

（4）完成门急诊、住院电子医嘱建设;

（5）完成门急诊护士站的上线;

（6）完成住院护士站相关药品管理、费用管理的建设;

（7）完成手术室管理功能的建立。

3. 完成临床信息系统其他功能系统的建设

（1）完成住院临床路径、单病种管理、会诊管理建设；

（2）完成抗菌药物的使用管理建设；

（3）完成处方安全管理建设；

（4）完成病历的质量控制管理建设；

（5）完成医务科、护理部的管理功能建设；

（6）完成防保科关于疾病上报、院感等级管理的建设。

四、项目实施流程

信息系统项目实施流程如图 11-3 所示。

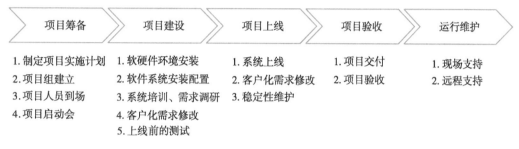

图 11-3　信息系统项目实施流程

（一）项目筹备

项目筹备阶段主要是根据医院实际情况制定医院可执行的实施方案，并与院方共同协商敲定项目的进场时间以及实施进度及安排，在项目筹备过程中，确定双方的项目负责人，建立双方的项目组，并在项目启动之后进场开展工作。建立项目组的高效的决策和解决问题的机制，以此保证项目有条不紊地进行。

（二）项目建设

项目建设阶段主要是项目人员进场后，硬件环境及网络到位后，进行软硬件环境的安装以及软件系统的配置，完成这一步之后，开展客户化需求分析、系统用户培训以及客户化需求的修改，在征集客户化需求时，与医院项目组进行沟通，所有需求经医院项目组相关负责人审核敲定之后方可进行修改。

在此阶段要落实各个系统之间的接口，完成各系统接口开发，并进行整合测试、系统测试，为系统的上线做好准备。

（三）项目上线

完成以上工作后，根据项目进度安排表，系统正式上线运行，系统上线之后根据用户的实际使用需求进行修改，以满足用户的使用。

（四）项目验收

项目运行稳定后，交付用户并进行项目验收。

（五）运行维护

完成项目验收后，本系统即进入日常使用及运行维护过程。

五、项目实施计划

（一）项目各阶段工作安排

信息系统项目各阶段工作安排如表 11-2 所示。

表 11-2 信息系统项目各阶段工作安排表

序	阶段性工作内容	主要工作任务	工作日	涉及人员
前期	人员准备、项目组筹建	1. 项目团队进场，与院方项目组见面； 2. 建立以院方领导为组长的项目组； 3. 明确各相关部门的职责、工作内容及责任人，共同商讨确定相关计划； 4. 需要医院提供相应的办公场所及办公设备，如打印机等，办公场所网络环境完善； 5. 需要医院提供培训所需的电脑、打印机设备，并安排固定的培训教室		医院项目组、软件项目组
第一步	完成医院相关基础资料维护、病历模版校对、完成手写体收集	1. 包括：科室、人员、角色、权限、病区、床位的资料； 2. 与各科室、医务科、分管领导校对系统病历模版，对于需要调整的模版及时性进行调整，并不断与各科负责人进行校对直到最终确认为止； 3. 完成医院各科室手写扫描体的收集整理	5	医院信息科、软件工程师、各科负责人
第二步	开始临床用户培训，主要以医生、护士为主	1. 完成临床医生、护士培训工作（采用整体培训加分科练习的模式）； 注：培训内容包括如何登录、退出、修改密码、患者登记、病历书写、模版创建、词汇创建、模版调用、打印、续打印操作。 2. 本次培训主要以病历书写为主；确保各科室学会病历的书写。学会病历的书写操作之后即回各科室练习使用	10	医院项目组、软件项目组、临床用户
第三步	病历书写上线	完成医生、护理病历培训工作外，可先开展病历书写功能的上线工作，因为60%的使用人员为临床用户，提前上线分解后期整体上线使用人员的压力，并且病历书写功能相对整体系统来说对整体业务影响性较小可先行上线	15	医院项目组、软件项目组、临床用户
第四步	HIS 接口调试用户培训	1. 软件完成 HIS 农医保接口对接、测试工作； 2. 完成与银医卡的接口调试工作	30	医院项目组、软件项目组
	HIS 需求调研工作	完成 HIS 的需求调研，主要是业务统计报表的核对和确认		医院项目组、HIS 各科使用人员

序	阶段性工作内容	主要工作任务	工作日	涉及人员
第四步	HIS 用户培训	开展 HIS 用户培训,包括挂号收费、中西药房药库、住院管理、材料库人员的客户化培训		医院项目组、HIS 各科使用人员
	临床系统用户培训	开展医生工作站电子医嘱的培训、护士工作站皮试、输液、医嘱费用处理流程、手术室医嘱费用管理的培训		医院项目组、医生、护士、手术室等临床人员
	现场需求修订测试	在培训过程中,调研各使用科室的客户化需求,并对调研的需求进行分析和整理,与项目组讨论分析后软件进行修改		医院项目组、软件项目组
	农医保目录匹配	完成农医保目录与中心的匹配工作		医院农医保中心、软件项目组
第五步	系统上线前基础资料的审核	1. 各科室人员、角色、权限的检查; 2. 收费项目、药品目录的核对、医保目录的核对; 3. 门诊各科室模版建立	5	医院药房、财务科等、软件项目组
第六步	系统上线	1. 中西药房的盘点; 2. 住院患者费用的转录; 3. 系统上线至上线稳定运行	20	全院、软件项目组
第七步	临床系统余下功能上线	包括临床路径、抗生素使用管理、处方安全管理,医务科、护理部、院感办、病案科的上线工作	10	全院、软件项目组
第八步		项目验收	上线完成后执行	
第九步		项目稳定性维护	上线开始后持续进行	

（二）实施所需客户端硬件环境

信息系统实施所需客户端硬件环境如表 11-3 所示。

表 11-3　信息系统实施所需客户端硬件环境表

功能科室	硬件	功用	需求数量	备注
信息科	HIS/电子病历服务器	实现 HIS、电子病历系统的安装部署	1	必需
挂号处	小票打印机	打印挂号小票	一个挂号窗口一台	必需
	农医保读卡器	读取农医保卡信息	挂号收费窗口各一台	必需
收费处	针式打印机	打印发票	一个收费窗口一台	必需
	PC 机	门诊收费处、住院管理处电脑	一个收费窗口一台	必需
门诊药房	激光打印机	打印门诊处方签	中西药房发药窗口各一台	必需
	条码打印机	打印药品标签,根据医院需求而定	西药房发药窗口一台	可选
	PC 机	门诊中西药房电脑		必需

续表

功能科室	硬件	功用	需求数量	备注
门诊医生站	激光打印机	门诊药房配置打印机打印处方签后,门诊医生站可不配置	8个门诊科室,共8台	可选
	PC机	门诊医生工作站电脑	8个门诊科室,每个2台,共16台	必需
门诊输液室	条码打印机	打印门诊输液卡	一台	可选
	PC机	门诊输液室电脑	上线门诊护士站需配置,每科室2台	必需
住院护士站	PC机	查看门诊患者的输液信息,进行核对配药、皮试结果维护等操作	目前7个病区,一个病区有一台,暂时上线使用可以满足,但是随着后期护理病历的上线,可能需要考虑扩充	必需
	条码打印机	打印住院输液卡	一个病区一台	可选
	激光打印机或针式打印机	打印医嘱执行单、核对单等	病区原有的是针式打印机的可继续使用;没有的可以配置激光打印机或针式打印机	必需
住院医生站	PC机	日常医嘱、病历录入	至少要保证一个医疗组有一台电脑	必需
	激光打印机	打印病历、医嘱单等	一个病区至少一台	必需
药库、卫材库	针式打印机	打印各种领用单据	一个库房至少配置一台	必需
其他如财务科、防保科、院感办等科室	激光打印机	用于各种报表、上报数据的表格打印	根据具体科室而定	必需

(三)实施功能模块(表11-4)

电子病历系统实施功能模块如表11-4所示。

表11-4　电子病历系统实施功能模块表

系统名称	模块	功能模块及要求说明
电子病历系统(EMRS)	门诊医生工作站	门诊病历
		门诊电子医嘱
		诊断管理
		疾病报卡
		门诊会诊
		门诊检查结果查询
		门诊检验结果查询

系统名称	模块	功能模块及要求说明
电子病历系统（EMRS）	门诊护士工作站	门诊皮试
		门诊输液管理
		门诊护理补批
	住院电子病历	病案首页
		住院志等大病历，可实地根据医院模板调整
		出院记录、死亡记录、转院记录、二十四小时入出院记录等
		病程（首程、日常、查房、转入、转出记录、术前小结、术后首程、交接班记录、阶段小结等）
		内、外、妇、儿、五官、康复科等专科知情同意书
		手术麻醉相关治疗记录单
		病历控制（包括：病历模版管理、痕迹管理、书写时效性控制、加密、打印、续打印控制、签名管理等）
		病种模版库，内置专科性病历病种模版、常见专科性的鉴别诊断、诊疗计划词汇
		历史病历查询
		诊断维护
		医院感染调查表
		医院感染病例报告
		疾病上报
		病历质量评分
		患者资料管理
	住院电子医嘱	长期、临时医嘱管理、打印、续打印管理、数字签名、手写体签名
		科室、医生用药品比例控制
		检查、检验、手术医嘱管理
		抗生素三级管理
		新生儿医嘱管理
	处方安全管理	提供药品互斥反应管理、预警管理
		提供药品单日、单次、最大给药量、最多给药天数的审核控制
	住院医生工作站	出院患者管理
		科室日情况汇总
		检查结果查询
		检验结果查询
		医生/科室常用诊断维护

续表

系统名称	模块	功能模块及要求说明
电子病历系统（EMRS）	住院医生工作站	病历质量评分
		会诊管理
		危急值管理
		临床路径管理
		病历模版维护
	护理病历	体温单、产程图、新生儿体温单
		护理病历（护理入院评估单、护理记录单、相关告知书等）
		护理专科记录（危重患者上报、不良事件上报等）
		护理重点记录（跌倒坠床评估单、压疮风险评估单、管道滑脱风险评估单、不可避免压疮申报等），根据上报的数据生成各自的汇总报表
		护理重点病历查阅
		危重/不良事件上报统计
		护理体温监测
		血压记录汇总单
		出院患者管理
	住院护士工作站	患者入院床位管理
		患者转科转床管理
		出院关账管理
		检验结果查询
		检查结果查询
		新生儿登记管理
		医嘱核对、执行管理
		患者退药退费管理
		患者费用管理、催款单、费用清单打印
		工作清单打印（输液卡、床头卡、患者条码、用药核对单、医嘱执行单、病区发药单、患者用药单打印等）
	手术麻醉病历管理	手术申请单查询、手术排程
		手术医嘱管理
		手术病历管理
		手术患者费用管理
	病历质量与安全管理	病历书写时效性设置
		任务警示记录
		病历质量评分设定

系统名称	模块	功能模块及要求说明
电子病历系统（EMRS）	病历质量与安全管理	病历质量评分
		科室病历失分点查询
		患者病历失分点查询
		病历质量统计
	医务科管理	病历实际书写情况查询
		危急值上报统计
		病历操作记录查询
		医疗组管理
		轮转医生管理
	临床路径管理	临床路径维护
		各科临床路径使用统计
		路径变异情况统计
		路径实施效果评估
		路径治愈率统计
		临床路径手术统计
		临床路径非手术统计
	临床药学管理	抗生素使用审核、抗生素使用统计、抗菌药使用强度统计等相关报表
		药物不良反应登记、药品不良统计
	护理管理	科室排班、护理重点病历监测、危重患者上报统计、高危压疮汇总统计、高危跌倒坠床患者统计、管道滑脱风险评估、评估情况汇总统计、体温监测、血压记录情况监测、护理工作量统计等
	院内感染管理	发生感染患者调查
		院感统计
		出院患者院感登记查询
	疾病报卡管理	传染病筛查
		肺结核统计
		糖尿病统计
		疾病报卡上报统计
		报卡与病种维护
	电子病案管理	病案首页检索
		病案一览表
		电子病历归档
		电子病历解除归档

系统名称	模块	功能模块及要求说明
电子病历系统（EMRS）	电子病案管理	病历网上借阅申请
		病历网上借阅审核
	后台管理	用户维护、医疗人员维护、角色维护、ICD-10 诊断、床位维护、科室部门维护、病历项目维护

六、修改测试

（一）系统测试

系统测试项目如表 11-5 所示。

表 11-5　系统测试项目表

序号	测试项目
1	功能正确性
2	可理解性
3	容错性
4	安全性
5	执行效率
6	可靠性
7	重复性测试
8	负载能力
9	恢复能力
10	安装与卸载

（二）接口测试

1. 接口开发全部完成进行整体化测试。

2. 实现各个系统之间的无缝整合和全院的信息化共享测试。

（三）用户测试、整体测试

1. 达到合同附件中规定的各项技术要求。

2. 用户进入测试，测试已经按照软件说明书的要点和后期的需求进行的产品的修正和升级。

3. 系统软件平稳运行。

4. 实现全面的信息化共享。

（四）测试报告

测试报告相关元素及格式如表 11-6 所示。

表 11-6　测试报告

模块	编号	实际问题描述	错误等级	提报日期	测试人员	程序修改人	处理结果	复测人 1	复测日期 1	复测结果 1	……	结案否
……	……	……	……	……	……	……	……	……	……	……	……	……

要求:错误的修复率必须达到如下标准:

1. A、B 级错误修复率应达到 100%。

2. C、D 级错误修复率应达到 80%以上。

3. E 级错误修复率应达到 60%以上。

其中:

A 类——严重错误

(1)由于程序所引起的死机,非法退出。

(2)死循环。

(3)导致数据库发生死锁。

(4)数据通讯错误。

(5)严重的数值计算错误。

(6)需求未实现。

(7)文档与软件不符、文档严重不足、系统文档关键错误。

B 类——较严重错误

(1)功能不符。

(2)数据流错误。

(3)程序接口错误。

(4)轻微的数值计算错误。

C 类——中等错误

(1)程序非正常终止但可通过其他输入来避免。

(2)系统边界错误。

(3)显示报表错误。

(4)数据处理、需求理解错误。

(5)系统文档一般错误。

D 类——一般性错误

(1)界面错误。

(2)打印内容、格式错误。

(3)简单的输入限制未放在前台进行控制。

(4)删除操作未给出提示。

(5)系统操作不方便。

E 类——较小错误

(1)辅助说明描述不清楚。

(2)显示格式不规范、查询报告格式错误。

(五) 测试人员安排

1. 医院项目组测试人员应包括:挂号、收费人员、财务人员、药房人员、医生、护士长,以及相关临床科室负责人。项目组成员在测试过程中,能够及时反馈测试结果,对于测试过程中的疑问,项目组成员能够与其他部门协调并能提供修改意见。

2. 测试过程中提出的需求修改,须院方或各部门领导确认签字后,项目组方可进行代码改动。

七、系统培训

(一) 培训环境搭建

所需硬件:服务器、PC 机、针式打印机、条码打印机(依据客户需求而定)、激光打印机若干。

培训环境要求如下:

1. 专门指定的培训场地;

2. 培训场地网络环境准备;

3. 培训场地硬件环境搭建;

4. 培训环境建议直接搭建在医院购置的服务器之上,模拟真实运行环境;

5. 培训 PC 机上运行环境安装。

(二) 培训任务

为使用户的培训工作能够顺利推动进行,系统顺利上线以及提高用户高度满意的目的,培训必须与医院紧密配合并且沟通顺畅,因此,培训小组主要任务说明如下:

1. 主要负责培训计划及时程的安排规划、培训活动的安排与执行;

2. 主要负责辅助用户上线操作指导,并提供相关基础资料维护;

3. 培训内容包括应用软件操作的培训以及软件维护培训。

(三) 培训对象

针对本项目涉及系统的使用者为主,包括:挂号收费人员、药房药库人员、医生、护士、院感人员、防保科人员、医务科人员、病历质控人员、信息科维护人员、院领导等。

(四) 培训计划

根据医院排班情况,电子病历的培训采用两次大课讲解的形式进行,大课讲解结束后,建议安排每个科室 1~2 天的集中练习时间,在练习结束之后,全部进入科室进行练习和使用,各科练习的过程中,每个人员可携带一份完整的病历到培训教室全程练习一遍。所有科室培训完成后,可根据熟练程度,根据用户时间,单独进行巩固培训。培训计划如表 11-7 所示。

表 11-7　培训计划表

培训类型	培训计划	培训时间
整体大课讲解	住院医生工作站、护士工作站电子病历大课培训≥2 次	时间由医院根据院内实际工作时间确定
分科室培训	每个科室每个相关人员至少参与三次实际上机操作	培训时间需要跟院方统一协商,制定各个科室的培训时间
巩固培训	所有科室培训完成后,可根据熟练程度,单独进行巩固培训	在大课和分科室培训时间之外,用户有时间的时候,任何时间下都可以到指定培训教室上机操作,项目组全程进行辅导

（五）培训考核

主要包括临床医师、护士、药师等,涉及病历书写、医嘱开立、医嘱核对执行、病历打印、医嘱单打印、患者出院之后的病历整理、病历网上借阅等操作。

1. 培训结束后,将对各个科室的使用人员进行培训结果考核。

2. 提交总结报告。

3. 培训作业结束之后,提交医院员工签到表和各部门意见反馈。

八、系统上线

本系统的上线是分步实施,分系统分业务部门进行上线,因该方式能加快医院上线进度,同时也降低医院上线的压力,在保质的情况下将最大程度的从医院角度出发,加快项目上线进程。

九、项目验收

1. **分科验收** 分科验收是指完成各科室的上线工作之外,实施人员与该科室负责人进行项目验收,对本科的实施完成情况给与确认,验收通过的由科室负责人在出具的验收报告上进行签字认可。

2. **院部验收** 完成院内所有业务科室的验收工作之后,递交整体验收报告,交本项目的项目组以及院部进行验收确认,项目组以及院部对项目实施认可的进行签字盖章,给与验收确认。

3. 分科验收时间根据各科上线进度确定,完成科室上线之后即可向该科室递交科室验收报告进行验收;完成全部科室验收后开展院部验收。

案例二:某医院临床信息管理系统的安全管理制度

一、网络服务器管理制度

1. 服务器由专人负责管理,未经负责人同意,其他人员不得对服务器进行任何操作。

2. 服务器由专人定期检测维护并保存记录。

3. 服务器管理员密码仅限管理员及信息主管掌握,密码必须定期更改,并书面记录严格管理。

4. 微机服务器必须每月进行一次常规性检查和重启,小型机必须每三个月进行一次常规性检查和进行必要的重启。

5. 服务器的维护和升级必须有应急预案和实施记录。

二、网络设备管理制度

1. 网络设备应统一配置和安装,由专人进行参数设置、管理、定期升级,并记录。

2. 禁止擅自改动网络配置和网卡的参数配置,如遇非法改动应及时校正。

3. 路由器、交换机等网络设备应放置于一般人不易触及的地方,由专人管理,定期清洁维护,保证其电源供给稳定。

4. 及时发现不能正常工作的设备并更换。

5. 使用由有关部门安全认证的网络安全设备。

三、网络工作站管理制度

1. 对各工作站进行编号，登记在册，统一管理。

2. 各工作站必须设置密码，密码包括 CMOS 密码、开机密码、登录网络和屏幕保护密码。

3. 业务网内工作站保证专机专用，不做与业务无关的事。

4. 操作人员不得更改系统配置，不得擅自安装软件。应用软件必须有技术管理部门负责安装。

5. 操作人员不得擅自增减硬件设备，如出现硬件故障，及时与管理员联系，由管理员进行维护。

6. 原则上工作站不能安装光驱、软驱、外界存储设备。

7. 操作人员应定期对工作站进行清洁。

8. 未经信息中心同意，各部门不得私自将私人设备接入系统。

四、网络工作人员管理制度

1. 信息中心技术人员职责

（1）负责临床信息管理系统的运行监测，及时维护和备份数据，保证网络正常运转。

（2）协助值班员进行网络管理。

（3）负责信息中心和各工作站系统软件、应用软件的安装、调试和维护。负责各用户软件权限的分配、授权，严格注意口令的保密。

（4）负责临床信息管理系统的计算机及外围设备的维修、保养工作。

（5）负责计算机应用软件的开发、维护和引进工作。

（6）负责对网络工作站操作员的培训、业务指导工作。

（7）妥善保管光盘、磁带、文件资料、修理工具等物品。

（8）检查网络工作站运行状况，及时发现问题并纠正，遇重大问题，及时报告。

（9）负责临床信息管理系统的升级和新增功能模块的应用。

（10）参加网络中心值班，完成领导交给的工作任务，协助值班员搞好机房的安全与卫生工作。

（11）积极钻研计算机和医疗信息管理业务，不断提高业务水平。

（12）技术人员工作守则：

1）严格遵守请示报告制度，落实工作岗位责任制。

2）遵守作息制度，按时上下班，不迟到、早退。

3）做好网络运行的准备工作和交接班工作。

4）坚持工作岗位，不擅离职守。

5）做好机房内安全管理，严格执行仪器设备的规范操作、使用和维护。

6）不得在办公室会客、办私事、玩游戏。

2. 系统管理员职责

（1）负责服务器、备用服务器及网络重要设备的软、硬件安全保护。

（2）负责操作系统、数据库的密码设置，及时更新密码，并详细记录密码内容、更新时间，更新后及时将密码报告信息中心负责人。

（3）负责用户字典的维护、上网人员的用户权限分配，并详细登记。

（4）负责临床信息管理系统的数据备份、介质存放。

（5）及时更新密码、防止非法用户侵入。

（6）每天登记服务器、备用服务器运行状况。

（7）建立转轨保存服务器、备用服务器各项文档及系统重要资料。

（8）系统出现重大故障时，及时报告有关负责人。

3. 网络中心机房值班人员职责

（1）中心机房实行值备制度。值班人员按时交接班，不迟到早退，坚守岗位，履行职责，不得擅离职守；备班人员要保持通信联络畅通，确保随叫随到。

（2）负责当日的机房管理、安全检查，负责室内卫生，保持室内清洁、整洁、调节时内温度、湿度，工作温度保持在 23~26℃，湿度低于 70%。

（3）及时监控交换机、服务器、网络工作站、UPS 等设备的运行，发现问题妥善解决，及时记录并向管理员报告，遇到重大问题及时逐级请示报告。

（4）及时处理网络工作站的技术问题，并做好登记。

（5）值班人员按要求对数据实施备份，并填写备份记录。每天做好数据备份工作。

（6）认真填写值班日志，严格履行交接班手续。

案例三：NT 数据库服务器 ORACLE 数据库的数据备份与恢复方案

一、目标

为保证临床信息管理系统的正常运行以及数据的安全，必须建立一套完整可靠的数据备份与恢复方案，目的是一旦由于计算机软硬件故障造成数据库无法使用时，能够在尽可能短的时间内，尽可能完全地恢复系统运行。

二、设备

数据库服务器：在用机及备用机各一台，NT 3.51，ORACLE 7.1。

磁带机：外置磁带机一台。

磁带：31 盘（至少 7 盘）。

三、备份方法

（一）全部转储

数据库关闭，将有关文件（在 orant\rdbms71 目录中）全部转储至磁带，完成后，打开数据库，转储期间用户无法使用,转储后应将以前的归档日志文件删除。

（二）部分转储

数据库联机,仅转储现有的归档日志文件至磁带,转储期间不影响用户使用。

四、准备工作

（一）将系统设置成 ARCHIVELOG 方式

1. 关闭数据库

2. 全部转储

3. 进入 SQL＊DBA,启动 INSTANCE,并 MOUNT 数据库

D:\ORANT\BIN>sqldba71 lmode＝y

SQLDBA>connect internal

Password：＊＊＊＊＊＊＊

Connected.

SQLDBA>startup mount

ORACLE instance started.

Database mounted.

4. 设置 ARCHIVELOG 方式

SQLDBA>alter database archivelog；

Statement processed.

5. 打开数据库

SQLDBA>alter database open

Statement processed.

SQLDBA>exit；

SQL＊DBA complete.

（二）将系统设置成自动归档写满的联机日志文件

1. 在 INSTANCE 启动前,修改参数文件 INITORCL. ORA,设置：LOG_ARCHIVE_START＝TRUE

2. 启动数据库

五、备份策略

（一）在用机全部转储

每周一次,并且删除当天之前磁盘中的全部归档日志文件,建议放在星期六晚上的 23 点。

（二）在用机部分转储

除上述全部转储外,每天一次,建议放在晚上 21 点。

（三）备份机定期恢复

每周一次,建议放在星期一上午的 8 点。

六、恢复方法

1. 关闭备用机数据库。

2. 将最近一次全部转储磁带数据恢复至备用机（orant\rdbms71 目录中）。

3. 将最近一次部分转储磁带数据恢复至备用机（orant\rdbms71\archive 目录中）。

4. 将在用机中最新的控制文件和联机日志文件拷贝至备用机（orant\rdbms71 目录中）。

5. 进入 SQL＊DBA，启动 INSTANCE，并 MOUNT 数据库

D：\ORANT\BIN>sqldba71 lmode＝y

SQLDBA>connect internal

Password：＊ ＊ ＊ ＊ ＊ ＊ ＊

Connected.

SQLDBA>startup mount

ORACLE instance started.

Database mounted.

6. 自动恢复归档文件

SQLDBA>recover database

回答：AUTO 即自动恢复

7. 打开数据库

SQLDBA>alter database open；

Statement processed.

SQLDBA>exit；

SQL＊DBA complete.

（权丽丽）

目标检测

简答题

1. 简述临床信息管理系统实施步骤。

2. 系统转换有哪三种方式？它们的优缺点。

3. 几种网络存储技术的优缺点。

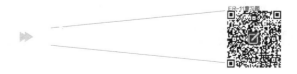

参考文献

[1] 代涛.健康医疗信息化的五大趋势.北京:人民日报,2016-10-30.

[2] 中国医院协会信息管理专业委员会.2015/2016年度中国医院信息化状况调查报告.中国医院协会信息管理专业委员会,2016.

[3] 王云光.临床信息管理系统.北京:人民卫生出版社,2011.

[4] 郭潇雅.卫生信息标准化:建好路才能跑好车.中国医院院长,2016,(16):36-39.

[5] 葛小玲,薛颜波,宓林晖,等.医院信息平台标准化建设路径探索与实践.中国卫生信息管理杂志,2015,12(6):601-606.

[6] 中国卫生信息标准网.http://www.cnehr.org.cn/.

[7] 吴晨涛.信息存储与IT管理.北京:人民邮电出版社,2015.

[8] 郝惠英.灾备技术的适宜性选择.中国卫生信息管理杂志,2011,8(3):16-18.

[9] 罗爱静.卫生信息管理学.第3版.北京:人民卫生出版社,2012.

[10] 刘爱民.病案信息学.第2版.北京:人民卫生出版社,2014.

[11] 丁宝芬.医学信息学.南京:东南大学出版社,2009.

[12] 李包罗,傅征.医院管理学(信息管理分册).第2版.北京:人民卫生出版社,2011.

[13] 王玉琦.医院管理学(教学科研管理分册).第2版.北京:人民卫生出版社,2011.

[14] 冯天亮,尚文刚.医院信息系统教程.北京:科学出版社,2012.

[15] 崔雷.临床信息管理.北京:人民卫生出版社,2014.

[16] 陈敏,周彬,肖兴郑.现代卫生信息技术与应用.北京:人民卫生出版社,2015.

[17] 李毅,赵乐平.医学信息学教程.北京:北京大学医学出版社,2016.

[18] 马锡坤,杨国斌,于京杰.国内电子病历发展与应用现状分析.计算机应用与软件,2015,32(1):10-12.

[19] 郑涛,王武,李传东.我院PACS/RIS在放射科质量控制工作中的应用价值.中国医疗设备,2011,26(8):68-69.

[20] 曹奕雯,陶蔷.PACS关键技术及国内应用.医疗卫生装备,2011,32(1):77-80.

[21] 陈金雄.电子病历与电子病历系统.医疗卫生装备,2010,31(10):1-4.

[22] 周会祥.医院检验室信息管理系统的设计与实现.电子科技大学,2012.

[23] 鲁颖.医院检验科LIS系统的设计与实现.山东大学,2008.

目标检测参考答案

第一章

简答题

1. 医院信息系统是临床信息系统的基础,临床信息系统是由医院信息系统发展而来的。医院信息系统以财务为中心,临床信息系统以病人为中心。电子病历的出现标志着临床信息系统的形成。

2. 它的特性主要表现在,它以网络数据库为核心,计算机网络技术为支撑环境,医疗业务为主线,以提高医务人员工作质量与效率及辅助决策为主要目的。各系统、分系统之间互有接口,可进行信息交换,实现资源共享。但它开发难度高,技术复杂、周期长。

3. 略。

4. 略。

5. 略。

第二章

简答题

1. 标准是为了在一定范围内获得最佳秩序,经协商一致制定并由公认机构批准,共同使用的和重复使用的一种规范性文件。分类:(1)根据标准的使用范围,标准分为国际标准、地区标准、国家标准、行业标准、地方标准和企业标准;(2)根据履行的职责不同,标准分为强制性标准和推荐性标准。(3)根据标准的专业性质不同,分为技术标准、管理标准和工作标准。

2. 国际标准化组织(ISO)、国际电工委员会(IEC)和世界卫生组织(WHO)。

第三章

简答题

1. 医院信息管理系统(Hospital Information System,简称 HIS)是指利用电子计算机和通讯设备,为医院所属各部门提供病人诊疗信息和行政管理信息的收集、存储、处理、提取和数据交换的能力并满足授权用户的功能需求的平台。医院信息管理系统的功能架构由门急诊信息管理系统、药品信息管理系统、住院信息管理系统、经济核算系统、人力资源管理系统、医院统计分析系统、医院后勤物资管理系统、固定资产和医疗设备管理系统、医院行政管理系统等几个模块组成。

2. 所谓分级诊疗制度,就是要按照疾病的轻、重、缓、急及治疗的难易程度进行分级,不同级别的医疗机构承担不同疾病的治疗,实现基层首诊和双向转诊。分级诊疗是提升区域、全国甚至发展中国家医疗保障水平的迫切需求。

分级诊疗模式:基层首诊、双向转诊、急慢分治、上下联动。

3. 药品信息管理系统包括药库管理子系统、药房管理子系统、发药管理子系统、药品会计管理子系统、安全用药管理子系统等。药品信息管理系统的主要任务是对药库、门诊药房、住院药房、药品价格、药品会计核算等信息的管理以及辅助临床合理用药,包括处方或医嘱的合理用药审查、药物信息咨询、用药咨询等。

4. 住院患者申请住院后,要经过入院、入科、病房诊治、医技辅助诊疗、收费划价结算、病案编目等多道环节。住院信息管理系统用于对住院患者的入院、入科、转科、出院及住院费用进行管理。住院信息管理系统主要包括住院患者入、出、转管理子系统和住院收费子系统两个功能模块。住院患者入、出、转管理子系统用于医院住院患者登记管理,包括入院登记、床位管理、住院预交金管理、住院病历管理等功能。住院收费子系统用于住院患者费用管理,包括住院患者结算、费用录入、打印收费细目和发票、住院预交金管理和欠款管理等功能。

第四章

一、简答题

1. 各临床科室医生使用自己的用户名和密码登录系统进行操作,禁止使用其他医生的用户名和密码进入医生工作站系统。离开计算机时要及时退出医生工作站系统。对新入院或是转科患者,住院医师要在 2 小时内完成首次病程记录,24 小时内完成入院记录,保存后系统给记录者自动签名,书写利用电子病历模板。

2. 包括人员管理、物品管理、费用管理、护理工作管理(病床管理、医嘱处理、护理任务)等功能。

3. 病案是医务人员对病人的疾病治疗过程所记录的文件。通过病案管理系统可以将患者的病情变化及诊疗经过客观地、完整地、连续地记录下来,可以随时通过病案管理系统查看患者的诊疗记录。

二、实例分析(略)

第五章

简答题

1. PACS 系统的意义如下:①信息共享;②提高诊断水平,缩短诊治时间;③节省了存储胶片的空间和胶片成本;④提高了工作效率;⑤为医院提供了原始积累;⑥充分利用本院资源和其他医院资源。

2. 电子病历系统从体系架构上可以分为数据定义层、运行维护层、业务处理层、扩展层和外部接口层。

3. 重症监护信息管理系统分为三大模块:ICU 医生站、ICU 护士站、数据采集网关。

第六章

简答题

1. 引发信息系统集成的动因主要来源于信息孤岛问题、应用孤岛问题以及 IT 黑洞问题。

2. 点对点模型允许多个发送者同时向一个接收者发送消息,但消息只能发给一个接收者。发布/订阅模型是一种匿名的通信方式,它允许一个或多个发送者同时向多个接收者发送消息。消息队列模型是一种程序之间的非直接的通信模式。它允许程序通过消息队列进行通信。

3. 通讯点是 Rhapsody 对外对内的关键接口适配器,通讯点实施协议以连接不同系统的节点。路由是由多个通讯点及过滤器组成的通路,数据包会按照路由指定的方向流动,配合接口适配器,达到传输信息的目的。过滤器可以被认为是另外一种接口适配器,它可以让管理员或分析师对流动的数据包进行整理、归类、提取、删除、过滤、检验及开发。

第七章

简答题

1. 健康大数据除了具有一般大数据的大量、高速、多样、低价值密度、真实性特征之外,还体现出数据长期持续的特性。

2. 未来构建新型临床信息管理系统或平台,当以云为平台,大数据为系统管理核心对象,移动应用为主要形式,智能技术(物联网、机器人等技术)为关键。

第八章

一、简答题

1. 规划的必要性主要体现在以下几个方面。临床信息是医院重要的资源,应当被整个医院共享,只有经过规划和开发的信息资源才能发挥其作用。子系统之间的协调工作必须经过规划。总体规划可以使人力、物力与时间安排合理、有序等等。

2. 规划工作的核心小组主要由医院业务负责人、财务负责人、数据处理负责人与系统分析负责人等。

3. 略。

4. 分析的主要任务是在总体规划的指导下,对若干子系统进行详细调查研究、进行流程分析、数据分析与功能分析,建立系统逻辑模型。工作步骤:对现行系统详细调查,进行流程分析。然后进行数据分析,建立数据字典和数据库逻辑模型。进行功能分析,将处理逻辑用工具表达出来并优化,建立新的逻辑模型,同时撰写分析报告。

二、实例分析(略)

第九章

简答题(略)

第十章

简答题(略)

第十一章

简答题

1. 临床信息管理系统实施的步骤包括确定建设人员组织、制定实施细则、系统环境实施、基础数据准备、修改测试、人员培训、系统转换。

2.(1)直接切换:优点是转换快、节省投资费用;缺点是具有一定风险,对于数据处理较为复杂的系统来说,容易转换失败,造成重大损失。

(2)并行转换:优点是安全、风险小,并保证了转换期间工作不间断;缺点是由于两个系统要同时运行一段时间,人、财、物力投入较大。

(3)分阶段转换:优点是转换成本不高,新旧系统转换过渡比较平稳,还避免了并行转换的高投入和直接转换的高风险;缺点是时间比较长,新旧系统之间的数据使用和转换太麻烦。

3.(1)DAS:优点是成本低,实施简单;实现大容量存储和较快传输速率;实现数据与服务器系统分离;缺点是资源利用率低;对服务器性能要求较高。

(2)NAS:优点是配置简单,方便管理;兼容性好,共享方便;减少服务器负荷,降低成本。缺点是系统性能易受网络影响;数据备份消耗带宽。

(3)SAN:优点是存储整合,数据统一高效管理。缺点是提高存储资源利用率;成本较高。

临床信息管理系统课程标准

（供医疗器械类专业用）